重度四肢外傷
治療の奥義

著　土田　芳彦

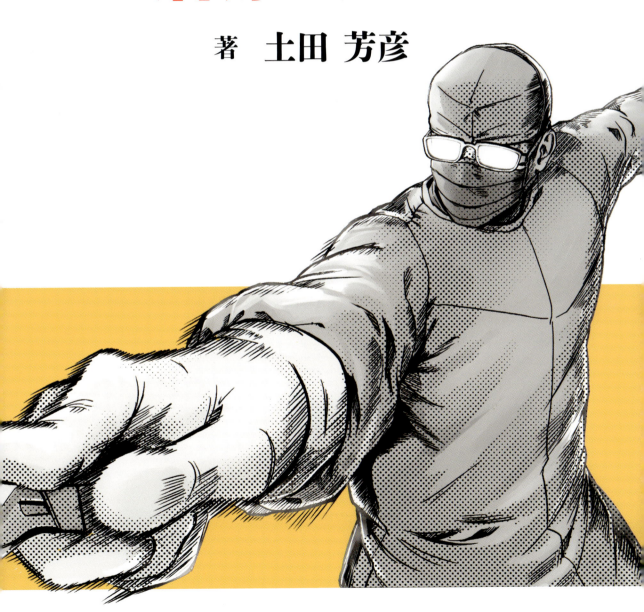

南江堂

まえがき

　大学病院の救急部で「重度四肢外傷の治療」を手掛け始めたのは，今から25年以上も前のことでした．10年ほどが経過し，私の中に一定の治療方針ができてきましたが，学会やセミナー，症例検討会などに参加していますと，日本の重度四肢外傷治療があまりうまくいっていないことに気がつきました．そこで，多くの人が標準的に施行すべき治療法を伝えるために，2017年に『重度四肢外傷の標準的治療』を発刊したわけです．

　あれから7年が経過しました．書籍発刊からも継続して多数のセミナーや症例検討会を開催してきましたが，参加者の提示症例の治療レベルは徐々に向上し，「標準的治療」が実践されてきた印象を受けました．日本の重度四肢外傷治療は進歩してきているのだと感じ，嬉しい思いがしました．

　2020年頃から改訂版を求める声が出てきました．世の治療レベルは向上し多くの論文も生まれましたが，治療法が進歩してきたというよりも，私自身の考え方に大きな変化が生じてきたことを強く感じました．そこで，書籍の内容改訂などではなく，新たな書籍を発刊した方が良いと考えるに至りました．

　新型コロナウイルス感染症が2020年から3年間以上蔓延し，その結果としてWebセミナーが急速に普及したことは，私にとって（ある意味）幸運なことでした．湘南鎌倉総合病院で手掛けた100例以上の重度四肢外傷症例を対象として，Zoomを用いた症例検討会を行い，その記録をもとに本書の下地とすることにしました．外傷センターのスタッフが毎回症例のプレゼンテーションを行ってくれたことに感謝します．そして何よりも，当時国内留学中だった村岡辰彦医師がWebミーティングを取り仕切ってくれたことは，この書籍が完成する大きな原動力となりました．ありがとうございました．

　さて，湘南鎌倉総合病院の症例検討会のみならず，全国の重度四肢外傷症例の検討会も数多く開催し，個々の症例に対する討論がFacebook上でも行われるようになりました．私はすべての話題についてコメントを記載しましたが，その内容をもとに私の考えをまとめさせていただきました．

　2022年頃から書籍の執筆を開始し，結果的にかなりの時間を費やしましたが，今回ようやく発刊に至りました．

　「重度四肢外傷の治療」を手掛けてから四半世紀の時が流れ，2024年を迎えた今，私が第一線で重度四肢外傷を治療する機会は徐々に少なくなってきていることを感じます．本書は私にとって「遺書」に近いものです．内容には不十分な部分が多々ありますが，今後改訂する機会はないだろうと思っています．

　重度四肢外傷治療に携わる医師が本書を手に取り，自らの症例と照らし合わせながら読み進め，治療の一助としていただければ幸いです．そして，いつの日か誰かがまた，新たな「重度四肢外傷の書籍」を発刊してくれることを願っています．

　最後になりましたが，書籍の発刊にあたり，いつも助けていただいた南江堂の枳穀智哉様，千田麻由様に深く感謝申し上げます．

　2024年，晩秋の札幌にて

土田芳彦

目　次

TOPICS　重度四肢外傷トピックス

2	**01**	急性期抗菌薬投与のあり方（局所高濃度抗菌薬投与も含む）
5	**02**	デブリドマン update
11	**03**	病態分析とは何か？
14	**04**	初期治療時における軟部組織管理
17	**05**	血管損傷治療の話
22	**06**	temporary vascular shunt の話
25	**07**	膝窩動脈損傷を考える
31	**08**	初期骨安定化のあり方
35	**09**	下肢皮膚剥脱創の取り扱い
39	**10**	手部剥脱創の取り扱い
44	**11**	熱圧挫損傷の取り扱い
47	**12**	上肢切断をどう扱うか？
51	**13**	下肢切断をどう扱うか？
53	**14**	断端形成術について
58	**15**	「Fix and Flap」か「Fix followed by Flap」か 「Flap followed by Fix」か？
61	**16**	上肢骨再建
64	**17**	下肢骨骨接合
68	**18**	下腿 Gustilo 分類 type ⅢB/C における骨短縮
71	**19**	pilon 骨折における骨軟部組織再建
75	**20**	骨軟部組織再建のタイミング
78	**21**	骨欠損再建の原則
82	**22**	Masquelet 法（MQ 法）の実際
86	**23**	Bone Transport 法（BT 法）の実際
90	**24**	血管柄付き骨移植術（VBG）の実際
93	**25**	上肢に対する有茎皮弁
97	**26**	上肢に対する遊離皮弁
101	**27**	下肢に対する有茎皮弁

106	**28**	下肢に対する遊離皮弁
111	**29**	骨短縮による軟部組織再建
114	**30**	重度足部損傷
118	**31**	レシピエント血管について
123	**32**	術後血行トラブル
125	**33**	筋腱再建
130	**34**	小児重度開放骨折
133	**35**	高齢者・内科合併症患者の重度開放骨折
136	**36**	術後感染治療
140	**37**	コラボレーション治療と転送について
142	**38**	外傷治療システムと教育，働き方について

CASE　症例から考える重度四肢外傷

上　腕

148	**01**	高齢者上腕開放骨折（低エネルギー損傷）

肘関節

153	**02**	肘関節開放性脱臼骨折

前　腕

158	**03**	右前腕重度開放骨折
163	**04**	右前腕遠位部切断
167	**05**	左前腕重度開放骨折

手関節

172	**06**	手部完全切断
177	**07**	手部不全切断

膝窩動脈

182	**08**	脛骨近位部骨折に伴う膝窩動脈損傷（その1）
187	**09**	脛骨近位部骨折に伴う膝窩動脈損傷（その2）
194	**10**	両側膝窩動脈損傷

下腿近位

199	**11**	右下腿近位部開放骨折
204	**12**	膝関節周囲重度開放骨折
210	**13**	下腿骨幹部開放骨折

下腿中央

216 **14** 下腿骨幹部開放骨折術後感染

221 **15** 両下腿重度開放骨折

226 **16** 下腿骨幹部重度開放骨折：monorail 法施行例

233 **17** 下腿骨幹部開放骨折：FVFG 施行例

下腿遠位

238 **18** 下腿遠位骨幹部開放骨折

243 **19** 下腿遠位部開放骨折

247 **20** 下腿骨幹部骨折，足関節部圧挫創

pilon 骨折

252 **21** 右下腿開放性 pilon 骨折

257 **22** 開放性 pilon 骨折

足関節

261 **23** 右足関節開放性脱臼骨折

266 **24** 足関節開放性脱臼骨折

272 **25** Lisfranc 関節開放性脱臼骨折

足 部

277 **26** 重度足部外傷

281 **27** 足部皮膚剥脱創

小 児

286 **28** 小児重度下腿開放骨折

292 **29** 小児重度前腕外傷

297 **索 引**

TOPICS

重度四肢外傷トピックス

01

急性期抗菌薬投与の あり方（局所高濃度 抗菌薬投与も含む）

参考となる **CASE**

> **18** 下腿遠位骨幹部開放骨折

初期治療時の細菌培養についての 考え方は？

POINT
- 急性期の細菌培養は通常は不要
- 亜急性期例には細菌培養を行う

　土壌・海水・河川汚染などの高リスク事例も含めて，開放骨折においては受傷時の細菌培養にはあまり価値がないことになっています[1,2]．それは，開放骨折の術後感染の多くが院内感染だからです．

　開放骨折は受傷時には未だ「感染していない」ので，「感染しているものを対象にしている骨折関連感染症（fracture related infection：FRI）」とは「診断と治療」が最初から異なります．

　しかし，亜急性期例や陳旧例であればすでに colonization が生じており，今後感染症に移行する可能性が高いので，細菌培養は必要だと考えます．

初期抗菌薬全身投与について

POINT
- Gustilo 分類 type Ⅲ以上には TAZ/PIPC（ゾシン®）投与を推奨する
- 抗菌薬投与は不十分なデブリドマンを補うものではない

　Gustilo 分類 type Ⅰ/Ⅱの軽症開放骨折ですと，グラム陽性球菌をターゲットとして第1世代セフェム系薬を受傷時1回投与し，Gustilo 分類 type Ⅲ以上の重症と言われている事例には，グラム陰性桿菌もターゲットとして第1世代セフェム系薬にアミノグリコシド系薬を追加することになっているのが大まかな方針です．しかし，アミノグリコシド系薬の必要性は近年は疑問視されているようですし，血中濃度のモニタリングも必要ですので，最近はタゾバクタムナトリウム / ピペラシリンナトリウム（TAZ/PIPC；ゾシン®）の投与が推奨されるようになっています（**表1**）[3-5]．

　「抗菌薬投与は不十分なデブリドマンを補うものではない」とは昔からよく言われてきたことであり，創部管理の重要性を幾度も強調したいところです[6]．

表 1 開放骨折における初期抗菌薬投与

Gustilo 分類	抗菌薬種類	投与期間
Ⅰ，Ⅱ	CEZ	閉鎖骨折に準ずる（受傷時 24 時間以内）
ⅢA	TAZ/PIPC	皮弁による軟部組織再建が不要と判断されるまで
ⅢB	TAZ/PIPC	皮弁による軟部組織再建まで

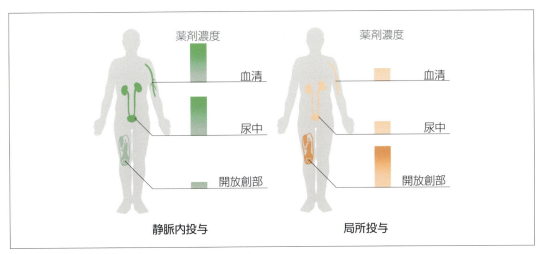

図 1 抗菌薬の静脈内投与と局所投与の違い

初期治療における高濃度局所抗菌薬投与の妥当性について

POINT
- 初期治療においては基本的に必要ではない
- 繰り返す洗浄・デブリドマンの原則を割愛してはならない

　高濃度局所抗菌薬投与の目的は，局所の抗菌薬濃度を高め，静脈内投与による全身への影響を軽減させることにあります[7]（図1）．そして，その施行理由は，デブリドマンや洗浄処置を施行した後の colonization 残存に対する局所的駆逐であると考えます．

　しかし，開放骨折なるものは受傷時にはまだ感染しておらず，開放骨折感染の「ほとんど」は院内感染である事実があります．ですから，初回から施行することの意義は乏しいと考えます．

　「海水汚染，土壌汚染においては初期治療から施行することを考慮する」という意見があります．一次感染予防としては意義があるかもしれませんが，「物理的洗浄とデブリドマン」の繰り返しが抗菌薬投与以前にあることは認識すべきです．

　高濃度局所抗菌薬投与は，2回目のデブリドマン以降に骨再建と軟部組織再建を施行した際に，その手術侵襲と残存組織の健常程度によって施行するか否かを決定するのがよいと考えます．すなわち，手術侵襲が強く，周囲軟部組織の活性も低い場合には高濃度局所抗菌薬投与を考慮するということです．

　「不十分なデブリドマンや洗浄を抗菌薬で補う」ことはありません．

文 献

1）Lingaraj R, et al: Predebridement wound culture in open fractures does not predict postoperative wound infection: A pilot study. J Nat Sci Biol Med **6** (Suppl 1): S63-S68, 2015
2）Lee J: Efficacy of cultures in the management of open fractures. Clin Orthop **339**: 71-75, 1997
3）Garner MR, et al: Antibiotic prophylaxis in open fractures: Evidence, evolving issues, and recommendations. J Am Acad Orthop Surg **28**: 309-315, 2020
4）Halawi MJ, Morwood MP: Acute management of open fractures: An evidence-based review. Orthopedics **38**: e1025-e1033, 2015
5）Gaudias J: Antibiotic prophylaxis in orthopedics-traumatology. Orthop Traumatol Surg Res **107** (1S): 102751, 2021
6）Gardezi M, et al: Wound irrigation in orthopedic open fractures: A review. Surg Infect (Larchmt) **22**: 245-252, 2021
7）Carver DC, et al: Role of systemic and local antibiotics in the treatment of open fractures. Orthop Clin North Am **48**: 137-153, 2017

高濃度局所抗菌薬投与に思うこと　　COLUMN

　昔，高濃度局所抗菌薬投与が紹介されたとき，それを聞いていた医師たちは「持続洗浄と同じ」ものと勘違いしていました．月日がたち，高濃度局所抗菌薬投与は「高濃度アミノグリコシド投与が耐性菌を死滅させる」ことが周知され，その効果が著しいことが広く認められました．

　しかしながら，「高濃度局所抗菌薬投与は不十分なデブリドマンにおいても感染を制御できる」とする考えは許容できません．

　感染症治療に王道はないのです．

02

デブリドマン
update

参考となる CASE

- **01** 高齢者上腕開放骨折（低エネルギー損傷）
- **13** 下腿骨幹部開放骨折
- **16** 下腿骨幹部重度開放骨折：monorail 法施行例
- **17** 下腿骨幹部開放骨折：FVFG 施行例
- **18** 下腿遠位骨幹部開放骨折

デブリドマンの作法を再確認しよう

> **POINT**
> デブリドマンは 2 回で「99%」完遂させる

　重度四肢外傷の初期治療の中でデブリドマンは最も重要です[1-3]が，それが過大でも過小でも認められません．それでは過不足のないデブリドマンとは如何なるものでしょうか？　そしてそれはどのように達成されるのでしょうか？　それをもう一度確認してみましょう．

　急性期のデブリドマンは難しいものでも指標がないものでもなく，むしろ簡単明瞭なものです．過去に提唱された腫瘍組織のごとく一塊で切除する radical debridement ではなく，過不足のないデブリドマンを 2 回で完遂することを「99%デブリドマン」と呼んでいます．つまり初回で 90%のデブリドマンを行い，2 回目でさらに 90%のデブリドマンを行えば，99%というわけです（**図 1**）．

　さて，損傷程度の判断には個人差がありますが，「損傷がひどい」と誰もが思うようなものであれば，2～3 回の繰り返すデブリドマンが妥当です．

　「デブリドマンが不十分になることを回避する方法は何か？」という質問は，今までよく聞かれてきました．その答えは一言，『適切に「繰り返す」』ということです．

重要な土壌・海水汚染に対する考え方

> **POINT**　「土壌汚染」や「海水汚染」は受傷後 3 日間は連日のデブリドマンを行う

　「土壌汚染」や「海水汚染」は開放創の中でも特に感染の危険性が高いものとして知られています[4-7]．おそらく本物の土壌汚染は，そのままにしていれば翌日にはひどい感染が成立しています．このように汚染が強い（と判断した）開放創は，「受傷後 3 日間は連日の洗浄とデブリドマン」を「標準的治療」にしたいところです．おそらく受傷時の汚染は数日でコントロール可能であり，あとは院内感染が問題となることでしょう．

　それではなぜ，3 日間連続して洗浄・デブリドマンを施行するのでしょうか？　それは，

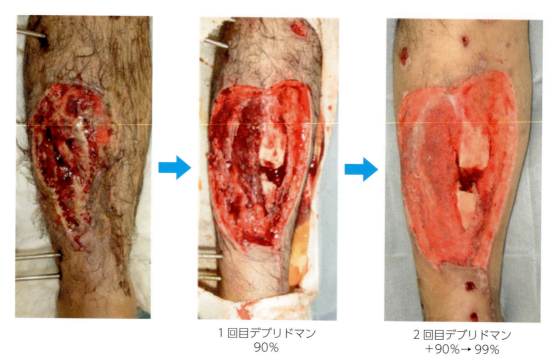

1回目デブリドマン
90%

2回目デブリドマン
＋90%→99%

図1 99%デブリドマンのあり方

　過去の紹介例において，洗浄・デブリドマンが不十分なために一次感染が生じて転送されてきた事例の感染発覚時期が受傷翌日から2〜3日目くらいだからです．3日間連続して洗浄・デブリドマンを施行した事例において一次感染例はなく，全て二次感染（院内感染）だったのです．

　「一次感染は洗浄デブリドマンにより制御する（連日の追加処置も含めて）」，そして「二次感染（院内感染）は早期軟部組織再建で制御する」というわけです．

　また，特に海水汚染，河川汚染は危険です[7]．それは汚染度が一見すると軽度なように感じられるからです．連日洗浄処置を繰り返しておけば生じなかったのではないかと推察される海水汚染感染を，筆者は複数例経験しています．

筋体デブリドマンの奥義について

POINT 筋体のデブリドマンは完遂を確信するまで連日繰り返す

　「筋体のデブリドマンを行う対象組織はどのように判断すればよいのでしょうか？」とはたびたび聞かれる質問です．筋体のviabilityは4つのC（Color, Consistency, Contractility, Capacity of bleed）で判断すると言われますね．しかし，この判断は曖昧であり，かえって混乱させているのではないかと思うのです．

　ですから筆者は，初日には分節化（fragmentation）しているもの，すなわち筋体からほぼ乖離しているものを切除するにとどめることを推奨しています（**図2**）．初日には4

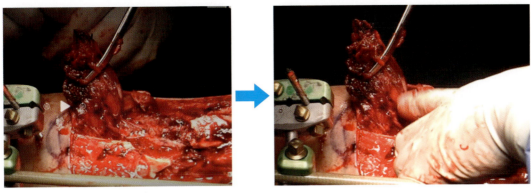

図2　分節化した筋肉を切除する

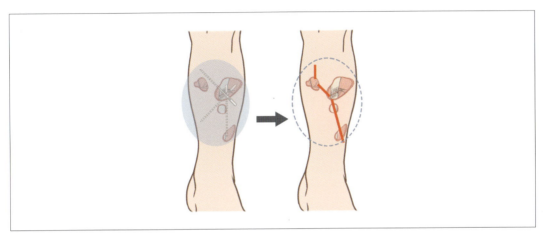

図3　補助切開の方法

つのCは不明瞭です．それゆえに「デブリドマンが不十分かもしれない？」と思えば，必ず24時間後に再デブリドマンし，さらに「不十分かもしれない？」と思えばその24時間後に再々デブリドマンを行います．こうして2～3回のデブリドマンを繰り返してなお完遂できないことは，普通はありません[8]．

補助切開についての質問

POINT　デブリドマンの範囲は理学所見で決定する

　デブリドマンは損傷され汚染された組織に対して行われなければなりません．そのため適切な補助切開を「損傷領域」に加える必要がありますが，それは「損傷領域」には挫滅された組織，除去すべき異物が存在しているとの「前提」に立っているためです．
　その領域の判断は「理学所見」によります．つまり，実際に創部を観察して，深部が挫滅汚染されていると考えれば切開を加えて開放すべきですが，その具体的方法は開放創からゾンデを挿入し，簡単に挿入される領域は開放するということです（図3）．

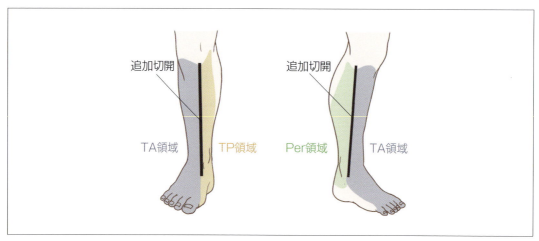

図4　angiosome を考慮した追加切開
TA：前脛骨動脈，TP：後脛骨動脈，Per：腓骨動脈，黒線：追加切開

　Gustilo 分類 type ⅡとⅢの相違は，ご存じの通り開放創の大きさなどではなく深部損傷の程度にあります．したがって，深部病態を理学所見から判断して，実際のデブリドマンに取りかかる必要があります．デブリドマンを行う際に起こしてはならないことは，深部損傷が重度なものを「過小評価」することです．実際，筆者の病院へ受傷後数日から1〜2週間して転送されてくる症例の多くがデブリドマン不足という結果になっていました．

　さて，不必要な追加切開によって医原性の Gustilo 分類 type ⅢB が生じているのではないかという意見もよく聞きます．もちろん「不要な切開」は「不十分な切開」と同様に認められません．しかし「不要な切開」よりも「不十分な切開」の方が罪が重いということは認識すべきです．縦の追加鋭利切開が「欠損範囲の拡大（医原性の Gustilo 分類 type ⅢB）」を惹起するわけではありません．

　追加補助切開を加える際の一定のルールについて述べておきます．それは，angiosome を横切らないようにすることです．開放創部から angiosome の境界領域までは横あるいは斜めで切開し，境界領域で縦にすることです．これは大まかな指標です．

　Angiosome とは「前脛骨動脈（TA）領域」，「後脛骨動脈（TP）領域」，「腓骨動脈（Per）領域」の間です．図4の黒線が追加切開部位になります．

骨のデブリドマンについて，遊離骨片は除去しますか？ 温存しますか？

POINT　大きな第3骨片は温存する傾向にある

　「第3骨片や骨折部断端をどの程度デブリドマンすればよいのでしょうか？」ということもよく聞かれる質問です．実際，昔から言われてきた tug test 陽性骨片（骨片を引っぱってみて簡単に取れてしまう）の場合は除去したり，パプリカサイン陽性（骨断面から出血が認められる）の場合は温存するなどの判断は，急性期外傷には適当ではありません．

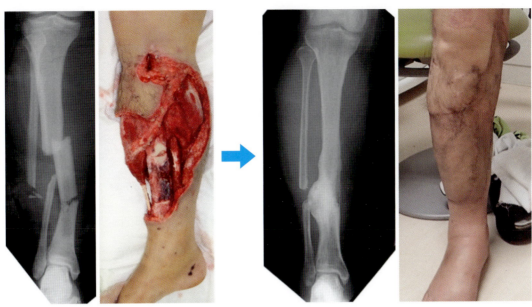

図5　第3骨片の温存，軟部組織再建により，分節状骨片は感染なく骨癒合した

　慢性骨髄炎における考えを急性期外傷に用いるべきではありません．慢性骨髄炎であれば骨切除の判断にパプリカサインを基準にしますが，急性期外傷は別です．感染が成立していない急性期においては「骨血行の状態」はそれほど重要ではありません．適切な軟部組織被覆によって今後改善していく可能性があるからです．

　最近は，第3骨片や出血の認められない骨断端は，洗浄処置をした後に温存する傾向にあります[9]．

　遊離骨片を温存するのは，その骨片が再建にとって重大な意味を有する場合であり，それはすなわち「関節構成骨片」や「大きな分節状骨片」の場合です．「骨膜の付着していない広範囲分節状粉砕骨片」は洗浄処置が完遂できれば，軟部組織再建を速やかに行うという条件のもとで，全て温存可能だと考えます．

　分節状骨片には血行がありませんが，通常の移植骨にも血行はありません．つまり，骨移植を行う環境と同じであれば温存であり，周囲軟部組織が健常で移植骨がきれいであれば温存してよいのです[10]（図5）．

文　献

1) Zalavras CG: Prevention of infection in open fractures. Infect Dis Clin North Am **31**: 339-352, 2017
2) Neubauer T, et al: Open fractures and infection. Acta Chir Orthop Traumatol Cech **73**: 301-312, 2006
3) Bumbaširević M, et al: Mangled extremity- Modern concepts in treatment. Injury **52**: 3555-3560, 2021
4) Brennan SR, et al: Infection after farm machine-related injuries in children and adolescents. Am J Dis Child **144**: 710-713, 1990

5) Wynn M, et al: Agricultural trauma causing open fractures: Is antibiotic coverage against anaerobic organisms indicated? J Orthop Trauma **36**: e51-e55, 2022
6) Yaffe MA, Kaplan FT: Agricultural injuries to the hand and upper extremity. J Am Acad Orthop Surg **22**: 605-613, 2014
7) Brehm TT, et al: Wound infection with Vibrio harveyi following a traumatic leg amputation after a motorboat propeller injury in Mallorca, Spain: A case report and review of literature. BMC Infect Dis **20**: 104, 2020
8) Sagi HC, Patzakis MJ: Evolution in the acute management of open fracture treatment? Part 1. J Orthop Trauma **35**: 449-456, 2021
9) Farhan-Alanie MM, et al: Current perspectives on the management of bone fragments in open tibial fractures: New developments and future directions. Orthop Res Rev **14**: 275-286, 2022
10) Rathore S, et al: A novel technique for reimplanting extruded bone fragments in open fractures. Trauma Case Rep **4**: 5-11, 2016

変わりゆくデブリドマン　COLUMN

筆者がレジデントの頃，デブリドマンといえば「繰り返すもの」でした.

それが，大学の救急部で重度四肢外傷を扱うようになってから，「腫瘍切除のごとく1回で除去してしまうデブリドマン」が良いと考えて実践していました.

あれから四半世紀経過し，今では「2回で99％デブリドマン」という「中庸」の方法を落としどころにしています.

時の流れと経験が方法を変えていったのです.

03

TOPICS 03

病態分析とは何か？

参考となる **CASE**

- **01** 高齢者上腕開放骨折（低エネルギー損傷）
- **05** 左前腕重度開放骨折

損傷病態を分析することの意味

POINT
初期治療の真の目的は損傷病態分析である

重度四肢外傷の初期治療といえば「洗浄・デブリドマン・骨折安定化」のことだと考えているかもしれませんが，その真の目的は「損傷病態の評価」であり，それには「知識」と「観察力」，そして「考察力」が必要です．

ある事例の初期治療をした場合に，損傷は重篤なのか？ これから一体どのように修復しなければならないのか？ そしてその修復は困難なのか？ そういったところにどれだけ思いを馳せることができるのか？ それは翌朝のカンファレンスにおけるプレゼンテーションの質に表れます．

「損傷病態が目に浮かび，治療法が湧いて出てくるようなプレゼンテーション」ができなければ適切な治療はできませんし，「初期治療において損傷を注意深く見ていなかったのではないか？」と思われたならば初期治療をやり直す必要があります．

カエサルの言葉に『人間はみな自分の見たいものしか見ようとしない』というものがあります．「一体この損傷組織は今後どうなっていくのか？」と想定して観察するのでなければ治療の役には立ちません！ 目が開いていないのですから．

このような臨床判断力は，知識があれば身につくのかといえばそうではありません．大切なのは，知識に加えて「観察眼」です．

一つの病態を「一人の医師」が見続けなければなりません．

働き方改革などの観点から，みんなで交代で見ていこうなどと言っていると「再建外科医」は成長しません．一人で注意深く，腹落ちするまで見続けるのです．そして，それを「有識者」に報告してフィードバックを受けるのです．成長するにはこれしかありません．

Gustilo 分類 type ⅢA ですか？ type ⅢB ですか？

POINT Gustilo 分類 type ⅢB だから皮弁移植するのではなく，皮弁による軟部組織再建がその四肢外傷に必要だから type ⅢB なのである

　開放骨折の分類といえば Gustilo 分類ですが，その詳細はここでは触れません．前著『重度四肢外傷の標準的治療』などの記載を参照して下さい．

　さて，Gustilo 分類 type ⅢA といえば軟部組織再建は不要ですが，type ⅢB となると必要となります．すなわち，type ⅢA とⅢB で治療方法はかなり異なるのですが，実際の損傷病態は似通っている場合も多いのです．

　骨折部や神経・血管・腱・インプラントなどの非活性組織が軟部組織で被覆できるのであれば type ⅢA と判断されるでしょうが，その軟部組織が十分なものなのか，それともようやく被覆できるようなものなのかは大きな違いです．

　被覆する軟部組織の質が不十分ですと，骨接合も不十分になりますし，その結果として感染も生じるでしょう．そうなるとリハビリテーションも進まず，筋肉は萎縮し，関節拘縮を伴った四肢になってしまいます．

　最初から豊かな軟部組織に覆われた四肢は健やかに回復するものです．ですから，いつも十二分な軟部組織再建対策を取ることが必要です[1,2]．

　外傷の結果としてのあるがままの軟部組織活性評価をして再建法を考えます．今日，明日，明後日と組織状態は変化していくかもしれません．ときには type ⅢA であり，ときには type ⅢB となります．分類を断定することには意味がありません．治療の「後付け」として分類が行われるのが真実です．

ガイドラインとかマニュアルなるものについて

POINT ガイドラインやマニュアルを身につけても治療はできない．基礎的知識の上に「損傷の分析力・判断力・実行力」が必要である

　世の中には，開放骨折のテキストやガイドラインがたくさんあります．特に BOAST（British Orthopaedic Association Standard for Trauma）ガイドラインは有名です．しかし，これを読んだからといって治療できるものではありません．なぜなら「当たり前のこと」を記載しているに過ぎないからです[3,4]．

　「重症開放骨折治療の標準化」とは「一定の作法」を守ること，つまり，マニュアルや決まりごとに従うことを意味するものではありません．

　「標準化の真の意味」とは，治療に携わる医師のレベルが上がることです．テキストやガイドラインの知識は常識的なものとして，その上で「損傷の分析力・判断力・実行力」を向上させて，真っ当なレベルの治療を行えるようにならなければなりません．

　重度な四肢外傷治療においては，損傷そのものに直接向き合わなければ治療レベルは向上しないのです．

文 献

1) Kuripla C, et al: Timing of flap coverage with respect to definitive fixation in open tibia fractures. J Orthop Trauma **35**: 430-436, 2021
2) Lee SY, et al: When is the critical time for soft tissue reconstruction of open tibia fracture patients? J Reconstr Microsurg **37**: 249-255, 2021
3) British Orthopaedic Association Trauma Committee: British Orthopaedic Association Standard for Trauma (BOAST): Open fracturemanagement. Injury **51**: 174-177, 2020
4) Sandean D: Open fractures - What is the evidence, and how can we improve? Arch Bone Jt Surg **9**: 559-566, 2021

考える楽しさ！ COLUMN

　重度四肢外傷治療は最も個別性が表れます．

　標準的手法というものはあるのですが，常に創意工夫が必要であり，よく病態を分析し最適解を生み出す努力が求められます．

　考え続けなければならないのです．

　それを避ける医師に重度四肢外傷は治療できません．

04 初期治療時における軟部組織管理

参考となる **CASE**

16 下腿骨幹部重度開放骨折：monorail法施行例

一次創閉鎖の考え方

POINT
「緊張が強い」「汚染の強い」創部は一次縫合しない

　初期創閉鎖については今までに何度も話題になってきました．心情的に「開放性管理」に抵抗があるためか一次創閉鎖されることが多く，それが創縁壊死や感染の原因になっていました．そういう事例が症例検討会において，たくさん報告されていたのです．

　今までの事例検討から得られたメッセージは，定型的デブリドマンを施行した後に緊張のない場合（4-0ナイロンで縫合できる）のみ縫合し[1]，それ以外は「創縫合せず」，局所陰圧閉鎖療法（negative pressure wound therapy：NPWT）管理を施行して，二次縫合とすべきということです（**図1**）．迷ったら創閉鎖は中止して下さい[2]．

　また，汚染が強い場合（特に海水汚染，土壌汚染）にも閉鎖管理をしてはいけません．Gustilo分類 type ⅢA以上の開放骨折においては，一次創閉鎖しないことを原則としましょう．一次創閉鎖による医原性 type ⅢBは想像以上に多く発生しています．

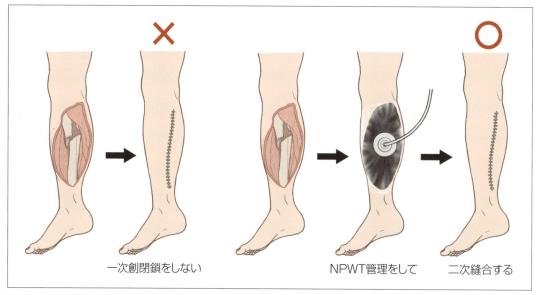

一次創閉鎖をしない　　　　NPWT管理をして　　　二次縫合する

図1　初期創閉鎖の判断あり方：緊張が認められる場合は二次縫合とする

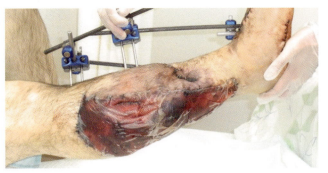

図2 人工真皮が貼付され，感染している状態

人工真皮は禁忌

POINT 重度四肢外傷の初期創被覆としての人工真皮は施行禁忌である

　創閉鎖の問題と同じくらい，人工真皮の問題も大きな話題となっていました．人工真皮の役割は「植皮母床の質を向上させるもの」です．重度四肢外傷事例で，単に皮膚欠損部を閉鎖するためだけに人工真皮を貼付している事例はかなり多く，それは「不要」かつ「有害」であることを伝えたいと思います[3]（図2）．

　今までの症例検討会で提示された「重度四肢外傷に対する人工真皮使用例」は，数日から1週間はそのままにされており，そのために創観察が遅れ，デブリドマンが遅れ，皮弁が遅れて感染した，といった悪循環に陥っていました．

　「重度四肢外傷の初期創被覆としての人工真皮」は「臭いものに蓋をしている」だけであり，百害あって一利ありません．禁忌と考えて下さい．

NPWTの使い方

POINT　「創管理を目的にする場合」と「肉芽挙上を目的にする場合」ではNPWTの使用法が異なる

　開放創に対するNPWT管理はもはや標準的[4]ですが，その効果はあまりないとする報告が増えてきています[5]．また，「単なる創管理」と「肉芽挙上を目的としたもの」とではNPWTの設定が異なります．外傷初期治療においてNPWTは，ほとんどが前者です．

　デブリドマンがある程度完遂された場合は，そのまま数日間NPWT管理してもよいですが，土壌・海水汚染などが強い場合には問題です．そのような場合は連日（3日間）の創洗浄が望ましいのですが，その際の代替手段として「irrigation NPWT（V.A.C. Ulta®）」があります（図3）[6,7]．

　「創内の細菌数は創洗浄後12〜24時間で元の70〜90%にまで再増殖する」と言われています．それゆえに連日洗浄という処置が推奨されるわけですが，それを補うのがirrigation NPWTです．

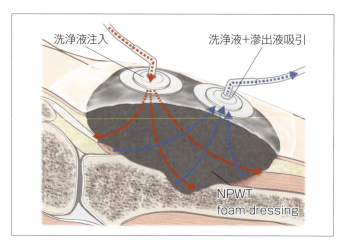

図3 irrigation NPWT (V.A.C. Ultra®)

　もしも irrigation NPWT で効果的に洗浄と灌流ができれば「連日洗浄」に取って代わることができるかもしれませんが，その効果は不明瞭です．不十分な場合は追加デブリドマンや頻回の洗浄の方が確実であると考えます．

文　献

1) Scharfenberger AV, et al: Primary wound closure after open fracture: A prospective cohort study examining nonunion and deep infection. J Orthop Trauma **31**: 121-126, 2017
2) Russell GG, et al: Primary or delayed closure for open tibial fractures. J Bone Joint Surg Br **72**: 125-128, 1990
3) Fujioka M, et al: Artificial dermis is not effective for resurfacing bone-exposing wounds of Gustilo-Anderson III fracture. J Plast Reconstr Aesthet Surg **66**: e119-e121, 2013
4) Liu X, et al: Negative pressure wound therapy versus conventional wound dressings in treatment of open fractures: A systematic review and meta-analysis. Int J Surg **53**: 72-79, 2018
5) Iheozor-Ejiofor Z, et al: Negative pressure wound therapy for open traumatic wounds. Cochrane Database Syst Rev **7**: CD012522, 2018
6) Faust E, et al: Use of negative-pressure wound therapy with instillation and dwell time: An overview. Plast Reconstr Surg **147** (1S-1): 16S-26S, 2021
7) Kim PJ, et al: Negative pressure wound therapy with instillation: International consensus guidelines update. Int Wound J **17**: 174-186, 2020

COLUMN

待望のNPWT，そしてirrigation NPWT

　筆者が救命救急センターに勤務していた20年ほど前，NPWTは日本にはありませんでした．重度四肢外傷の開放創部はガーゼ管理し，滲出液が多い場合には吸収パッドで被覆していました．

　創管理の面倒さが皮弁施行を早めたわけですが，NPWTの登場により皮弁施行が逆に遅れる結果となり，それによる不具合も生まれています．

　便利さが治療の質を落としているかもしれません．

05

血管損傷治療の話

参考となる **CASE**

> 13 下腿骨幹部開放骨折

診断について

POINT
血管損傷を疑う最も大きな指標は左右差である

　血管損傷の診断は理学所見から始まりますが，「虚血の5P」などの教科書的話題はここでは触れません．

　理学所見と言っても，筆者が最も重視しているのは「左右差」です．そもそも四肢外傷は出血を伴うので，生体はカテコラミンを出して末梢血管を締めます．そうすると四肢は冷たくなるわけで，capillary refill が不明瞭になることは普通に生じます．

　外傷初期治療における補液や保温でバイタルサインは安定してきます．そのとき，四肢血行に左右差があった場合には「異常」と考え，画像診断に移行しなければなりません．

　画像診断で最も有効なものはエコーと CT angiography（CTA）です．昔は one shot angiography をはじめとした real angiography を施行していましたが，施行の手間と時間を考えると必須というわけにはいきません．エコーと CTA で評価し，実際の展開で最終評価をするのが標準的手法です[1-3]．

　また，初療時の造影 CT で血管の途絶や狭窄が認められている場合は動脈損傷があると考え，受傷当日に直視下に評価し，直ちに修復すべきなのはもちろんです．

血管損傷でも末梢の状態は色々です

POINT 主要血管損傷があっても，末梢の血行状態は側副血行の存在や軟部組織損傷の状況によって幅がある

　主要血管損傷があっても，末梢の血行状態は側副血行の存在や軟部組織損傷の状況によって様々です[4]．つまり，真の阻血状態からある程度環流が保たれているものまで幅があり，修復までの許容時間は異なります．

　前者ですと6時間以内の再血行化が求められるでしょうし，末梢のコンパートメント開放（筋膜切開）も必要になります．しかし後者ですと，血管修復まで24時間を経過しても許容される場合もありえます．ですから，血流が臨床的にある程度保たれているサインである「知覚や運動，capillary refill の存在」などが重要な所見になるのです（**図1**）．

　しかし，この末梢血行状態の判断は実際に治療している経験者でも難しいものです．経験があって，しかもよほど深く考える人でなければ真っ当な判断は下せないでしょう．

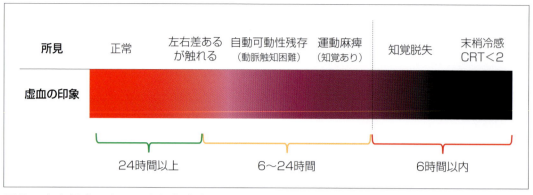

図1 虚血程度による再血行化許容時間

病態には幅があると述べました．この中で過小評価は最も危険です．たとえば「主要血管が閉塞しているが足部血流が温存されているようだ」という表現は見当違いのことが多く，見かけ上皮膚の血行は温存されているようでも，深部組織の perfusion は不良で筋肉は阻血壊死を呈することはよくあります．

下腿 Gustilo 分類 type ⅢB における主要血管損傷修復の考え方

POINT 前脛骨動脈だけが温存されている one artery limb では，後脛骨動脈を常に修復再建すべきである．後脛骨動脈だけが温存されている one artery limb では，レシピエント血管の観点から前脛骨動脈を再建するのが望ましい

　下腿には前脛骨，後脛骨，腓骨と3本の主要動脈が存在します．おおよそ1本が温存されていれば末梢血行は保たれますので，Gustilo 分類 type ⅢC ではなくⅢB ということになります．
　よく聞かれるのは，「下腿開放骨折で one artery limb（主要動脈が1本しか温存されていない）では血管修復の適応はどう考えればよいでしょうか？」というものです．
　前脛骨動脈だけが温存されている one artery limb の場合は，後脛骨動脈は下腿足部のメイン血管ですから常に修復再建すべきです．そして，そのタイミングは，修復する実力があれば常に可及的早期です．
　後脛骨動脈だけが温存されている one artery limb は散見されます．そういった場合は，足部血行の観点からではなく，遊離皮弁を行う場合のレシピエント血管の観点から前脛骨動脈は再建しておく方がよいと考えて下さい[5, 6]（**図2**）．

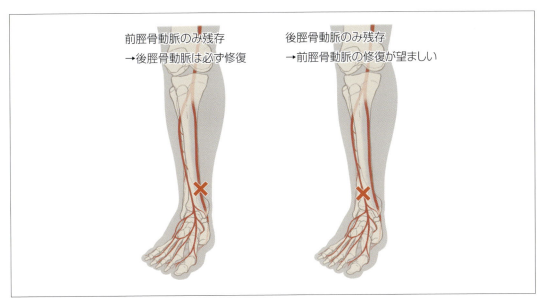

図2 one artery limb の対処法

実際の血行再建部位（レベル）の判断について

POINT 血管損傷のレベルの決定は，直視下では patency test が良い

　さて，主要血管が途絶されているので修復しようと考えたとします．そのような場合にどのように損傷部位（再建部位）を判断したらよいのでしょう？

　まずは CTA で途絶や狭窄しているところを展開します．そして，拍動があって明らかに健常だろうというところまで近位に向けて剥離します．それから，再度末梢に探索していきます．損傷の有無は patency test で決めます．澱みのない速い流れなら損傷はないと考え，内膜損傷があれば流れが澱むのでわかります（図3）．

　治療判断のポイントはオーバートリアージ，すなわち「確実に大丈夫なもの以外は損傷されていると判断」することだと考えます．

血管修復の方法について

POINT 血管修復では静脈移植をためらわない

　血管修復は健常な血管同士を端々吻合するのが基本ですが，静脈移植をためらわず行うことが必要です．四肢血管損傷事例にバイパス血行再建を選択することは血管外科ではよく見受けられますが，解剖学的再建が標準であり，施行してはいけません．

　また，血管内治療（ステント）や人工血管はトラブル（早晩閉鎖，抗凝固薬使用）が生じやすいので，外傷性血行再建においては緊急避難以外には適応はないと考えて下さい．

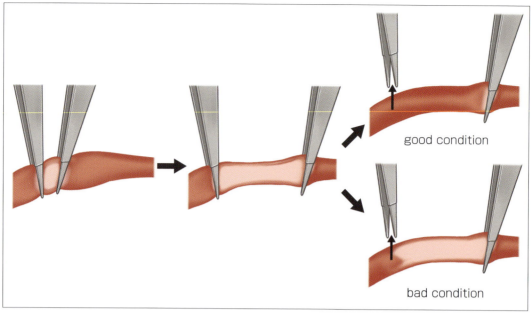

図3 内膜損傷の有無はpatency testでの血流回復の迅速さで判断できます

静脈皮弁について

POINT Gustilo分類type ⅢC損傷の初期治療では，修復血管の被覆のために剥脱皮膚は切除しない

　修復（再建）した血管が軟部組織で被覆されずに露出する場合があります．このような場合に静脈皮弁（皮膚付き静脈）を用いることが有用とされます．しかしこの静脈皮弁の必要性については，初期治療で周囲皮膚をデブリドマンせずに温存しておけば不要となることがほとんどです．つまり，初期治療においては皮膚を切除しないで温存しておくのです．損傷された皮膚をあえて切除して，その代わりに静脈皮弁を用いるのは本末転倒というものです．

文　献

1) Halvorson JJ, et al: Vascular injury associated with extremity trauma: Initial diagnosis and management. J Am Acad Orthop Surg **19**: 495-504, 2011
2) Koman LA: Management of upper extremity arterial penetrating vascular trauma. Injury **52**: 3573-3579, 2021
3) Kobayashi L, et al: American Association for the Surgery of Trauma-World Society of Emergency Surgery guidelines on diagnosis and management of peripheral vascularinjuries. J Trauma Acute Care Surg **89**: 1183-1196, 2020
4) Dua A, et al: The impact of geniculate artery collateral circulation on lower limb salvage rates in injured patients. Ann Vasc Surg **30**: 258-262, 2016

5) Stranix JT, et al: Not all Gustilo type IIIB fractures are created equal: Arterial injury impacts limb salvage outcomes. Plast Reconstr Surg **140**: 1033-1041, 2017

6) Ricci JA, et al: Comparing reconstructive outcomes in patients with Gustilo type IIIB fractures and concomitant arterial injuries. Plast Reconstr Surg **143**: 1522-1529, 2019

血管修復は重度四肢外傷治療の始まり！ 心なきものは立ち去れ

COLUMN

　重度四肢外傷と言っても，阻血でなければ数日後の転送でも十分再建可能です．ところが，阻血事例はそうはいきません．血管修復は重度四肢外傷初期治療における最も高い壁です．

　しかし，実は「血管を修復すること」は容易なことなのです．外傷に携わるのであれば血管吻合の訓練は誰もが行うべきです．

　それでもなお，手先が不器用な人はいるでしょう．その場合は「こころ」をもって患者さんの転送先を必死に探しましょう！ もしも，その「こころ」がないのであれば，現場から立ち去って下さい．

06

temporary vascular shunt の話

参考となる **CASE**

> 10　両側膝窩動脈損傷

TVS 施行の概念について

POINT

temporary vascular shunt は IVS と CLS を使い分ける

　　血管損傷で四肢が血行不良に陥っている場合には一刻も早い血行回復が必要ですが，その際に temporary vascular shunt（TVS）なる方法は極めて有効です[1]．この TVS には intravascular shunt（IVS）[2,3] と，cross limb shunt（CLS）[4,5] の 2 種類がありますが，この 2 つには使い分けが必要です．

IVS について

POINT IVS は軟部組織が高度に破綻し血管が露出している場合に適応とする

　　IVS は切断や不全切断など，軟部組織が高度に破綻し，すでに血管が露出している場合に良い適応です（**図 1**）．IVS を「可及的速やかに施行する」ためには「道具の準備」と「シミュレーション」が必要です．事前準備なしには絶対にできません．

　　IVS はこの後述べる CLS より血流量が多く，TVS としては主として IVS を選択するようにします．

CLS のあり方

POINT CLS は皮膚血行が温存されている事例，特に閉鎖性膝窩動脈損傷に適応とする

　　CLS は皮膚血行が温存されている事例，特に閉鎖性膝窩動脈損傷などが良い適応です（**図 2**）．軟部組織が強く破綻している例に CLS で動脈血行を付加すると，損傷静脈からの出血コントロールができなくなり，大量出血をもたらすことがあるので注意が必要です．阻血の程度が強く軟部組織損傷が激しい場合には，阻血時間の観点から「一刻も早い手術室入室」と「IVS 施行」が妥当なのは明らかです．

　　手術室入室が遅れるために，救急処置室で CLS を施行することを主張する人がいます．閉鎖性膝窩動脈損傷で阻血の程度が強い事例で，手術室に入室できないという特殊事情に適応があるかもしれません．しかし，CLS を施行したために入室が遅れるという本末転倒の事態が生じてしまうこともあるようですので，注意して下さい．

TOPICS 06

temporary vascular shunt の話

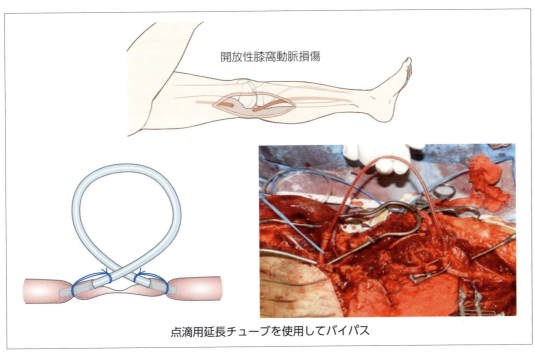

図1 IVS
［左下の図は土田芳彦（編著）：Basic Point 07．血管損傷の診断と対処法．重度四肢外傷の標準的治療，p30，南江堂，2017より転載］

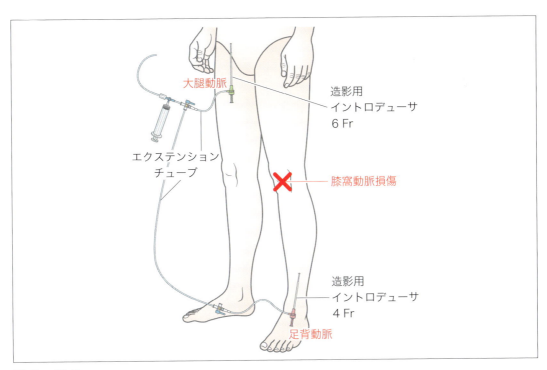

図2 CLS
［土田芳彦（編著）：Basic Point 07．血管損傷の診断と対処法．重度四肢外傷の標準的治療，p30，南江堂，2017より転載］

23

また，前腕遠位や下腿遠位にはそもそも CLS は不要です．大切な足背動脈が状況によっては損傷されますし，そこまでして再血行化を急ぐ理由が四肢遠位部損傷にはありません．

文　献

1）Hornez E, et al: Temporary vascular shunt for damage control of extremity vascular injury: A toolbox for trauma surgeons. J Visc Surg **152**: 363-368, 2015
2）Inaba K, et al; Multicenter Shunt Study Group: Multicenter evaluation of temporary intravascular shunt use in vasculartrauma. J Trauma Acute Care Surg **80**: 359-364, 2016
3）Laverty RB, et al: Systematic review of temporary intravascular shunt use in military and civilian extremity trauma. J Trauma Acute Care Surg **92**: 232-238, 2022
4）Wei CY: Cross-limb vascular shunting for major limb replantation. Ann Plast Surg **65**: 578, 2010
5）Lee YC, Lee JW: Cross-limb vascular shunting for major limb replantation. Ann Plast Surg **62**: 139-143, 2009

TVS との出会い　COLUMN

　筆者が TVS に出会ったのは，もう 20 年以上も前のことでした．当時北里大学救急部の新藤正輝先生が四肢主要血管損傷に対して使用していた「アンスロン® バイパスチューブ」を教えていただいたのが始まりです．

　そんなある日の深夜 12 時，札幌から 200 km 以上離れたところで交通事故が発生し，上腕部の完全切断となった事例がヘリコプターで搬送されてきました．もうすでに発生から 5 時間を経過しようとしています．

　そのとき初めてアンスロン® バイパスチューブを使用しましたが，手術開始から 30 分ほどで血行が再開されたのです．阻血時間は 6 時間ほどであり，その後は数時間かけて再接合術を完遂しましたが，再灌流障害もコンパートメント症候群も起こすことなく経過し，TVS の威力にただただ驚かされました．

　あれから 20 年，TVS は今では日本全国で使用されています．

07

膝窩動脈損傷を考える

参考となる **CASE**

> **08** 脛骨近位部骨折に伴う膝窩動脈損傷
> （その1）
>
> **09** 脛骨近位部骨折に伴う膝窩動脈損傷
> （その2）
>
> **10** 両側膝窩動脈損傷

ER での処置について

POINT 膝窩動脈損傷の阻血の程度には幅があり，完全阻血例は一刻の猶予もない．
側副血行が残存し自動可動性が温存されていれば多少の時間的猶予がある

　膝窩動脈損傷疑いの患者さんがやってきました．ER では速やかな臨床診断と造影CT が必要です．そして阻血「程度」の判断が重要です（**図1**）[1]．

　たとえば，完全阻血に近い事例には時間的猶予はありません．手術に必要な検査を終えたら直ちに入室しCLSを施行するのが理想的です．手術室の準備がなかなかできないなどの事情で入室が遅れることはあってはいけません．

　そういった場合にER でCLSを施行しようと考えるかも知れません．しかしそれは体制的不備の裏返しです．「本来は手術室で行うべきもの」であることを強調したいと思います．もしも，正当な理由なく入室が遅れたのであれば，「過失傷害罪」であるとみなされても仕方がありません．

　また，「CLSを施行しているがゆえにモラトリアムが生じている」，そんな事例を見聞きします．あってはいけないことです．

　外傷再建外科専門施設とは，「CLSを施行するような時間がないくらいに，早く入室できる」，そういうところです．

　一方，「知覚があり，末梢足趾の自動運動が可」となると，臨床的には血行が保たれているかなり幸運な事例です．多少の時間的猶予があるかもしれません．しかし，それでも直ちに入室して血行再建を施行して下さい．何事もなく治癒することでしょう[2]．

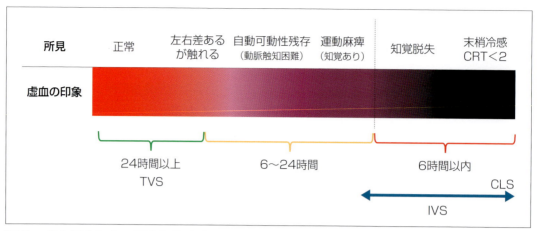

図1 虚血程度による再血行化許容時間とTVS

緊急手術体制のあり方

POINT 膝窩動脈損傷を扱う「外傷再建外科専門施設」には体制整備が必須

　膝窩動脈損傷を扱うような「外傷再建外科専門施設」には体制整備が必要です．

　それは，「専用手術室」を保有し，有事対応の麻酔科医・看護スタッフが待機していることです．また，常に膝窩動脈損傷に対応できる再建外科医の「オンコール体制」も必要です．

　こういった体制はどのように作られるのかというと，人口数百万相当の重度四肢外傷患者が全て集まるような施設を構築することです．そうすれば，スタッフも雇用でき体制は現実のものとなるでしょう．

　いずれにせよ，膝窩動脈損傷は施設の実力が最も明瞭となる傷病と言えます．

体位とアプローチの考え方

POINT 膝窩動脈損傷のほとんどの事例が「腹臥位・後方アプローチ」で対応可能

　膝窩動脈の再建は標準的には「腹臥位・後方アプローチ」で行います．なぜなら，このアプローチは，いかなる筋肉も切離することなく膝窩領域に到達することができるからです．血管は遠位ではヒラメ筋の深部に潜り込んでいきますから，「2〜3cmほど遠位に展開を追加したいとき」はヒラメ筋を縦割するようにします（**図2**）．

　そして二次再建に対する「特別な考えがない」のであれば，「血管に沿ったアプローチ（遠位外側lazy S切開，ほぼ直縦切開）」で選択することが無難です．「縦切開」で動脈修復しておけば，後でどんなことにも対応できます（**図3-a**）．

　そして「外傷性に皮下軟部組織の破綻が強く，完全阻血に近いもの」は「仰臥位・内側アプローチ」の適応になります（**図3-b**）．皮膚を切開すると直ちに血管が露出します．

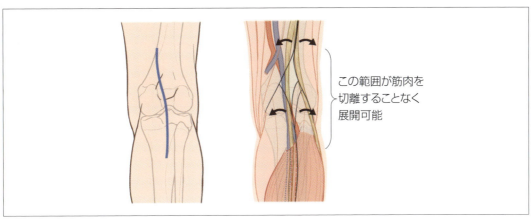

図2 膝窩動脈損傷に対する腹臥位・後方アプローチ

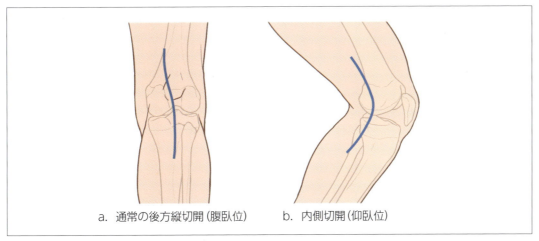

　a. 通常の後方縦切開（腹臥位）　　　b. 内側切開（仰臥位）

図3 「腹臥位・後方アプローチ」と「仰臥位・内側アプローチ」

このような場合は CLS を先行施行するのがよいでしょう．また，胸腹部損傷などを合併する「多発外傷事例」では，必然的に仰臥位となります．

こうして見てみますと，ほとんどの事例が「腹臥位・後方アプローチ」で対応可能と考えてよいでしょう．

腹臥位・後方アプローチについて

POINT 膝関節脱臼例と脛骨近位部骨折例では，靱帯再建と骨接合の施行方法でアプローチを変える

ほとんどの事例が「腹臥位・後方アプローチ」で可能と述べました[3, 4]．しかし，膝窩動脈損傷も，脱臼例と脛骨近位部骨折例ではアプローチが多少異なります．膝窩動脈を修

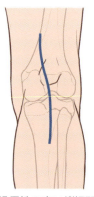 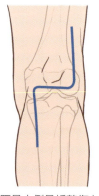 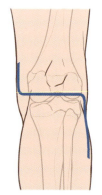

汎用性の高い縦切開　　　脛骨内側骨折整復を　　　同時膝靱帯再建のための
　　　　　　　　　　　想定したBurks様切開　　　　大クランク切開

図4　腹臥位・後方アプローチの切開

復した後に靱帯再建と骨接合をどのように施行するかで，初期アプローチを変える必要があるでしょう．

　膝窩動脈損傷を伴う膝関節脱臼は，血行再建もさることながら，靱帯修復も考えなければならず，そのための初期アプローチのあり方があります．

　軟部組織に問題がないのであれば，「大クランク切開」を用いると初期の靱帯修復がやりやすいのはその通りです．しかし，緊急血行修復時に靱帯修復まで施行することは時間的にも困難です．現実的には後方縦切開で血管修復と後方関節包を修復しておき，数日後に内外側縦切開で靱帯修復することで十分対応できるでしょう．

　一方，脛骨近位部骨折例では，後の骨接合術の皮切を想定して血管展開をするのが望ましいところです．骨折形態からは後内側アプローチが必要な場合はBurks様切開を施行するとよいですが，想定が難しい場合は後方縦切開としておくとその後の対応は如何様にも可能となります（図4）．

仰臥位・内側アプローチについて

POINT　「皮下破綻，腓腹筋・鵞足断裂」「多発外傷」などの事例では「仰臥位・内側アプローチ」が適当

　「外傷性に皮下が破綻している」「多発外傷事例」「超肥満体」などの「然るべき理由」がある場合は「仰臥位・内側アプローチ」が適当です[5, 6]（図3-b）．しかし，軟部組織破綻の少ない事例に，内側アプローチを用いて，あえて筋腱付着部を切離するのは望ましくありません．

　膝窩動脈損傷において遠位への延長が必要な場合に仰臥位を推奨する意見もありますが，腹臥位であっても遠位展開は可能です．もちろん，仰臥位の方がヒラメ筋が重力によ

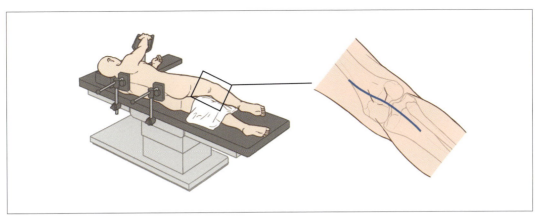

図5　側臥位・後方アプローチ

って下方に落ちますから，視野は良好でやりやすいのはもちろんです．ただし，腹臥位で始めてもそのままの体位で下方展開は可能です．

側臥位・後方アプローチについて

POINT　「外側に開放創が存在する事例」あるいは「超肥満体で腹臥位が不適当な事例」では「側臥位・後方アプローチ」が適当である

　開放創が外側に存在している事例や超肥満体のために腹臥位を回避したい場合などでは，側臥位での後方アプローチが可能です．また骨折事例などでは，体位を変えずに創外固定も施行できます（図5）．
　「側臥位での展開は容易なのか？」との質問を受けますが，腹臥位で施行する場合とあまり変わらずに膝窩動脈を展開できます．今後適応が広がっていくと推察します．

文　献

1) Gable DR, et al: Blunt popliteal artery injury: Is physical examination alone enough for evaluation? J Trauma **43**: 541-544, 1997
2) Lin CH, et al: Revisiting management strategies for popliteal artery injuries. Ann Plast Surg **88** (1s Suppl 1): S44-S49, 2022
3) Makaloski V, et al: Posterior approach for revascularization in blunt popliteal vessel injury. Ann Vasc Surg **48**: 89-96, 2018
4) Fox CJ, Moore EE: The posterior approach to the midpopliteal vessels is the preferred approach for an isolated knee injury. J Trauma Acute Care Surg **89**: e101-e105, 2020
5) Zhu YL, et al: Medial approach for popliteal artery injuries. Chin J Traumatol **13**: 83-86, 2010
6) Tosun B: Medial approach for the treatment of femur fractures in association with vascular injury. Injury **51**: 1367-1372, 2020

膝窩動脈展開のパターン
COLUMN

　膝窩動脈損傷は時間的余裕がありませんし，原因傷病が骨折なのか脱臼なのか，また開放創がどこにあるか，筋体損傷の程度，患者の状態や体格などで，「体位」と「アプローチ」が選択されます．しかし，よほどの再建外科医でなければ，瞬時に判断するのは困難です．

　そこで，まずは2つに決めておくのがよいです．それは「腹臥位・後方アプローチ」と「仰臥位・内側アプローチ」です．

　後者は慣れないと難しいので，結局は「腹臥位・後方アプローチ」の一択で訓練しておくとよいでしょう．

08

参考となる CASE

09 脛骨近位部骨折に伴う膝窩動脈損傷
（その2）

14 下腿骨幹部開放骨折術後感染

初期骨安定化のあり方

初期骨安定化の諸問題

POINT

・初期骨安定化の主要手段は創外固定である

・ZOI に対する配慮のために骨安定化が獲得されないと本来の目的が達成できない

初期治療における骨安定化は，骨折周囲軟部組織のダメージをコントロールするための「必須事項」であり，その主たる方法が「創外固定」です[1, 2]．

創外固定のピン刺入部に「組織損傷部（zone of injury：ZOI）」や「インプラント設置予定部」を避けるのは教科書的事項（**図1**）ですが，このために安定性が確保できないとなると本末転倒です．

下腿骨への創外固定

POINT

骨安定化獲得のためには，①髄内 K- ワイヤー固定，② ZOI 内の創外固定ピン刺入は許容される

たとえば，下腿脛骨骨幹部開放骨折で「ZOI を避ける，次回の骨接合領域を避ける」という文言に従うばかりに，大腿骨遠位と踵骨に創外固定ピンを刺入している事例が見受けられます．そして骨安定化が得られないため，骨折部に cross pin を挿入して，かえって軟部組織を損傷している，というような悪循環が生まれています．

K-ワイヤーを追加するのであれば，軟部組織に優しい方法が求められますが，その代表的なものは髄内 K-ワイヤー固定です．

また，安定性が獲得されないのであれば，ZOI 内に創外固定ピンを挿入することも許容されます．感染発生の危険性増大は創外固定から内固定への変更時期によるのであり，数日以内に内固定に変更するのであれば，固定性を重視して，どこに刺入しても許されます（**図2**）．

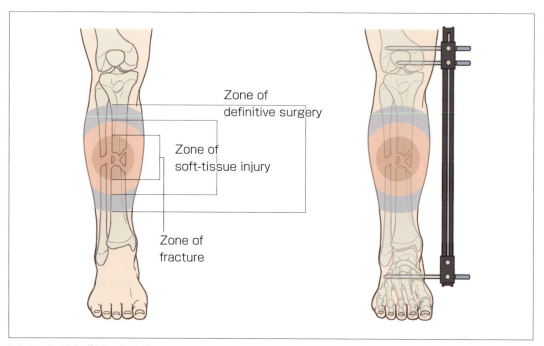

図1 組織損傷部（ZOI）

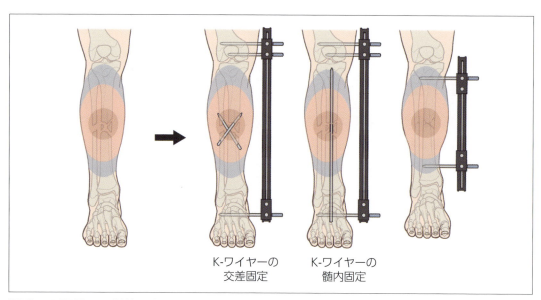

図2 下腿骨への創外固定

大腿骨・下腿骨に対する髄内釘固定

POINT 緊急手術では，計画・準備不足，技量不足のために質を低下させてはならない

　大腿骨や下腿骨に対する受傷当日の髄内釘固定は，創部のデブリドマンが完了し骨折型が単純であれば，施行する方がよいでしょう．ただし，骨固定の質を落とすことは厳禁です．

上腕骨・前腕骨に対する骨安定化

POINT 上腕骨と前腕骨骨折の多くにおいて髄内鋼線固定による管理が可能だが，軟部組織破綻が強く短縮力が加わらない場合は創外固定が必要である

　上腕骨骨幹部や遠位部骨折で，筋組織が温存され骨折部に短縮力が加わるような事例では，髄内鋼線固定での管理が適しています．ただし，筋組織が破綻し骨折部が離開するような場合は，創外固定か（簡易的）プレート固定が必要です[3]．

　前腕骨骨幹部骨折のほとんどが髄内鋼線固定で安定しますので，創外固定の適応はありません．ただ，橈骨遠位端などの手関節周囲骨折は創外固定の良い適応です．

内固定 conversion に対する考え方

POINT 重篤な開放骨折ではできるだけ早期の内固定と軟部組織再建が求められる

　開放骨折に対して創外固定を施行したとします．この際，軟部組織状態がそれほど重篤でないがゆえに洗浄とデブリドマンが十分になされたとすると，多くの外傷整形外科医は早期に内固定に移行することでしょう．それは普通の考えです[4]．

　では，軟部組織状態が重篤な場合はどうでしょうか？　なかなかデブリドマンが完遂できずに内固定の時期が遅れているのが現実ではないでしょうか？　実はこの考えは逆なのです．内固定と軟部組織再建の遅延は感染症を惹起します．軟部組織損傷が強いものほど，早期の内固定術施行が求められ，その場合は直ちに皮弁術による軟部組織再建が必要となるのです．

　「重篤な開放骨折こそ早く再建せよ」は重度四肢外傷における大切な考え方です．

文　献

1) Golubović I, et al: Results of open tibial fracture treatment using external fixation. Srp Arh Celok Lek **144**: 293-299, 2016
2) Zhao S, et al: Retrospective analysis of infection factors in secondary internal fixation after external fixation for open fracture of a long bone: A cohort of 117 patients in a two-center clinical study. Biomed Res Int **2022**: 7284068, 2022
3) Kloen P, et al: Temporary joint-spanning external fixation before internal fixation of openintra-articular distal humeral fractures: A staged protocol. J Shoulder Elbow Surg **21**:

1348-1356, 2012

4) Ye Z, et al: Study on the relationship between the timing of conversion from external fixation to internal fixation and infection in the treatment of open fractures of extremities. J Orthop Surg Res **16**: 662, 2021

呪縛から逃れる COLUMN

　テキストには「zone of injury に創外固定ピンは挿入しない」ことになっています．感染症併発の危険性があるからですね．しかし，安定性が得られずに軟部組織が破壊されれば，感染症の危険性はかえって高まります．

　テキストの呪縛から逃れ，ロジックに立ち返らなければなりません．

09

下肢皮膚剝脱創の取り扱い

参考となる **CASE**

20 下腿骨幹部骨折，足関節部圧挫創

27 足部皮膚剝脱創

TOPICS 09

下肢皮膚剝脱創の取り扱い

下肢皮膚剝脱創の ER での処置について

POINT

ER での初期治療では出血のコントロールが重要である．高齢者の下肢広範囲皮膚剝脱創の場合は，ステープラーを用いて直ちに一時創閉鎖し，弾性包帯による圧迫止血を行う

　皮膚剝脱創と言っても程度は様々ですし，年齢によって ER における初期治療の考え方は変わってきます．まず，特に高齢者の下肢皮膚剝脱創で広範囲の場合には，急性期出血コントロールが必要です．そのためには「ER でステープラーを用いて直ちに一時創閉鎖し，さらに弾性包帯を用いて圧迫止血する」ことが求められます（**図1**）．そして，バイタルサインが安定した後に，手術室での治療を施行します．

剝脱皮膚の血行判断は？

POINT 剝脱皮膚の血行判断は，ピンプリックテストなどの理学所見と ICG 蛍光染色によって行う

　局所治療において重要なことは「剝脱した皮膚の血行判断」です．血行があるものは「温存」し，ないものは「植皮として使用」することになりますが，植皮についても「一期的植皮」と，いったん保存（banking）しての「数日後の植皮」に分けられます[1]．

　しかし，血行不良な皮膚をあえて温存する場合があります．それは神経・血管を被覆するための biological dressing として有用な場合です．それ以外の温存は無用であり，治療判断を遅らせるだけ悪行です．

　剝脱皮膚の血行判断は基本的にピンプリックテストなどの理学所見で行いますが，判断がつきかねる場合には ICG（インドシアニン・グリーン）蛍光染色が有用です[2,3]．しかし，経験を重ねていくと，ICG 蛍光染色による所見は結局のところ理学所見と近似するのではないかと考えています（**図2**）．

　血行判断が難しい場合には経過観察し，「時間の篩_{ふるい}」にかけることになるのですが，通常は 1 〜 2 日，遅くとも 3 〜 4 日も経過すれば壊死範囲は判明します．1 週間も経過を見続けることのないようにしたいものです．

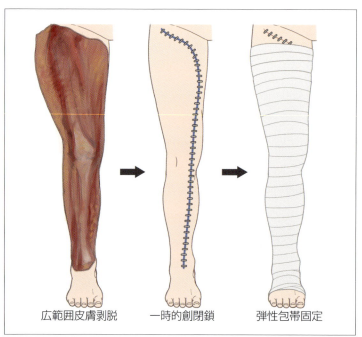

図1 下肢皮膚剥脱創の初期治療

広範囲皮膚剥脱　一時的創閉鎖　弾性包帯固定

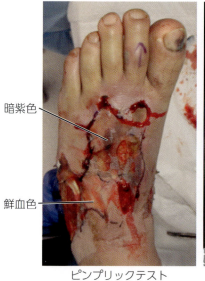

暗紫色
鮮血色

ピンプリックテスト　ICG蛍光染色画像

図2 剥脱皮膚のICG蛍光染色を用いた血行判断

血行のない剥脱皮膚の取り扱い方

POINT 剥脱皮膚の血行がなく植皮母床の状態が良好ならば一期的植皮を行うが，母床の状態が良好でなければ，剥脱皮膚を切除・冷蔵保存し，後日の植皮に備える

　明らかに血行のない剥脱皮膚の取り扱いは，「即日植皮術として使用」するか「冷蔵保存するか」のどちらかです．

「即日植皮術として使用」するには条件があります．それは植皮母床が良好なことです．つまり，骨折部や骨，腱，神経が露出しているところには一期的植皮はできません．母床が良好でない場合は，剥脱皮膚は初日に切除・保存し，1週間以内に植皮として使用できるかどうかを判断します．

重要なポイントは「下層組織の活性」です．下層組織に活性があれば，直ちに植皮をしてもかまいません．しかし下層組織の活性が乏しければNPWT管理をし，数日のうちに植皮で治療できるのか，皮弁術が必要なのかどうかを判断します．

植皮で治癒する下層組織なのかどうかを見極めることなしに，もったいないからといって植皮をしてしまうことは「本末転倒」です．不十分な判断での植皮は「罪深い行為」です．

一期的植皮術が適当でない場合，活性のない剥脱皮膚は直ちに切除して，脂肪組織を取り除き，洗浄・消毒した後に4℃で冷蔵保存することを原則としたいところです．初日にそれを施行しなければ，剥脱皮膚を植皮として使用することはできません[4,5]．

小児下腿・足部皮膚剥脱創の再建

POINT 小児の場合は足部の完全皮膚剥脱創でも，一期的植皮術が生着する可能性が高い

植皮母床の状態に左右されるでしょうが，小児の場合は剥脱皮膚の移植が生着する可能性は高いでしょう（**図3**）．

つまり，時間の篩にかけることなく積極的に植皮すべきなのですが，母床の状態に疑念があったり，デブリドマンが完遂していない場合などは一期的施行がためらわれます．その場合，ICG蛍光染色と理学所見から判断して，血行不良の皮膚を除去して冷蔵保存とし，NPWT管理の後に数日以内に植皮とすることが勧められます．

小児の場合，足部の完全皮膚剥脱創でも，一期的植皮術で生着している報告があります[6]が，踵荷重部の植皮の質はよいものではありません．小児であっても，踵部は内側足底皮弁などで再建するのがよいと考えています．

文　献

1) Dini M, et al: Vacuum-assisted closure, dermal regeneration template and deglovedcryopreserved skin as useful tools in subtotal degloving of the lower limb. Injury **43**: 957-959, 2012

2) Vasella M, et al: Fluorescence angiography-assisted debridement of critically perfused glabrous skin in degloving foot injuries: Two case reports. Medicine (Baltimore) **100**: e26235, 2021

3) Fenn G, et al: Indocyanine green fluorescence angiography: A critical intra-operative assessment tool to aid decision making in complex hand trauma. Trauma Case Rep **48**: 100923, 2023

4) Xu Q, et al: Application of cryopreserved autologous skin replantation in the treatment of degloving injury of limbs. J Plast Reconstr Aesthet Surg **75**: 2387-2440, 2022

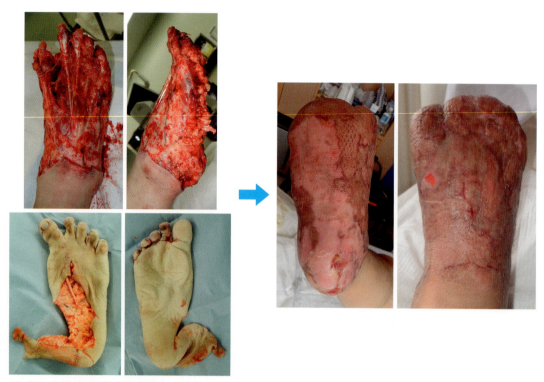

図3 小児足部皮膚剥脱創

5) Nogueira A, et al: Delayed full-thickness autografting of cryopreserved avulsed skin in deglovinginjuries of the extremities. Plast Reconstr Surg **107**: 1009-1013, 2001
6) Yan H, et al: Management of degloving injuries of the foot with a defatted full-thickness skin graft. J Bone Joint Surg Am **95**: 1675-1681, 2013

COLUMN 剥脱皮膚を使用するのは良いけれど……

　若い頃の筆者のもとに，下腿の広範囲皮膚剥脱を伴う開放骨折患者が運ばれてきました．骨接合は髄内釘でよさそうです．剥脱した皮膚は血行がないので除去しましたが，もったいないので脂肪を除去して全層植皮として移植しました．

　全層植皮は，半分は生着しそうですが半分はダメそうです．生着の判断は難しく2週間を要し，結局のところ骨折部は露出し感染も併発してしまいました．

　治療には，追加デブリドマンと遊離皮弁組織移植術が必要になってしまい，「剥脱皮膚を使用したことで，かえって不良な結果になってしまった」と，その頃の筆者は途方に暮れました．

　「確実性の判断」が最も難しく重要なのですが，若く未熟な筆者にはあまりにも荷が重いことでした．

TOPICS 10

手部剥脱創の取り扱い

大まかな治療方針について

POINT
手部の完全皮膚剥脱創は血行再建よりも早期皮弁術を推奨する

　完全阻血の手部完全皮膚剥脱損傷の再血行化は不良な結果になることが多く，血行再建がうまくいかなかった場合の皮弁による再建結果も不良になります．したがって，最初から皮弁術選択の方が良いと考えます[1]．ただし，多少でも血行がある場合は血管吻合の適応です[2]．
　すなわち，できるだけ早い皮弁被覆が望ましいということです．病院の体制もあるでしょうが，3日以内に再建したいところです．
　手部完全皮膚剥脱損傷において，第2～5指は近位指節間（PIP）関節で離断することが推奨されているように思いますが，機能上は遠位指節間（DIP）関節切断としたいところです．また，母指は基本的に全長温存あるいは末節部切断としたいところです．手指を良い状態で温存するには，遠隔皮弁では切離した後の末梢部血行に乏しくトラブルが発生しますので，遊離皮弁の方が遠隔皮弁より望ましいとは思います．
　皮弁術を施行する場合，母指と他指は明確に分けるのが鉄則です[1,3,4]（図1）．

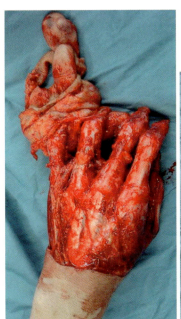
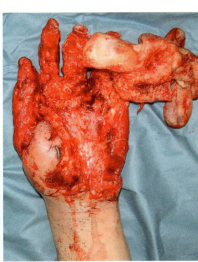
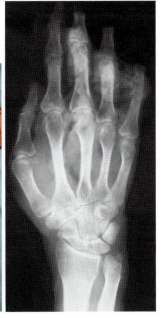

図1　受傷時外観およびX線画像
［土田芳彦（編著）：Case Learning 10．手部剥脱損傷の治療．重度四肢外傷の標準的治療，p175，南江堂，2017より転載］

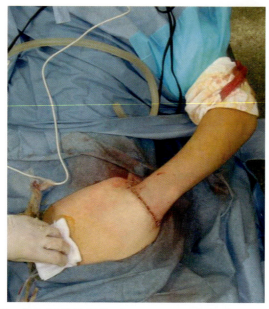

図2 初回手術終了後（tissue banking）
［土田芳彦（編著）：Case Learning 10. 手部剥脱損傷の治療．
重度四肢外傷の標準的治療，p175，南江堂，2017 より転載］

tissue banking について

POINT 手部剥脱創において tissue banking の効果は少ない

　前著『重度四肢外傷の標準的治療』では「腹部皮下にポケットを作成し，一時的に手部組織を温存する」方法を記載していました（**図2**）．この tissue banking 法は組織保存のために有用かもしれませんが，これを施行することで「再建までの時間が遅延」することになり，また下腹壁動脈皮弁などを施行する際に不利になる可能性があります．皮弁施行までの待機期間はできるだけ短い方がよく，数日以内に皮弁を施行するのであれば，個人的には tissue banking などの処置は必要なく，NPWT でよいのではないかと思います．

皮弁術のあり方

POINT 母指は「同側の有茎橈側前腕皮弁」か「対側の遊離橈側前腕皮弁」で再建する．第2〜5指は「遠隔の鼠径皮弁＋下腹壁皮弁」か「遊離拡大前外側大腿皮弁」で再建する

　遠隔皮弁は「二次感染しやすい」「切離後の創縁壊死が生じやすい」などの問題を抱えています．そして，母指と他指は別々の皮弁で被覆すべきであると前著で述べました．
　全てを遊離皮弁で再建することは理想なのですが，技術的垣根が高く，筆者の個人的な考えとしては，母指は「同側の有茎橈側前腕皮弁」か「対側の遊離橈側前腕皮弁」で再建

TOPICS 10

手部剥脱創の取り扱い

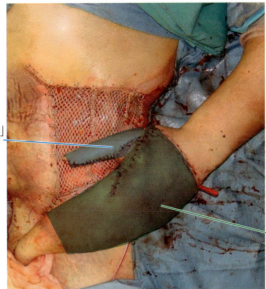

母指→
「同側有茎橈側前腕皮弁」
or「対側遊離橈側前腕皮弁」

第 2-5 指→
「遠隔鼠径皮弁＋下腹壁皮弁」
or「遊離拡大前外側大腿皮弁」

図 3　皮弁術施行
［土田芳彦（編著）：Case Learning 10. 手部剥脱損傷の治療. 重度四肢外傷の標準的治療, p175, 南江堂, 2017 より加工して転載］

し，第 2〜5 指は「遠隔の鼠径皮弁＋下腹壁皮弁」か「遊離拡大前外側大腿皮弁」にて再建するのが標準的であると考えます[1,3-6]（図 3）．

「遊離皮弁と遠隔皮弁を同時に施行し，もし血行トラブルが生じたらどう対処すべきでしょうか？」という質問をときおり受けますが，そのときは遠隔皮弁を外して血管の再手術をするしかありません．

非知覚皮弁にて再建した手部を「患者が実際に使用しているのかどうか？」ということもよく聞かれる質問なのですが，手を使用することと知覚皮弁にすることは関係がないように思います．「薄い皮弁」を用いることで深部知覚はもちろんのこと，表在知覚もある程度は改善してきます．つまり，知覚皮弁にしたから有利というわけではないと筆者は考えます．

母指を拡大 wrap around flap で再建してはどうかという意見も聞かれますが，ドナー障害が大き過ぎる印象です．施行するなら母指指尖部だけ，つまりは osteo-onychocutaneous flap としたいですので，最初は通常の皮弁で再建するべきでしょう．

術後指間分離について

> **POINT**　皮弁形成による合指症の指間分離には，創外固定延長が有効である

第 2〜5 指の剥脱創を 1 つの皮弁で被覆した場合には，後の指間分離が必要になります[6]．その際に，伝統的には指間部にしつけ糸をしておく方法や，クランク状に K-ワイヤーを指間に挿入しておく方法が取られていました．しかし，いずれも指間形成には不十

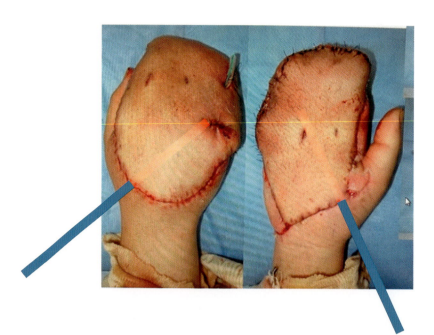

図4 シェーバーを用いて除脂肪術施行

分だと感じていました．そこで，筆者は創外固定器による指間延長をしていますが，とても有用です．

まず，指間分離の前に皮弁の大まかな除脂肪術を行います．除脂肪術は stub incision でシェーバーを使用して行い，決して皮膚を切除しません（**図4**）．

除脂肪術をした上で創外固定にて指間開大を開始します．時期は状況によりますが，完全な創治癒が得られれば施行してよいと考えます．

創外固定は掌側から背側に鋼線を通して，単純に横方向に開いていく方法です．

1日2～3mm程度のスピードで開大し，15mm程度開いたところで分離します．開大のスピードによっては，ピンにより皮膚の線状裂創（ピンで皮膚を伸張させることによる阻血裂創）が生じますが，その場合はスピードを緩める，あるいは一時的に止めることで対処します（**図5**）．

文　献

1) 土田 芳彦ほか：手部剥脱損傷の治療経験．日手外科会誌 **27**: 460-464, 2011
2) Ju J, et al: Microsurgery in 46 cases with total hand degloving injury. Asian J Surg **38**: 205-209, 2015
3) Krishnamoorthy R, Karthikeyan G: Degloving injuries of the hand. Indian J Plast Surg **44**: 227-236, 2011
4) Doctor AM, et al: Three-flap cover for total hand degloving. J Plast Reconstr Aesthet Surg **63**: e402-405, 2010
5) Hussain T, et al: Superficial circumflex iliac artery free flap for coverage of hand injuries. Cureus **14**: e31520, 2022
6) Yu G, et al: Treatment of degloving injury of three fingers with an anterolateral thigh flap. Chin J Traumatol **14**: 126-128, 2011

TOPICS 10

手部剥脱創の取り扱い

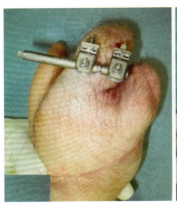 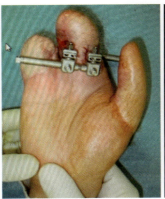 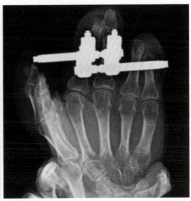

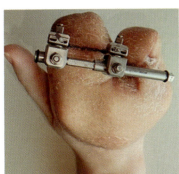 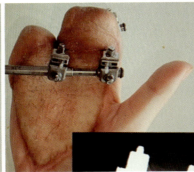 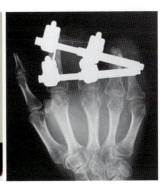

図5　創外固定による術後指間分離

手部剥脱創は再接合すべきではない⁉ COLUMN

　手指剥脱創（ring avulsion injury）は血管吻合をして再接合します．筆者が若い頃，そのようにしていましたし，いつも成功していました．そんなとき，手部の完全剥脱創患者が初めて運ばれてきたのです．

　筆者は手指剥脱創と同様に血管吻合し，「あーうまくいった」と内心思っていたら，数日して部分的に血行が悪くなり，感染も併発して，結局全て除去することになりました．

　あるとき，もう一度同じ患者が運ばれてきました．懲りない筆者はもう一度血管吻合し，また同じ結果となってしまったのです．

　自らの技術に溺れ，大変なことをしでかしてしまいました．

　それ以来，手部の完全皮膚剥脱創患者には信念を持って最初から皮膚弁で被覆するようになったのですが，経過不良例に学ぶようなことはあってはなりませんでした．

43

11 熱圧挫損傷の取り扱い

深達度の判断

POINT 熱圧挫損傷の深達度判断は肉眼所見で行う

熱圧挫損傷は皮膚真皮までに留まるⅢ度熱傷を超えて筋肉や腱・骨に至るものであり，Ⅳ度熱傷とも言われています（図1）．臨床ではその深達度判断が重要になるわけですが，深達度判断に造影 CT や MRI は役に立ちますが，デブリドマンをしたときの肉眼所見で判断をするのが最も確実です[1, 2]．

デブリドマンのあり方

POINT 熱圧挫損傷のデブリドマンは2回で終了し，できるだけ早く軟部組織再建する

まず初回のデブリドマンで，皮膚を含めて「明らかに活性がないものもの」を切除します．その後2，3日以内に2回目のデブリドマンを施行し，直ちに皮弁で被覆することを標準的治療とします．深部に達している損傷では，被覆（再建）までのスピード感が必要です[1, 2]（図2）．

「出血するところまでデブリドマンをしているけれど，判断がつきかねず，結局は繰り返しのデブリドマンになってしまうことが多い」というようなことをしばしば耳にします．しかし，繰り返すということは「評価不足」であるということです．

「繰り返してよいデブリドマン」とは下層組織が良好なものです．熱圧挫損傷のように下層組織が不良ということになると「繰り返してはいけない」ことになりますので，早期に「確定的デブリドマン」をしないとなりません．筆者はこの「状況の区別」がとても重要だと考えています．

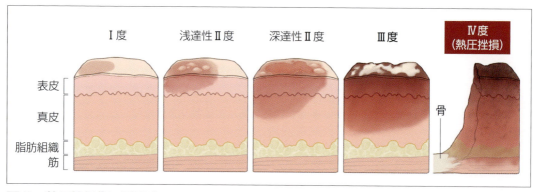

図1 熱圧挫損傷の深達度

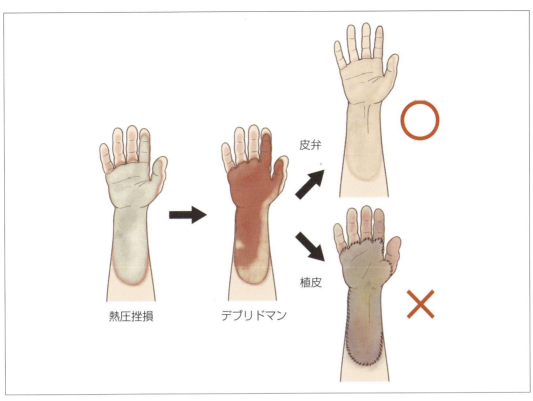

図2 熱圧挫損傷の軟部組織再建

また熱圧挫損傷による深達損傷は易感染性ですので，開放管理はしないことを信条にしています．

軟部組織再建法について

POINT 熱圧挫損傷の軟部組織再建には，植皮術ではなく皮弁による確実な被覆が必要である

　熱圧挫損傷に対して，「肉芽形成＋植皮術」を施行することは壊死・深部感染の危険性が高く禁忌です．皮弁による確実な被覆が必要ですが，手部や前腕ですと皮弁の中でも皮膚弁が望ましく，前大腿外側皮弁あるいは深下腹壁動脈穿通枝皮弁，鼠径皮弁などが候補となりますが，どれを選択するかは被覆範囲によります[3,4]．

文　献

1) Jiang H, Wang C: A 10-year retrospective study of heat press injury: Characteristics and risk factor for amputation. Burns **47**: 1183-1190, 2021
2) Tajima T: Treatment of open crushing type of industrial injuries of the hand and forearm: Degloving, open circumferential, heat-press, and nail-bed injuries. J Trauma **14**: 995-1011,

1974

3) Hatoko M, Muramatsu T: The use of latissimus dorsi muscle flap in the aesthetical reconstruction of heat-press injury of the hand. Burns **27**: 75-80, 2001

4) Maegawa N, et al: Functional reconstruction of bilateral injuries to the dorsum of hand using radial forearm tendocutaneous flaps. J Plast Surg Hand Surg **48**: 426-428, 2014

一度の不良体験で方針を一気に変える　COLUMN

　熱圧挫損傷は熱変性のために進行性の壊死をきたします．それゆえに損傷境界が不明瞭であり，何度もデブリドマンし，時間を要し，それゆえに感染も併発し，それによりまたデブリドマンを施行するという感じです．

　あるとき，手部前腕の熱圧挫損傷が搬送されてきました．創傷処理に時間を要し，肉芽が挙上してようやく植皮した頃には，手指はほとんど可動しないという残念な結果になってしまいました．

　それ以来，疑わしい組織は拡大して切除しての早期皮弁被覆に方針を一気に変えました．その結果が良好なことは，今では自明なことです．

12

上肢切断をどう扱うか？

参考となる CASE

| 04 | 右前腕遠位部切断 |
| 06 | 手部完全切断 |

再接合術か断端形成かの判断は？

POINT

再接合術は「血行再建後の骨軟部再建」が重要であり，素早く機能的再建を施行しリハビリテーションへ移行しなければならない

　四肢切断（不全切断）において，上肢は再接合術（患肢温存）が選択される傾向にありますが，実際の判断は「根拠に基づいた術者判断」にならざるをえません．再接合術（患肢温存）を決定するに際して，損傷の程度はもちろんのこと，医師の philosophy や技量はさらに重要です．技術的に余力のある範囲で再接合術ができて，患者に利益が与えられるような再建でなければするべきではありません．

　四肢切断（不全切断）再接合術において，再血行化までの許容時間はほとんどありません．そうした場合に，搬入病院でダメージコントロールとしての骨仮固定と血行再建だけを施行し，その後転送する，という考えもありえます．再接合術で重要なことは，血行再建よりも「その後の骨軟部再建」であり，危急の転送は合理的です．過去にも同様な事例がいくつかあり，治療を継続しました．ここで大切なことは転送までの時間です．翌日転送がベストですが，少なくとも2，3日以内の転送が必要であり，1週間もすると陳旧例と同様になり再建ができなくなります．

　繰り返しますが，再接合術は「血行再建後の骨軟部再建」が重要です．それはすなわち，素早く再建してトラブルなくリハビリテーションへ移行することを意味します[1-3]．

再接合術後の急性期の諸問題

POINT　**再接合術後の実質的問題は「デブリドマン不足」である**

　急性期の問題の最たるものは「再血栓形成」ですが，その原因のほとんどが技術的なものですので，ここでは割愛します．

　他の問題で，よく認識されているものは再灌流障害です．Waikakul は「完全切断再接合」において，切断末梢側からの灌流静脈血 K 濃度が $6.5\ mmol/L$ 以下にならなければ再接合しないと述べています．これは「K $6.5\ mmol/L$ 以上ならば再接合術の適応がない」ということではなく，$6.5\ mmol/L$ 以下になるまで wash out せよということです[4]．

そして，もう一つの重要な問題は「デブリドマン不足」です．再接合術を施行すると，二次的血管損傷を恐れて，2回目のデブリドマン処置は施行し難いものです．しかし，1週間を超えてのデブリドマンは組織が瘢痕化しているため周囲組織を破壊することになり，かえって危険です．それゆえに不十分に終わるのです．

再接合術後の亜急性期血行トラブルについて

POINT 再接合術後の血行トラブルの原因は感染である

四肢切断（不全切断）再接合術後亜急性期の血行トラブルの原因は感染症併発が大半を占めます．血管吻合は，できるだけ多くの動静脈を吻合するのがよいですが，最低限（動脈1本，静脈2本）吻合すれば普通はトラブルは生じません．トラブルが起きるとすれば別に原因があり，それは「感染症併発」なのです[5]．

機能再建のために必要なこと

POINT 上肢の機能的再接合術，最大のポイントは「骨短縮」である

まず，機能再建のためのポイントを以下に列挙してみます．
①骨短縮をして「運動神経」の端々吻合や筋腱の一次縫合を目指します[6,7]．神経縫合により外在筋の回復が獲得されれば，腱移行によって内在筋再建ができる可能性が出てきます．知覚神経については何らかの神経移植（人工神経でもよい）で対処可能ですので，そのために骨短縮することはありません．
②強固な内固定を早々に施行します．仮固定に留めて後日確定的骨接合を施行しようとしても，組織瘢痕化のために困難となりますので，できるだけ早く内固定を施行します．
③早期に皮弁形成術を行います．（不全）切断例ですから，通常は深部ダメージは重篤です．必ず健常な軟部組織で被覆しなければなりません．

以上のことを，可能な限り受傷1週間以内（できれば数日以内）に終わらせることが必要です（**図1**）．

筋腱再建について

POINT 筋腱修復は瘢痕化が生じる前に解剖学的に施行する

筆者が常日頃感じているのは，「重度四肢外傷治療」において，急性期を過ぎた後の2期的再建にはかなり無理がある（困難である）ということです．つまりは瘢痕化や感染が生じる前に確定的筋腱再建をすべきです．受傷時の再建は最も手術が容易なのですが，損傷評価が定まらずに再建方法が不適当になる危険性があります．

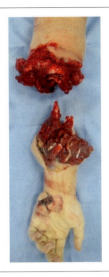

原則0：適切なデブリドマンと素早い血行再建
原則1：骨短縮・骨接合
原則2：神経・筋腱の解剖学的修復
原則3：皮弁による軟部組織再建

原則3までを1週間以内（できれば数日以内）に完了

図1 上肢再接合の3原則

　ですから，受傷後数日以内で，もう十分にデブリドマンが終わって，損傷病態の評価が確立したところで確定的再建をするということを原則にしたいと考えます．

　また，これは余談ですが，「前腕や手関節レベルの完全切断」における手内筋再建では浅指屈筋腱（FDS）を含めて全て再建しておかないと，後日の腱移行ができません．たとえば前腕の引き抜き切断などにおいて，掌側は示指深指屈筋（FDP）・長母指屈筋腱（FPL）のみ，背側は総指伸筋（EDC）・長母指伸筋（EPL）のみということになりますと，claw fingerに対しては静的制動ができますが，母指対立再建はできません．つまり，再建できるのであれば全ての筋腱を修復するのが機能再建の鍵だと考えます．

軟部組織再建について

POINT 受傷1週間以内（できれば数日以内）の確定的軟部組織再建が必要

　再接合術に対しては早期に皮弁形成術が必要と述べました．しかし，初日に遊離皮弁術を施行する必要はありません．遊離皮弁でも有茎皮弁でもドナー側には限りがありますし，遊離皮弁ではレシピエント血管の問題があります．ですから，皮弁はできるだけ1回で完遂するように計画すべきだと思います．できれば数日以内に十分な計画のもとで再建をすることが望まれます[8]．

文　献

1) Okumuş A, et al: Upper extremity replantation results in our series and review of replantation indications. Ulus Travma Acil Cerrahi Derg **26**: 123-129, 2020
2) Prucz RB, Friedrich JB: Upper extremity replantation: Current concepts. Plast Reconstr Surg **133**: 333-342, 2014

3) Wolfe VM, Wang AA: Replantation of the upper extremity: Current concepts. J Am Acad Orthop Surg **23**: 373-381, 2015
4) Waikakul S, et al: Prognostic factors for major limb re-implantation at both immediate and long-term follow-up. J Bone Joint Surg Br **80**: 1024-1030, 1998
5) Larson JV, et al: Clinical factors associated with replantation after traumatic major upper extremity amputation. Plast Reconstr Surg **132**: 911-919, 2013
6) Paulos RG, et al: Limb replantation after avulsion injuries: Techniques and tactics for success. Acta Ortop Bras **20**: 104-109, 2012
7) Kusnezov N, et al: Acute limb shortening for major near and complete upper extremity amputations with associated neurovascular injury: A review of the literature. Orthop Surg **7**: 306-316, 2015
8) Solarz MK, et al: Management of major traumatic upper extremity amputations. Orthop Clin North Am **47**: 127-136, 2016

血行再建は再接合術のほんの一部である COLUMN

　昔，四肢の再接合術を始めた四半世紀前のこと，「再接合術と血行再建術を同じことだと誤解している」のではないか？ というような症例にときおり遭遇しました.

　「腱・神経の処置をしていない指切断」「筋腱・神経が全く再建できていない前腕切断」「損傷部が露わになって感染している上腕切断」etc.

　どうしたらよいでしょうと，「救急部勤務の筆者」のところに転送されてきました.

　もう「時すでに遅し」です. それから修復しても良い結果は得られず，結局切断してしまった事例もありました.

　血行再建術は再接合術のほんの一部なのです.

　令和の時代でも，そのことをわかっている医師は一握りです.

13

下肢切断をどう扱うか？

TOPICS 13

参考となる **CASE**

| 10 | 両側膝窩動脈損傷 |
| 13 | 下腿骨幹部開放骨折 |

再接合術か断端形成か？

POINT

重度下肢外傷の患肢温存の判断には，「損傷スコア」などではなく「術者の過去の経験」が最も有用である

　　　　　　　　　　成人の下肢切断（不全切断）における再接合術の成功はかなり困難です[1, 2]．しかし，Gustilo 分類 type ⅢC などで「軟部組織の連続性がある程度存在する損傷」については，その限りではありません．再接合術（患肢温存）の判断は，いわゆる「損傷 score」ではなく，再建の見通しと温存の悪影響（感染や無機能四肢）から総合的に判断する必要があり，そのためには「術者の過去の経験」が最も重要です[3-5]．

　重度四肢外傷はいったん治療を始めると，トラブルが生じても，これでもかと治療する医師が多く見受けられます．「もうやめられない」という感じです．見通しの立たない術者は治療を続けてはいけません．「患者さんが希望したから再接合（温存）しました」というレベルの話ではないのです．

足関節鋭利切断

POINT 足関節レベルの切断で局所挫滅は再接合術の適応がある

　　　　　足関節レベルの切断で鋭利なものは再接合術の適応が十分にあります[6]．このレベルですと，脛骨神経修復の目的は知覚再建ですから，神経移植で再建してもよいと思います．ただし，若年（30 代くらいまで？）であれば，より高い機能再建のために「短縮骨延長，神経端々吻合」の選択もありうると考えます[7]．

大腿切断か下腿切断か

POINT 下腿近位部損傷はあらゆる手を尽くして下腿切断とする

　　　　　下腿中央から近位レベルの損傷の場合，下腿切断か大腿切断かで迷うことがあるかもしれません．しかし，患者が健常者であることを前提とすると，日本の重度四肢外傷業界においては，大腿切断は許容されません．大腿と下腿では，歩行におけるエネルギー消費量

はかなり異なりますので，標準的にはやはり下腿切断です（☞ CASE 13．下腿骨幹部開
放骨折）．もちろん必要に応じて軟部組織再建が必要となりますが，これは標準的レベル
として当たり前のように施行されるべきです[8-10]．

　断端形成時期は緊急である必要はありません．適切なデブリドマンと残存組織の活性状
態把握を 2，3 日以内に完遂し，その後に確定的手術へと移行します．

文　献

1) Fufa DT, et al: Survival and secondary surgery following lower extremity replantation. J Reconstr Microsurg **30**: 419-426, 2014

2) Gao C, et al: Risk and prognostic factors of replantation failure in patients with severe traumatic major limb mutilation. Eur J Trauma Emerg Surg **48**: 3203-3210, 2022

3) Soltanian H, et al: Current concepts in lower extremity reconstruction. Plast Reconstr Surg **136**: 815e-829e, 2015

4) McMahon HA, et al: Management of Gustilo type IIIC injuries in the lower extremity. Clin Plast Surg **48**: 267-276, 2021

5) Ricci JA, et al: Reconstruction of Gustilo type IIIC injuries of the lower extremity. Plast Reconstr Surg **144**: 982-987, 2019

6) Wen APY, et al: Successful ankle replantation in two cases with different presentations. Arch Plast Surg **47**: 182-186, 2020

7) Nişanci M, et al: Replantation of a crush amputation of distal tibia followed by lengthening with Ilizarov circular external fixator: Two-year follow-up. Microsurgery **22**: 295-299, 2002

8) Chicarilli ZN: Free-flap salvage of a traumatic below-knee amputation. Plast Reconstr Surg **79**: 968-973, 1987

9) Kasabian AK, et al: The role of microvascular free flaps in salvaging below-knee amputationstumps: A review of 22 cases. J Trauma **31**: 495-500, 1991

10) Hwang JH, et al: A case of nonisland pedicled foot fillet flap for below-knee amputation stump wound: Treatment option for compartment syndrome after fibular free flapsurgery. J Korean Med Sci **29**: 305-308, 2014

「断端はできるだけ長く」ではあるが…… COLUMN

　残存下肢が長ければ長いほどエネルギー効率が高いのは自明なことです．しかし同時に，
断端が健常でなければ義足を装着する際に支障が生じます．そこで必要なことは皮弁による
断端再建です．それは fillet flap であり遊離皮弁なのですが，そのことが考慮されずに短断
端で切断されている事例があまりにも多過ぎます．

　「啓蒙」と「学習」が必要なのですが，「無関心な医師」が治療に関わっていることが多い
現在では絶望的に困難です．

14

断端形成術について

上腕切断断端形成について

POINT
上腕切断断端形成は少なくとも標準断端（上腕骨長の50％以上）とする

上腕切断断端形成については継手がつけられる範囲でできるだけ長く残すのが理想的です．義肢作成を依頼する義肢装具士によるかもしれませんが，理想的断端長は「肘関節より5〜10 cm短い程度」がちょうど良いようです．軟部組織損傷のために短断端（上腕骨長の50％未満）にならないレベルで断端形成するために，必要なら皮弁術を施行するのはもちろんです[1]（図1）．

電動義手はますます進歩しています[2]．しかし装着し機能するには個人差があります．筆者が経験したのは，「片側前腕切断」と「片側上腕切断」の電動義手事例ですが，両事例とも実用的な印象を持ち，特に「片側前腕切断」の場合はうまく使用できているようでした．

前腕切断断端形成について

POINT
前腕切断ではできるだけ長断端（1/2以上）とする

「肘関節温存・義肢装着」のために短断端は回避（1/2以上が望ましい）し，さらに肘関節の安定性のために橈骨も温存することが必要と考えます（図2）．

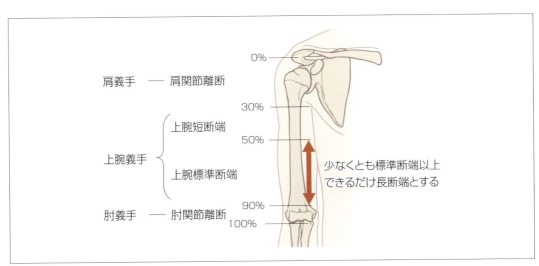

図1 上肢切断断端形成長の目安

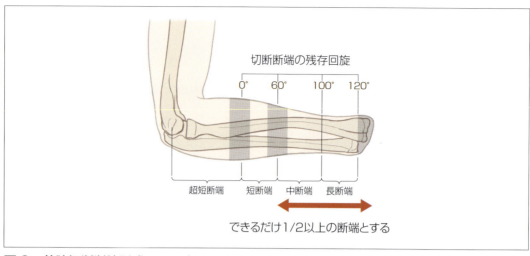

図2 前腕切断断端形成長の目安

　やむをえない前腕切断で，筆者が義肢装具士と話して決めていることは，第1に「回旋機能を残すため，できるだけ長断端（1/2以上）とする」ということです．as long as better です[1]．

後足部切断断端形成について

POINT Syme切断とPirogoff切断の選択について，「裸足歩行」と「靴歩行（義足歩行）」の両者をバランスよく成り立たせることが必要

　Lisfranc関節レベル周囲の重度足部損傷における断端形成には，Chopart切断，Pirogoff切断，Boyd切断，Syme切断など様々な選択肢がありますが，どれを選択するかは残存軟部組織状態や術者のphilosophyによります[3-7]．

　裸足歩行を考えると，断端長の観点から，関節を固定したChopart切断＞Pirogoff切断＞Syme切断の順に機能が良いのですが，装具をつけるとすると機能性の順番は逆になるのではないかと推察します（**図3**）．

　Syme切断とPirogoff切断の選択については「裸足歩行」と「靴歩行（義足歩行）」の両者をバランスよく成り立たせることを考えなければなりません．

　筆者は大学病院の救急部時代，Syme切断かPirogoff切断かの選択の際，皮弁なしで軟部組織が閉鎖されるのであれば，Pirogoff切断を優先して選択してきました．Syme切断もPirogoff切断も，それぞれ2例ほどの経験ですが，手術はPirogoff切断の方が大変です．そして当時は「裸足歩行はPirogoff切断の方が容易」「義肢歩行は同じ程度」と外来診察における印象を持っていました．

　ところが，つい最近，当時の義肢装具士に会う機会があり，Syme切断とPirogoff切断の義肢について話し合ってみたところ，「Syme切断の方が義肢は作りやすいし，バネ用

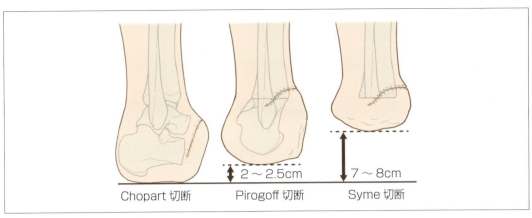

図3 各切断法での断端長

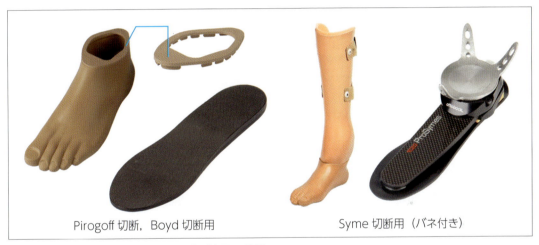

図4 Pirogoff切断とSyme切断用の義肢

［画像提供：オットーボック社］

板を取り付けることができるので，義肢歩行機能も良い」という見解を聞き，考え直しました（**図4**）．

　実際にSyme切断でも屋内歩行は十分に可能であり，夜中にトイレなどに行くのも，入浴も全て可能です．屋内での歩行距離が屋外より「極端に短い」ことを考えると，屋外歩行を重視してSyme切断を選択したいと今は考えています．

　筆者の現在の見解をまとめると以下のようになります．

①前足部切断にできない事例が，Pirogoff切断，Boyd切断，Syme切断の適応となる．

②Pirogoff切断，Boyd切断とすると創治癒が危ぶまれる場合には，それを回避しSyme切断とする．

③下腿切断義足の機能はSyme切断でしか獲得できない．

④Syme切断の裸足歩行機能は屋内においては十分である．

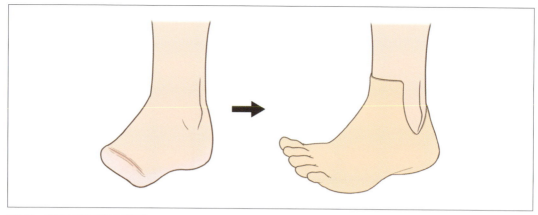

図5　前足部切断の義肢

⑤走ることが求められない年齢，走ることを希望しない患者には Syme 切断よりも Pirogoff 切断，Boyd 切断が望ましい．
⑥ただし，Syme 切断，Pirogoff 切断，Boyd 切断の手術はいずれも簡単ではない．
　後足部切断の在り方については，「義肢装具士」の能力にも左右されるので注意したいところです．

前足部切断について

> **POINT** Lisfranc 切断や Chopart 切断は回避し，前足部切断とする

　原則的に Lisfranc 切断や Chopart 切断は許容されません．それは筋バランス障害のために内反変形が生じるためです．筋腱移行で対処し良い成績を獲得している Lisfranc 切断もありますが，中足部切断の機能には遠く及びません[8, 9]．そして，Lisfranc 切断や Chopart 切断の内反変形を，関節固定で解決するのはサルベージに過ぎません．

　前足部切断は，Syme 切断，Pirogoff 切断とは比較にならないほどの機能が期待できると考えます（図5）．ですから，初期治療でデブリドマンと称して中足骨を切除しては絶対にいけません．

　また，中足趾節（MTP）関節を温存し縦・横アーチを再建することに越したことはありません．しかし，そのために「軟部組織再建」をするくらいであれば，MTP のない中足部切断でも十分に ADL は保たれると考えます．

文　献

1) Ovadia SA, Askari M: Upper extremity amputations and prosthetics. Semin Plast Surg **29**: 55-61, 2015
2) Xu W, et al: Upper extremity prosthetics: Current options and future innovations. J Hand Surg Am **48**: 1034-1044, 2023

3) Ng VY, Berlet GC: Evolving techniques in foot and ankle amputation. J Am Acad Orthop Surg **18**: 223-235, 2010

4) van der Wal GE, et al: Lisfranc and Chopart amputation: A systematic review. Medicine (Baltimore) **102**: e33188, 2023

5) Grady JF, Winters CL: The Boyd amputation as a treatment for osteomyelitis of the foot. J Am Podiatr Med Assoc **90**: 234-239, 2000

6) Andronic O, et al: Modifications of the pirogoff amputation technique in adults: A retrospective analysis of 123 cases. J Orthop **18**: 5-12, 2019

7) Pinzur MS: Restoration of walking ability with Syme's ankle disarticulation. Clin Orthop Relat Res **361**: 71-75, 1999

8) Working ZM, et al: Predictors of amputation in high-energy forefoot and midfoot injuries. Injury **48**: 536-541, 2017

9) Hahn HM, et al: Free-Flap transfer for coverage of transmetatarsal amputation stump to preserve residual foot length. Int J Low Extrem Wounds **16**: 60-65, 2017

下腿切断と後足部切断で考えること　COLUMN

　重度四肢外傷を扱っていますと，どうしても切断断端形成になってしまうことがあります．

　そうしたときに，どのように断端形成術を選択するのかの議論は，どのように温存するかと同じくらい重要です．

　昔々あるセミナーで，「アスリートのように走っている下腿切断患者」を見て，「Syme切断にできる患者でも下腿切断にしてよい」と発言している「外傷整形外科医」が何人もいました．筆者はそのとき，なんと浅はかなのだろうとため息が出ました．

　患者が70〜80歳になったときのことをどう考えていたのでしょう？

　もっと真っ当に考えて議論しなければならないのです．

　セミナーに参加するリーダー医師には品格が必要です．

15

「Fix and Flap」か「Fix followed by Flap」か「Flap followed by Fix」か？

概念について

POINT

Fix（骨再建・骨接合）と Flap（軟部組織再建）の施行時期には，損傷病態と治療方法によって様々な組み合わせがある

Fix and Flap なる治療概念が出てから久しいです[1]が，Fix（骨再建・骨接合）と Flap（軟部組織再建）の時期には様々なパターン（組み合わせ）があります．「Fix and Flap」は同時に施行するもので，「Fix followed by Flap」は「Fix」の 2 〜 3 日後に「Flap」を施行するものであり，この 2 つが基本になります．そして「Flap followed by Fix」は「Flap」を施行して軟部組織状態が落ち着いてから「Fix」を施行するものですが，これを選択することは稀です（**表 1**）．

「Fix and Flap」について

POINT 「Fix and Flap」は損傷病態が単純であるなどの好条件で選択される

「Fix and Flap」は，ほぼ定型的な方法（たとえば髄内釘）で骨接合が完遂し，その骨接合の施行結果としての軟部組織欠損範囲が変わらない場合（あるいは想定範囲内の場合）に適応となります．また，骨接合術と軟部組織再建術の施行体位が同じ場合，たとえば軟部組織再建術が有茎皮弁であるとか仰臥位で採取できる遊離皮弁（たとえば前外側大腿皮弁）の場合には良い適応となります．

表 1　どの再建パターンを選択するか？

再建タイプ	骨・腱損傷状態と再建後軟部組織の状態からの適応	骨再建と軟部組織再建体位からの適応
Fix and Flap	損傷が単純で，骨・腱再建が軟部組織の状態を悪化させない場合	体位が同じ場合
Fix followed by Flap	損傷が複雑で，骨・腱再建が軟部組織の状態を悪化させる可能性がある場合	体位が異なる場合
Flap followed by Fix	骨再建施行により軟部組織の状態が悪化するが，軟部組織再建が完遂した後であれば本来の骨接合が容易になる場合	体位が異なる場合

「Fix followed by Flap」について

POINT 「Fix followed by Flap」は最も汎用性が高い

　多くの事例で「Fix and Flap」よりも「Fix followed by Flap」の方が治療がやりやすく施行されることが多いと考えます.

　機能再建が重要な部位（たとえば関節部損傷や前腕損傷など）においては必ず骨再建や腱再建が優先されますが, それが複雑だと, 再建後に軟部組織状態が悪化することがあります. そのような場合には必要な軟部組織再建を見極めてから計画を立てるのが適当です.

　具体的には受傷後2, 3日以内に確定的骨再建と腱再建を施行し, さらにその後2日以内に軟部組織再建を施行するのが標準的です. 骨再建後に1, 2日猶予を置くことで, 被覆しなければならない部位が明瞭になり, 過不足のない計画が立てられます. それゆえに理論的には「Fix followed by Flap」の方が「Fix and Flap」よりも汎用性が高いと言えましょう.

「Flap followed by Fix」について

POINT 「Flap followed by Fix」は軟部組織再建治癒を先行させることで骨再建が安全に施行できる場合に選択する

　「Flap followed by Fix」は稀と記載しましたが, いかなる状況で「Flap followed by Fix」が選択されるのでしょうか？ それは, 骨接合術が軟部組織再建治癒後に行われる方が安全かつ確実な場合です.

　たとえば, 下腿近位部開放骨折の骨再建としてdoubleプレート固定が適当だとします. その場合, 骨再建を先行するのが一般的（つまりは「Fix followed by Flap」）です. しかし骨接合を先行すると, 軟部損傷範囲の悪化程度によっては, 有茎皮弁ですむところを遊離皮弁が必要になったり, 遊離皮弁でも必要サイズが大きく複雑になることがあります. このような場合に, 軟部組織再建を先行し, 軟部組織が治癒した後であれば, doubleプレート固定がより確実にできるかもしれません.

　すなわち,「骨接合という侵襲がなければ軟部組織再建が比較的容易に完遂し, そして軟部組織再建が完遂した後であれば本来の骨接合が可能になる」という事例が,「Flap followed by Fix」の適応と言えます.

文 献

1) Gopal S, et al: Fix and flap: The radical orthopaedic and plastic treatment of severe open fractures of the tibia. J Bone Joint Surg Br **82**: 959-966, 2000

「Fix followed by Flap」は日本で生まれた COLUMN

重度四肢外傷における「骨軟部組織再建」といえば，2000年のGopalの報告依頼「Fix and Flap」でした[1]．日本でもこれ一択で議論されてきたように思います．

しかし，骨再建によって軟部組織損傷範囲が拡大するとか，骨再建と皮弁採取の体位が異なるなどの問題があり，「Fix and Flap」がやりずらいと感じていた医師もいたことでしょう．

日本では骨再建と軟部組織再建の両方を施行する「外傷再建外科医」がこの分野の治療法策定を牽引してきましたが，彼らの創意工夫によりFixを先行しFlapを2，3日後に施行する「Fix followed by Flap」なる概念が提唱されたのです．

16

上肢骨再建

参考となる CASE

- **01** 高齢者上腕開放骨折（低エネルギー損傷）
- **02** 肘関節開放性脱臼骨折
- **03** 右前腕重度開放骨折
- **07** 手部不全切断

重度上肢開放骨折における骨接合術の原則

POINT

軟部組織損傷状態に関わらず，骨折型として好ましい骨再建術を施行します

　まずは，軟部組織損傷や筋腱・神経損傷の有無に関わらずに，骨折型としてどのような骨再建が望ましいかを考えます．その上で，それが可能なのかどうかを判断します．

　「上腕骨骨幹部骨折」についてですが，通常は髄内釘固定あるいは前方プレート固定が適応になります．開放創が内側にあるから，外側にあるからといって，その方向からプレートを設置するのではなく，あくまで適切な骨接合術を選択します．

　「前腕骨骨幹部骨折」の場合はもちろんプレート固定を選択しますが，軟部組織の状態によって橈骨か尺骨のどちらかを髄内釘に変えることを余儀なくされるとすれば，尺骨を髄内固定するのが定石です．

　「肘関節骨折」の場合は特に軟部組織の状態などは気にすることはなく，解剖学的整復内固定術を施行することが求められます．早期に解剖学的骨再建，神経再建，腱再建を施行し，その数日後に遊離皮弁で軟部組織再建術を施行すれば，多くの事例で良い機能が獲得されます．くれぐれも，軟部組織再建をしてからの骨再建ではなく，骨再建，神経再建をしてからの軟部組織再建であることを原則にして下さい．

　肘関節構造が部分的にせよ「欠損」している場合は，「欠損部を骨セメントで一時的に置換」した上で，可動式創外固定で可動性を確保し，数週間後に腸骨移植に変更するのは良い方法です．

　「手関節再建」についてですが，手関節の可動性温存は手指機能にとって非常に重要です．したがって，骨欠損が大きくとも，可能な限り関節固定をしない再建を心掛けたいところです[1]．もしも，橈骨遠位部が全て欠損していて，一期的な血管柄付き腓骨皮弁移植術による再建が必要となったとします．その場合でもT型プレートで近位手根列と移植腓骨を接合し，手根中央関節は温存するようにします（**図1**）．

　「骨再建の時期」は，もちろんできるだけ早期に施行します．初期治療ではデブリドマン，血行再建と創外固定に留めたとしても，できればその翌日には骨接合に着手したいところです．時間が経過すればするほど，瘢痕化が生じて手術が困難になります．

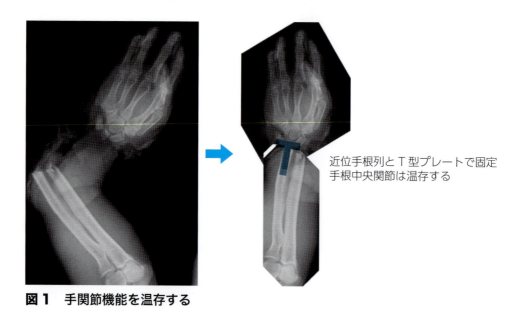

図1 手関節機能を温存する

近位手根列とT型プレートで固定
手根中央関節は温存する

重度上肢開放骨折における骨短縮について

POINT 重度上肢開放骨折において骨短縮の効果は著しい．上腕部においては運動神経の端々吻合のために，前腕部においては伸筋腱，屈筋腱の一期的再建のために短縮する

「上腕骨短縮」の目安は，再建可能な正中神経あるいは尺骨神経が縫合できるまで，あるいは肘屈筋腱縫合ができるまで，10 cm 程度を目処に短縮します．神経が正常範囲で端々吻合できるまで骨短縮することは極めて重要です．

「前腕骨短縮」については，神経再建よりも伸筋腱，屈筋腱の一期的再建のために施行します．屈筋群，伸筋群ともに一塊として修復できるまで骨短縮を施行しますが，それは急性期に行います．骨短縮によって，ときに神経修復も可能となり，手内筋も回復する可能性があるかもしれません．ボディイメージ的には5～6 cm 程度の短縮は許容されると考えます．

「骨短縮なるものの価値」は，どれだけ質の高い神経再建，腱再建ができるかどうかで決まります．骨折型が単純な場合は「整形外科医」はどうしてもそのまま固定してしまいたい欲求にかられますが，それが間違いの始まりです．骨折形態が単純であっても，必ず分節状に骨切除することを標準としたいところです．

また，「感染回避のための骨短縮」という考え方もあります．内科的合併症（糖尿病，腎機能障害など）や損傷状況が土壌汚染や海水汚染などで感染の危険性が高い場合，この感染を回避するには，非活性組織の除去と早期被覆にほかなりませんが，それをサポートしてくれるのが「骨短縮」です．これにより運命が変わることもあるでしょう[2]．

文　献

1) 土田芳彦ほか：手関節部切断，不全切断の手指機能獲得には手関節の可動性温存が重要である．日手外科会誌 **33**: 77-81, 2016

2) Kusnezov N, et al: Acute limb shortening for major near and complete upper extremity amputations with associated neurovascular injury: A review of the literature. Orthop Surg **7**: 306-316, 2015

COLUMN

骨短縮の威力を教えてくれた先人

　下肢と違って上肢は短縮が許容されるばかりか，機能再建のために極めて効果的なことは今では常識です．しかし，ある論文にそのようなことが書かれていたとしても，それが一般化するまでには時間を要します．そこでインフルエンサーの役割が必要となります．

　我々に「骨短縮の威力」を教えてくれたのは元・奈良県立医科大学救急部講師の（故）稲田有史先生でした．「強大な有識者かつインフルエンサー」が医療世界を変えるのです．

17

下肢骨骨接合

参考となる **CASE**

- **09** 脛骨近位部骨折に伴う膝窩動脈損傷（その2）
- **11** 右下腿近位部開放骨折
- **12** 膝関節周囲重度開放骨折
- **14** 下腿骨幹部開放骨折術後感染
- **15** 両下腿重度開放骨折
- **19** 下腿遠位部開放骨折
- **24** 足関節開放性脱臼骨折

下肢における骨接合の考え方

POINT その骨折型に必要な骨再建を選択・施行し，その結果として生じた軟部組織欠損を皮弁術で再建するのが原則である

　治療原則は，その骨折型に必要な骨再建を選択・施行し，その骨再建の結果として生じた軟部組織欠損を皮弁術で再建するというものです．そして，骨再建の質を落とさない範囲で，手術による新たな軟部組織損傷を最小限に抑える配慮が必要です．

　大腿骨でも下腿骨でも骨幹部骨折であれば，最も「軟部組織に優しい」骨接合の方法は髄内釘固定であり，骨接合術の質としても問題ないところでしょう．

　骨幹端部骨折でも髄内釘固定を基本とし，固定性に不安があれば小プレートを追加します[1, 2]．しかし，骨接合の種類によらず何らかの皮弁術が必要なのであれば，その骨折型に最も適した骨接合術を選択するとよいです．

　関節内骨折は大きな問題です．関節部再建の質を落とさないためにはプレート固定を行うのがよいのでしょうが，そうすると軟部組織再建が必要かつ難しくなる場合には，髄内釘固定を主として用いるのか，あるいは創外固定を選択するのか？ 個々の事情で決定する必要があり，選択は一様ではありません[3]．

初期固定に対する考え方

POINT 適切な初期創外固定を施行すれば軟部組織状態は悪化しない．骨接合術は十分な計画と技量を条件に施行すべきである

　受傷時の初期治療で骨安定化がなされますが，一般的には創外固定が多く用いられます．どのような骨折型であろうとも，適切な技量で創外固定が施行されれば軟部組織のダメージコントロールは可能です．しかし「そもそも皮弁術が必要な事例が，創外固定や内固定を施行することで，皮弁術施行を回避できた」ということにはなりません．逆に「初

期安定化が不良なために，軟部組織状態が悪化して皮弁術が必要になった」ということはありえます．

　即時髄内釘固定はデブリドマンが適切に行われれば，そして術者の骨接合技術が適切であれば十分に許容されます．ただし，複雑な骨折型に対する手術を行うのは好ましくありません．CT を含めた十分な検査を行い，検討の後に施行してほしいところです．

転送例の骨接合術

POINT 定型的な骨折型でない場合は，軟部組織再建を行う施設で骨接合術を行うのがよい

　重度四肢外傷例において，前医で初期治療後に再建施設へ転送することはよくあることです．その場合，骨接合術はどのように考えるとよいでしょうか．

　筆者は「定型的な骨折（どう考えてもこの方法しかないというもの）」は前医で，それ以外は転送先の病院で行うのがあるべき姿だと考えています．つまりは「決まりきった再建」でなければ，「軟部組織再建を行う施設で骨接合を行う」のがよいということです．

下腿脛骨分節状骨折に対する固定

POINT 閉鎖性骨折と仮定した場合に施行する骨接合術を選択する．下腿脛骨分節状骨折には髄内釘固定を選択する

　下腿骨が分節状骨折になっている重度開放骨折は散見されます．どのような骨接合術を選択すべきでしょうか？

　すでに開放創から骨折部が露出していると，その部分を small plate で固定し，後日，他骨折部位を別のプレートで固定する事例が見受けられます．おそらく開放創の存在がそのような固定方法を選択させるのでしょう．

　しかし，原則に立ち返らなければなりません．おそらく閉鎖性骨折であったならば，髄内釘固定を選択しているはずです．たとえ膝関節や足関節に骨折が及んでいたとしても，「関節部骨折が比較的単純」であるならば髄内釘固定を施行し，関節部には augmentation plate を追加施行します[4, 5]．重度四肢外傷でも同様に考えたいものです（**図 1**）．

　もしも髄内釘を使用しないと「プレートだらけの骨接合」に陥りますね．multiple plate は回避したいものです．

tibial plateau 骨折

POINT 関節内骨折は，骨再建の質を低下させずに，軟部組織再建も最小限に抑えられる方法を選択する

　軟部組織欠損を伴った tibial plateau 骨折もときおり散見されます．

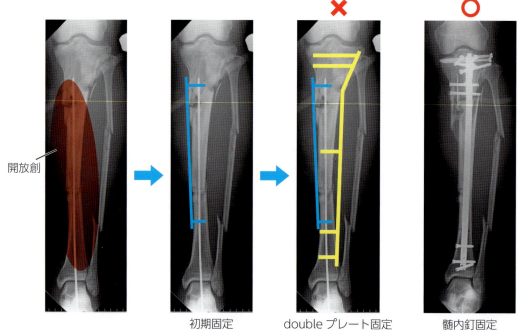

図1 下腿脛骨分節状骨折に対する固定

　脛骨高原骨折もtype C3になりますと，doubleプレート固定が標準的ですが，果たして軟部組織がそれを許容するか否かが問題になります．そこで，doubleプレート固定かIlizarov創外固定かの議論が出てくるわけです．

　膝関節周囲の軟部組織欠損に対する皮弁といえば，有茎腓腹筋弁が標準的選択ですが，この皮弁でdoubleプレート固定が可能であれば問題はありません．問題は「有茎皮弁では片側プレート固定しか許容できない」といった場合です．その場合は遊離皮弁を選択してdoubleプレート固定とするか，片側プレートだけ施行して，後日軟部組織が治癒してから追加プレートを行うという考えが適当です．あるいは，皮弁を施行しないでIlizarov創外固定で治療する選択肢もあります．個々の事例の問題になるでしょう[3, 6]（**図2**）．

骨欠損下腿骨の骨接合

POINT 下肢骨は常に骨長温存手術を考える

　分節状の骨欠損があったとしても，骨短縮など施行せずに，骨長温存による骨接合術を施行したいところです．その場合に関節部断端が長ければ髄内釘固定が選択されるでしょうし，短ければプレート固定が選択されることでしょう．骨欠損治療は，後に述べますが欠損長に対して適応する方法を選択します．

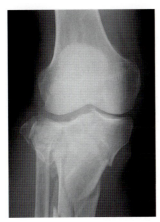

骨再建	侵襲	必要な軟部組織再建
double プレート	大 ↑ ↓ 小	遊離皮弁 ↑ 有茎皮弁 局所皮弁 創縫合
staged double プレート		
single プレート		
髄内釘固定＋α		
創外固定＋α		

骨再建の質は高く，必要な軟部組織再建は最小限のバランス

図2 膝関節内骨折の骨軟部組織再建法

文献

1) Yoon RS, Liporace FA: Intramedullary nail and plate combination fixation for complex distal tibia fractures: When and how? J Orthop Trauma **30** (Suppl 4): S17-S21, 2016
2) Liporace FA, et al: Distal femur: Nail plate combination and the linked construct. OTA Int **5**: e172, 2022
3) Oguzkaya S, et al: A comparison of clinical, radiological, and quality-of-life outcomes of double-plate internal and Ilizarov external fixations for Schatzker type 5 and 6 tibiaplateau fractures. Eur J Trauma Emerg Surg **48**: 1409-1416, 2022
4) Corey RM, et al: Segmental tibia fractures: an analysis of complication and healing rates. J Orthop Trauma **32**: 296-300, 2018
5) Liu H, et al: Results of combining intramedullary nailing and plate fixation for treating segmental femoral fractures. ANZ J Surg **89**: 325-328, 2019
6) Canton G, et al: Strategies to minimize soft tissues and septic complications in staged management of high-energy proximal tibia fractures. Eur J Orthop Surg Traumatol **30**: 671-680, 2020

COLUMN 好きな骨再建をすればよい⁉

　本当にその骨再建が必要であるにもかかわらず，軟部組織が不良なことが原因でその施行がためらわれているとするならば，それはとても残念なことです．

　そのような状況を打開すべく筆者は，「軟部組織は骨の下僕なのだから，好きな骨再建をして，その結果として軟部組織欠損が生じたのなら皮弁術で被覆すればよい」というようなことをデフォルメして発言してきました．

　70〜80％くらいは正しいのですが，物事にはバランスというものがあります．

　骨再建の質を落とさず，しかも軟部組織に優しい手技と手順を取ること，それは当たり前のことですね．

　発言は慎重にしなければ，誤解を生んでしまいます．

18

下腿 Gustilo 分類 type ⅢB/C における骨短縮

参考となる CASE

> **13** 下腿骨幹部開放骨折

血管吻合のための短縮

POINT
血管損傷部を端々吻合するために骨短縮することは不適当である

　血管修復が必要な Gustilo 分類 type ⅢC 下腿開放骨折の場合，血管の端々吻合のために骨短縮を施行したい誘惑に駆られたのだろうと推察される事例に遭遇することはよくあります．しかし，骨・関節・腱構造が保たれている骨折で，血管のためだけに短縮することは得策ではありません．

　血管は導管に過ぎません．どのような程度の欠損であっても静脈移植によって容易に再建されるものです．また，静脈移植を回避したいがために不十分な新鮮化となり，不良な断端同士を吻合し，再血栓をきたしているような事例も散見されます．

　「健常な血管同士の吻合，ためらわない静脈移植」が頭にあれば，誰が骨短縮など選択するでしょうか？

神経吻合のための短縮

POINT 運動神経再建のために骨短縮することはあっても，知覚神経再建のために骨短縮することはない

　下肢においては運動神経再建のために骨短縮することはあっても，知覚神経再建のために骨短縮する必要はありません．すなわち，可動性が求められる上肢再建では，神経再建のための骨短縮をすることはありますが，支持性が求められる下肢再建ではそれが話題になることはないということです．知覚神経再建は神経移植（人工神経を含む）による再建で十分です．骨長温存手術を施行することで術後のリハビリテーションが速やかに進みますので，下肢においては骨短縮は可能な限り避けるのが理想的です．

　具体的には，神経・血管断裂を伴う下腿開放骨折に対して，初期治療は骨長温存の創外固定を施行し，その後（必要なら静脈移植による）血管吻合します．そして，3 日後に骨長温存骨接合術（髄内釘＋Masquelet 法）を行い，さらに神経移植と遊離皮弁術を施行します．このような考えで治療すれば，受傷 2 週間後には自宅退院しているのではないでしょうか．

　それに比べて，神経・血管修復のために骨短縮して，皮弁をして，そしてまた延長するというような治療では，半年以上の病悩期間が必要になります[1]．

TOPICS 18

下腿 Gustilo 分類 type ⅢB/C における骨短縮

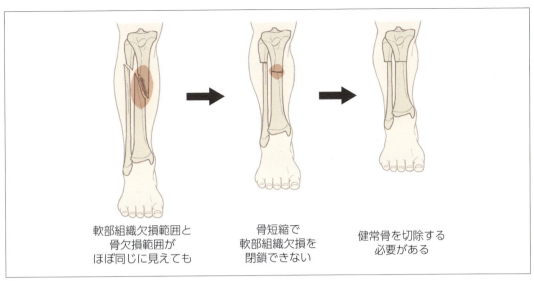

図1 軟部組織欠損を骨短縮で治療することは不適当

骨軟部組織欠損のための骨短縮

POINT 軟部組織欠損を骨短縮で治療することは不適当である

　過去の臨床報告における下腿骨短縮は，骨軟部組織の同時欠損に対して行われており[1-3]，神経欠損治療はそのついでに行われているに過ぎません．

　骨軟部組織欠損を骨短縮で治療するには，軟部組織と骨の欠損長がほぼ同じで，しかも骨欠損が分節状であることが必要です．しかし，通常は骨欠損よりも軟部組織欠損の方が大きく，また骨欠損形態が分節状であることは少ないのです．もしあえてやるとすれば，骨欠損をわざと分節状にし，しかも軟部組織欠損長よりも大きくする必要があります．不合理なことだと考えるべきでしょう（図1）．

文 献

1) Plotnikovs K, et al: Acute shortening for open tibial fractures with bone and soft tissue defects: systematic review of literature. Strategies Trauma Limb Reconstr **17**: 44-54, 2022
2) Pierrie SN, Beltran MJ: Acute shortening and angulation for complex open fractures: An updated perspective. OTA Int **6** (4 Suppl): e245, 2023
3) Wu Y, et al: Ilizarov technique: Bone transport versus bone shortening-lengthening for tibial bone and soft-tissue defects. J Orthop Sci **23**: 341-345, 2018

骨短縮で軟部組織欠損に対処しようとしてはならない

COLUMN

ある手法には，それに適しているものと，そうではないものがあります．

骨短縮・骨延長なる手法は，骨再建には確かに適しているのですが，軟部組織再建には適していません．

しかし，軟部組織再建手法を回避したいと考える医師は，あえて「骨短縮」の道を選択し，患者は大変な思いをすることになります．

専門分化が進行し，コラボレーションがままならない整形外科外傷治療の「犠牲者」が今日も生まれています．

19

TOPICS 19

pilon 骨折における
骨軟部組織再建

参考となる **CASE**

21 右下腿開放性 pilon 骨折
22 開放性 pilon 骨折

pilon 骨折における軟部組織再建と
骨接合術の関係をいかに考えるのか？

POINT

pilon 骨折において軟部組織再建が容易
にできるのであれば，本来の骨接合術を
施行するのがよい

　「pilon 骨折の骨接合手法」は標準化されています．まず第1段階として腓骨の解剖学的整復プレート固定と脛骨に対する創外固定を施行します（さらに前段階として創外固定のみを先行施行することもあります）．その後，軟部腫脹の改善後に脛骨の解剖学的整復プレート固定を行うわけですが，そのアプローチと固定方法は骨折形態により様々です．大雑把に述べると，内反型骨折に対しては内側プレートがメインとなり，前方プレートがサブとなります．また，外反型には前方プレートがメインとなり，内側プレートがサブとなります[1]．

　staged surgery によって軟部組織の状態が骨接合術に耐えられればよいのですが，軟部組織の損傷状態によっては計画した骨接合術が施行できないことがあります．Gustilo 分類 type ⅢA 開放骨折ならもちろんのこと，Gustilo 分類 type Ⅰ/Ⅱでさえプレート固定を施行すると軟部組織が破綻し，一定の割合で軟部組織再建が必要になってきます[2]．では，軟部組織が破綻するのであれば，その骨接合法は回避した方がよいのでしょうか？従来筆者は，「軟部組織再建が容易にできるのであれば，本来の骨接合を施行するのがよい．軟部組織は骨関節の下僕である」というような表現をしてきました．しかしながら，pilon 骨折において，あるべき骨再建を施行するにはどうすればよいのか？それをもう一度考えてみたいと思います．

髄内釘や創外固定による骨再建で軟部組織侵襲を軽減する

POINT 部分切開による関節面整復が許容範囲であり，さらなる侵襲を加えなければ骨折部は残存軟部組織で被覆可能な場合，髄内釘や創外固定で最終固定をすることは妥当である

　観血的整復とプレート固定なら理想的な整復固定が得られるかもしれませんが，軟部組織侵襲が大きく皮弁術を余儀なくされるとします．そのような場合に，髄内釘や創外固定による骨再建はどのように選択すればよいでしょう．

71

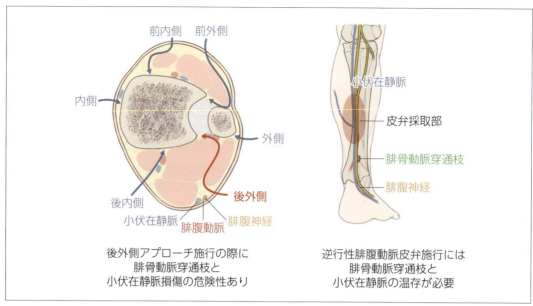

図1 pilon 骨折のアプローチ

　それは，どこまで関節部整復を許容できるかを考えて決定するのがよいと思います．関節内骨折が比較的単純であれば，2, 3日以内の腓骨解剖学的固定と関節面の最小整復固定を行います．そしてCTによる再評価で関節部再建が許容範囲とみなされ，これ以上の侵襲を加えなければ，骨折部は残存軟部組織で被覆できそうだと判断した場合，髄内釘や創外固定で最終固定をすることは妥当です[3,4]．

　ちなみに，創外固定による pilon 骨折手術に MATILDA 法なる方法があります[5]．文献上は優れた成績が報告されていますが，MATILDA 法を成功させるのは一般的な外傷整形外科医には困難であり，また軟部組織管理も困難となることが想定されますので，専門家以外は選択しない方が無難であると筆者は考えています．

骨再建にプレート固定が必要だと判断される場合

POINT 観血的整復プレート固定が必要な場合は，逆行性腓腹動脈皮弁の施行が可能となるように準備する

　「観血的整復とプレート固定でなければ理想的な整復固定が得られない」という場合ですが，いかにして軟部組織再建を考えるべきでしょうか？ 最も一般的な方法は有茎皮弁である逆行性腓腹動脈皮弁（RSAF）を想定することです[6,7]．

　つまり，RSAF がいつでもできるように骨接合アプローチを考えます．RSAF は腓骨動脈穿通枝から血行を得ていますので，後外側展開の際に損傷しないように注意が必要です（図1）．

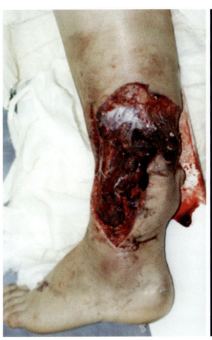
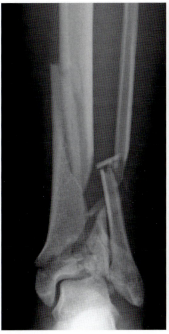
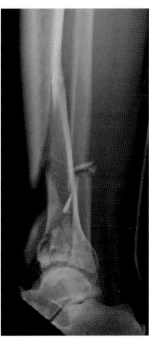

図2 遊離皮弁が必要な Gustilo type ⅢB pilon 骨折

　腓骨は通常通りに骨接合すれば，未熟な医師でない限り，腓骨動脈穿通枝を損傷することはありません．つまり腓骨骨接合は「RSAF 施行に関係がない」ということです．しかし，後果の整復固定のために大きく展開した場合に損傷する危険性があります．

　すなわち，「後外側からの後果骨折に対する支持プレート固定が必要」な場合，穿通枝と小伏在静脈を温存するように注意を払う必要があるのはもちろんのこと，代替皮弁を考えなければなりません．

遊離皮弁術を覚悟する

POINT 遊離皮弁が必要な Gustilo 分類 type ⅢB の場合の骨再建はむしろやりやすい

　損傷がもともと Gustilo 分類 type ⅢB であったとすれば，そもそも皮弁形成術が必要であり，しかも遊離皮弁術が必要なほど損傷が重篤であれば，逆に骨接合術は容易ということになります[8]．これを損傷のパラドックス，つまりは「損傷がひどいものほど軟部組織再建をするので，かえって骨接合が楽になる」と過去に呼んでいたことがあります（**図2**）．

　さて，受傷時は典型的 Gustilo 分類 type ⅢB ではないものの，骨接合術により結果的にⅢB となる，しかも RSAF で被覆できない状況に陥ったとしましょう．このことも常に想定して骨接合に取り組む必要があります．

すなわち，遊離皮弁が安全に施行できるようにレシピエント血管を想定・準備しておくということです．結局のところ，レシピエント血管さえ健常であれば，遊離皮弁の確実性は保証されます．

　後脛骨動静脈が最も確実なレシピエント血管ですので，受傷時からその質に注意を払います．また，前脛骨動静脈も損傷があれば修復しておくなどの配慮が必要です．

文 献

1）Bastias C, Lagos L: New principles in pilon fracture management: Revisiting rüedi and allgöwer concepts. Foot Ankle Clin **25**: 505-521, 2020

2）McFerran MA, et al: Complications encountered in the treatment of pilon fractures. J Orthop Trauma **6**: 195-200, 1992

3）Marcus MS, et al: Is there a role for intramedullary nails in the treatment of simple pilonfractures? Rationale and preliminary results. Injury **44**: 1107-1111, 2013

4）Bozkurt M, et al: Tibial pilon fracture repair using Ilizarov external fixation, capsuloligamentotaxis, and early rehabilitation of the ankle. J Foot Ankle Surg **47**: 302-306, 2008

5）Nozaka K, et al: Effectiveness of Ilizarov external fixation in elderly patients with pilon fractures. J Orthop Sci **26**: 254-260, 2021

6）Johnson L, et al: The reverse sural artery flap: A reliable and versatile flap for wound coverage of the distal lower extremity and hindfoot. Clin Podiatr Med Surg **37**: 699-726, 2020

7）Korompilias A, et al: Reverse sural artery flap: A reliable alternative for foot and ankle soft tissue reconstruction. Eur J Orthop Surg Traumatol **29**: 367-372, 2019

8）Olson JJ, et al: Complications and soft-tissue coverage after complete articular, open tibial plafond fractures. J Orthop Trauma **35**: e371-e376, 2021

損傷のパラドックス　　COLUMN

　四半世紀前，筆者が pilon 骨折の治療をしていた頃，骨接合技術が未熟なため時間がかかり，軟部組織が腫脹して皮膚の閉鎖に苦労していました．あるとき，最初から遊離皮弁術が必要な Gustilo 分類 type ⅢB の pilon 骨折患者が搬送されてきました．

　そのとき，「どんな骨接合術を施行しても遊離皮弁があるから皮膚閉鎖は容易であり，損傷がひどいものほど骨接合が楽だということもあるのかもしれない」と感じました．

　筆者はこれを損傷のパラドックスと呼んだのです．

TOPICS 20

20 骨軟部組織再建のタイミング

早く再建するということ

POINT 数日以内の早期再建は治療を容易にし，良好な結果を生む

あまりにも有名な Godina の論文に記載されているように，72時間以内の骨軟部再建が理想的なのはもちろんのことです[1-3]．しかし，よほどの治療体制が整っていない限り，日本では1週間以内（できるだけ数日以内）の再建が標準的です．

日本において現在のところ，Fix and Flap よりも Fix followed by Flap の方が行われるようになってきています．きちんとした計画で治療するとなると，初期治療の後，2，3日で骨接合を施行し，その2日後に皮弁術を施行するのが妥当な路線ですので，そうなると5〜7日以内に完遂ということになります[4]（**図1**）．

さて，以上を標準的事項として，数日以内の再建と2週間を超えての再建は，全く別物と考えるべきです．「早期再建は技術の稚拙さを補ってくれる」ことを，筆者は若かりし頃，身をもって体験しました．未熟であればあるほど，早期に施行するべきだという意味を重く感じてほしいです．

緊急再建について

POINT 緊急再建は計画性や就労上などの理由で好ましくない

受傷後早期の再建が望ましいのですが，それでは受傷後直ちに再建を行う Emergency Fix and Flap[5] が最も理想的であると言えるのでしょうか？ Emergency Fix and Flap の

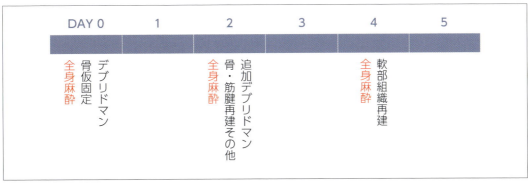

図1 標準的骨軟部再建スケジュール

利点としては，受傷後時間が経過していないので組織の瘢痕化がなく，骨接合が容易であることが挙げられます．さらに，患者にとって病悩期間が短いという利点もありますが，それはきちんと治療が完遂されてこその話です．

緊急再建には，計画性に乏しい問題，医療スタッフの体調の問題，周囲を巻き込む問題，働き方改革の問題など，様々な負の要素があります．これらの要因を総合的に考えると，緊急再建は良いことではありません．数日以内に施行できる体制が，計画性，再建の条件，スタッフの体調などにおいて，最も望ましいと考えます．

上肢と下肢の違いについて

POINT 機能再建を目指す上肢においては，下肢よりも早期の再建が望ましい

骨軟部再建のタイミングにおいて，上肢と下肢に相違はあるのでしょうか？ 骨接合の容易さ，皮弁術の容易さ，感染の危険性などにおいては，ほとんど同じであると考えられます．

上肢は機能再建，下肢は支持性再建とよく言われます．つまりは，受傷後時間が経過することによる瘢痕，線維化の影響は，上肢の機能的側面に強い影響を与えるでしょう．

下肢における待機の弊害は上肢よりは軽いと思われます[6]．

汚染が強いとき

POINT 損傷や汚染が高度の場合はデブリドマン回数が 1 ～ 2 回増えるのみで，全体の治療計画としては変わりがない

土壌・海洋・河川汚染など，感染の危険性が高い場合，骨軟部再建のタイミングは異なるのでしょうか？ より遅らせなければならないのでしょうか？

汚染が強い場合は，洗浄デブリドマンはより積極的に，繰り返し行う必要があります．筆者は，受傷より 3 日間連続して施行することを推奨しています．

これを再建計画に組み込むと，Day 1 は初期治療，Day 2 は 2 回目創洗浄，Day 3 には創洗浄した上での骨接合，Day 4 は再度の創洗浄，そして Day 5 に皮弁形成ということになります．つまり，結局は 5 日で完遂します（**図 2**）．

余談ですが，こういう時系列の施行計画というのは「技術」を要しません．つまり，誰にでも簡単に考えることができて，早く施行すると再建も簡単になります．ですから，重度四肢をこれからやっていこうとしている修行者は，「計画は技術に勝る」ということを心に留めてほしいものです．

文　献

1) Godina M: Early microsurgical reconstruction of complex trauma of the extremities. Plast Reconstr Surg **78**: 285-292, 1986

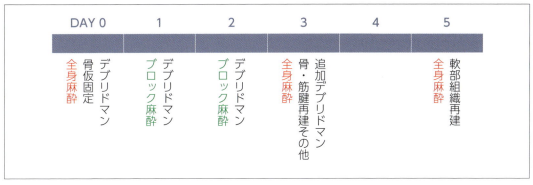

図2 重度汚染例骨軟部再建スケジュール

2) Colen DL, et al: Godina's principles in the twenty-first century and the evolution of lower extremity trauma reconstruction. J Reconstr Microsurg **34**: 563-571, 2018
3) Haykal S, et al: Meta-analysis of timing for microsurgical free-flap reconstruction for lower limb injury: Evaluation of the Godina principles. J Reconstr Microsurg **34**: 277-292, 2018
4) Lee ZH, et al: Timing of microsurgical reconstruction in lower extremity trauma: An update of the Godina paradigm. Plast Reconstr Surg **144**: 759-767, 2019
5) Ivanov PA, et al: Emergency soft tissue reconstruction algorithm in patients with open tibia fractures. Open Orthop J **10**: 364-374, 2016
6) Luo J, et al: Clinical effectiveness of early internal fixation combined with free flap technique in the treatment of Gustilo IIIB open forearm fracture. Orthop Traumatol Surg Res **109**: 103346, 2023

COLUMN: Emergency Flap の功罪

　以前，大学の救急部に勤務していた頃，「緊急手術はできるけれども，次はいつできるかわからない」という「大学病院あるある」状態でした．

　必然的に，重度四肢開放骨折に対して「即日 Fix and Flap 施行」ということもあったのですが，この成績が驚くほど良かったのです．しかし，これは筆者の技術が高かったためではありません．瘢痕化が生じる前であるがゆえに手術が容易だったのです．

　「早期再建は技術の稚拙さを補ってくれる」ということなのですが，これには落とし穴がありました．それは準備不足，計画不足です．そのような事例を経験し，恥ずかしい思いをしたことも幾度かあります．また，周囲スタッフに対するストレスは相当なものです．

　本文中にも記載しましたが，緊急再建は決して良いことではありません．数日以内に完遂できる体制が，準備，計画性，スタッフの体調などにおいて，最も望ましいのです．

21

骨欠損再建の原則

参考となる **CASE**

14 下腿骨幹部開放骨折術後感染
19 下腿遠位部開放骨折
28 小児重度下腿開放骨折

基本的考え方

POINT

RABGが5cm以上の場合は，Masquelet法（MQ法），Bone Transport法（BT法），血管柄付き骨移植術（VBG）のいずれかを選択する

　重度四肢開放骨折において骨欠損が生じることは通常のことです．一般的にRABG（radiographic apparent bone gap；図1）が5cm以内か，5cm以上かで対応が変わるとされています．つまり5cm以内であれば通常の骨移植術で対応可能であり，5cm以上であれば特別な方法，すなわちMasquelet法（MQ法），Bone Transport法（BT法），血管柄付き骨移植術（vascularized bone graft：VBG）を選択するというのが一般的です[1)]．しかし，今はMQ法への信頼性が高いので，RABGが2～3cm程度でも選択しているのが実情だと思います．

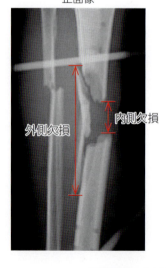
正面像

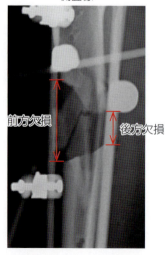
側面像

$$RABG = \frac{外側欠損＋内側欠損＋前方欠損＋後方欠損}{4}$$

図1 RABGの計測

TOPICS 21

骨欠損再建の原則

表1　MQ法，BT法，VBG法の選択

	MQ法	BT法	VBG
欠損長（RABG）	〜5 cm	5〜10 cm	10 cm〜
欠損形態	部分	分節状	任意
周囲軟部組織状態と 皮弁形成	良好であることが必須条件 そのための皮弁は必要	良好であることが 望ましい	同時皮弁で再建

　このようにMQ法は最も選択幅が広いと考えますが，BT法，VBGも含めて，どのように選択施行するのがよいのでしょうか？

MQ法，BT法，VBGの選択

POINT 骨欠損長と形態，周囲軟部組織状態によって再建法を選択する

　軟部組織が健常に再建されれば，ほとんどの骨欠損はMQ法で対応可能です[2-4]．特に部分骨欠損例には有利です．BT法は，ほぼ完全分節型で5 cm以上の骨欠損例に選択しています[5, 6]．特に骨幹部中央の欠損であるとIMN（髄内釘）によるmonorail法が良い適応です[7]．一方，VBGの適応は，今はほとんどありません（**表1**）．

　このように多くの事例においてMQ法が主な選択肢になりますが，ここで考慮しなければならないのは周囲軟部組織の状態です．文頭に「軟部組織が健常に再建されればMQ法」と記載しましたが，実はこの健常度合いが問題なのです．

　移植骨に血行があり活性を有するVBGやBT法と，良好な軟部組織環境に左右されるMQ法とは，そもそも治療の質が違います．不良組織を十分に除去できて，軟部組織環境を皮弁などで「十分に」整えることができれば，そのときはMQ法でよいのですが，それは逆に言えば，その程度の損傷病態事例に適応できるということです．

　かなりデフォルメした表現になりますが，軽症や中等症で軟部組織の状態がかなり良い事例には「MQ法」を選択し，重症で軟部組織の状態が必ずしも良くない事例には「BT法」や「VBG」を選択し，さらに重症な中でもRABGが10 cmを超えるような巨大欠損例には「VBG」を用いるというのが，今の筆者の考えです[8, 9]．

大腿骨骨欠損，上腕骨・前腕骨骨欠損について

POINT 大腿骨骨欠損，上腕骨・前腕骨骨欠損にはMQ法が基本である

　軟部組織が豊富な大腿部においてはMQ法が主体であり[2-4]，BT法やVBGが選択肢になることは少ないと思います．ただし，大腿骨遠位部の感染性巨大骨欠損例にFVFG（free vascuralized fibular graft，遊離血管柄付き腓骨移植術）は有用です[10]．

79

また，上肢においては，上腕部は大腿部同様に軟部組織が豊富であり，MQ 法による対応が主体となります．そもそも上肢は下肢と異なり骨短縮が許容され，それに伴い骨欠損範囲が縮小されますので，やはり MQ 法が主体となります．

骨短縮の適応について

POINT 骨欠損と軟部組織欠損が非常に大きい下肢事例では，骨短縮により一つの皮弁で軟部組織再建を行い，創治癒後に骨延長を行う

　骨欠損に対して，骨短縮で対応しようとする医師がときおり見受けられますが，下肢においては脚長差の許容範囲は 2 ～ 3 cm 程度ですから，あまり有効な方法ではありません．
　しかし，骨短縮の程度によって必要な皮弁の大きさが縮小することは事実です．骨欠損と軟部組織欠損の両者が非常に大きい事例において，骨短縮によって 1 つの皮弁で軟部組織再建を行い，創治癒後に骨延長を行うという方法がありますが，これは「TOPICS 29. 骨短縮による軟部組織再建」の項で述べたいと思います．

関節部骨欠損再建について

POINT 関節部骨軟骨欠損には，骨接合時に関節欠損部をセメント補填し，後日皮質海綿骨をブロック移植する

　関節部骨軟骨欠損の再建は非常に困難です．ですから，受傷時に関節部がたとえ遊離骨片となったとしても，除去はせずにクリーニングして温存することを推奨します．しかし，結果的にやむをえず関節部に大きな骨軟骨欠損が生じた場合は，骨接合術施行後に関節欠損部にセメントを使用して補填し，二期的骨移植とします（**図 2**）．その際は海綿骨移植ではなく，腸骨を皮質海綿骨としてブロック移植するのがよいでしょう．この場合，関節部に移植した腸骨は非血行骨ですから少なからず萎縮します．それゆえに，やや大きめに再建することがコツです．

文　献

1）Nauth A, et al: Critical-size bone defects: Is there a consensus for diagnosis and treatment? J Orthop Trauma **32** (Suppl 1): S7-S11, 2018
2）Liodakis E, et al: Bone defect treatment: does the type and properties of the spacer affect the induction of Masquelet membrane? Evidence today. Eur J Trauma Emerg Surg **48**: 4403-4424, 2022
3）Alford AI, et al: Masquelet's induced membrane technique: review of current concepts and future directions. J Orthop Res **39**: 707-718, 2021
4）Klein C, et al: The Masquelet technique: Current concepts, animal models, and perspectives. J Tissue Eng Regen Med **14**: 1349-1359, 2020
5）Giannoudis PV: Treatment of bone defects: Bone transport or the induced membranetechnique? Injury **47**: 291-292, 2016

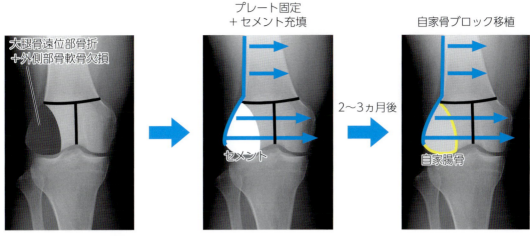

図2 関節部骨欠損再建

6) Wu Y, et al: Ilizarov technique: Bone transport versus bone shortening-lengthening for tibial bone and soft-tissue defects. J Orthop Sci **23**: 341-345, 2018
7) Summers S, Krkovic M: Bone transport with magnetic intramedullary nails in long bone defects. Eur J Orthop Surg Traumatol **31**: 1243-1252, 2021
8) Özaksar K, et al: Free vascularized fibular grafts in Type 3 open tibia fractures. Acta Orthop Traumatol Turc **46**: 430-437, 2012
9) El-Gammal TA, et al: Management of traumatic tibial defects using free vascularized fibula or Ilizarov bone transport: a comparative study. Microsurgery **28**: 339-346, 2008
10) Lai D, et al: Reconstruction of juxta-articular huge defects of distal femur with vascularized fibular bone graft and Ilizarov's distraction osteogenesis. J Trauma **62**: 166-173, 2007

COLUMN

骨欠損は少なくなってきている

　重度四肢開放骨折では，軟部組織損傷が強くても，最初から骨欠損が大きいことはあまりありません．実はデブリドマンの過程で人為的に除去されて骨欠損は大きくなるのです．

　現在は，適切な初期治療と高濃度局所抗菌薬投与のおかげで，遊離骨片でも大きければ温存する傾向にあります．その結果として骨欠損はますます少なくなってきています．

　ただし，それが成功するためには「適切な軟部組織再建」を数日以内の早期に施行することが条件です．

22

Masquelet 法
（MQ 法）の実際

参考となる **CASE**

14	下腿骨幹部開放骨折術後感染
16	下腿骨幹部重度開放骨折： monorail 法施行例
17	下腿骨幹部開放骨折：FVFG 施行例
19	下腿遠位部開放骨折

移植骨の採取について

POINT

移植骨は「片側腸骨」「RIA 骨」「人工骨（β-TCP；オスフェリオン）」を混合させて使用する

　MQ 法における骨移植は基本的に自家海綿骨ですが，無尽蔵に採取できるわけではないので，海綿骨をどこからどれだけ採取するのかが問題です．ドナー側障害を最小限に抑えることを考えて，筆者は「片側腸骨」「reamer irrigator aspirator（RIA）骨[1]」「人工骨（β-TCP；オスフェリオン）[2]」を混合させて使用することを基本にしています．

　海綿骨と人工骨の混合割合は体積にしてほぼ50：50ですが，これで RABG が 5 cm 程度の欠損には対応できています．人工骨の代わりに同種骨を使用したり，骨再生因子を追加したりするとどうなるのか？ その場合は自家海綿骨の割合は少なくてもよいのか？ については経験がないのでわかりません．

　また RIA 骨ですが，骨形成因子を多く含んでおり，MQ 法における移植骨として有用であるとする報告もあるのですが，筆者の経験では「RIA 骨」と「人工骨」の組み合わせでは「骨形成は不良」の印象です．ですから常に腸骨とともに用いるようにしています．

　RIA 骨は片側の大腿骨より採取します．まず，大転子頂部に骨孔を作成しますが，同部位に存在する海綿骨は非常に貴重です．青壮年者において，クラウンリーマーなどで骨孔を作成しようとすると摩擦熱によって採取骨が壊死してしまうことがあるので，筆者は用手的にノミやリュエル鉗子を用いて作成しています．用いる RIA 骨の直径ですが，大腿骨狭部径の 2 mm オーバーと言われていますが，迷ったらさらに 1 mm 太いものを選択するとよいと考えています．また，リーマーが前方を削ると二次的骨折の原因となりますので，ガイドワイヤーはきちんと中心に挿入してから骨採取して下さい（**図 1**）．

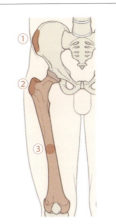

①片側腸骨から採取
（特に膨大部から）

大腿骨骨髄腔からRIAを用いて採取
②大転子頂部の骨は壊死させない
③用いるリーマーの直径は狭部径の
　2mmオーバー

図1 Masquelet法における骨採取

固定法：髄内釘とプレートについて

POINT プレート固定時の骨移植は中心部に人工骨を充填する

　移植骨量について，「髄内釘は少なく，プレートは多い」との発言をよく耳にしますが，これはちょっと違うのではないかと個人的には考えています．というのは，髄内釘の場合，中心に金属の心棒が設置されていることにより骨移植量のvolume reductionが図られるわけですが，同様のことはプレートでも可能だからです．すなわち，周辺に海綿骨を敷き詰めて，中心には人工骨だけを配置すれば同じではないかと考えます（**図2**）．

MQ法後の感染対策について

POINT MQ法後の感染では，感染抵抗性の高いBT法やVBGでサルベージする

　MQ法においては，骨移植する前に移植環境が確実に無菌状態であることが必要です．重症開放骨折は常に感染の危険性が高いわけですが，洗浄とデブリドマン，さらに良好な皮弁移植によって環境を整えます．その際にMQ法の第1段階として骨セメントを留置しますが，多くの医師は抗菌薬を混入させていると思います[3, 4]．あるいは，初期に持続局所抗菌薬投与を用いているかもしれません．このような場合には第2段階の骨移植後に感染が生じる危険性があります．対策としては，抗菌薬含有セメントを非含有セメントに変更する，また骨移植時にも持続局所抗菌薬投与を併用することなどが挙げられます．

　骨移植後に，もしも不幸にして感染が生じてしまったとしたらどうすればよいのかという問題については，再度デブリドマンして感染を鎮静化させて，もう一度MQ法を施行するという考え方もあるかもしれませんが，推奨はできません．筆者はMQ法施行後の感染例に対して再度MQ法を施行して再度感染した経験から，2度と行わないようにして

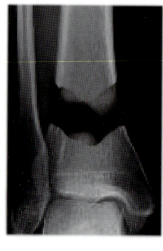 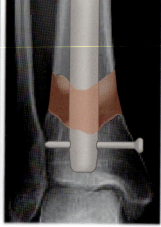 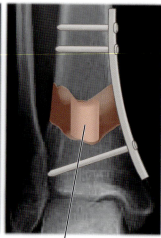

脛骨遠位の骨欠損　　髄内釘固定　　　プレート固定
　　　　　　　　　＋骨移植（赤）　＋骨移植（赤）
　　　　　　　　　　　　　　　　　＋人工骨移植（白）

人工骨

図2　MQ法における骨移植

います．

　MQ法は「周囲軟部組織状態が良く，感染病巣が駆逐された」という前提での再建です．ですから，感染例で周囲軟部組織が瘢痕化している場合は感染が鎮静化したといっても，その質は不良だと思わざるをえません．周囲環境が悪いと判断すれば，感染抵抗性の高いBT法やVBGを施行するのがよいのではないかと考えています．

今後のMQ法について

> **POINT**　長大な骨欠損におけるMQ法では，non-vascularized fibulaと海綿骨の合併移植を考慮する

　MQ法はBT法やVBGに比較して圧倒的に施行が容易ですから，まずはMQ法を選択したくなります．しかし，欠損骨長が非常に大きい場合にはMQ法は選択し難くなります．このような場合においては，「non-vascularized fibulaと海綿骨の合併移植」が解決法になると期待しています[5]（図3）．

文献

1) Madison RD, Nowotarski PJ: The Reamer-Irrigator-Aspirator in nonunion surgery. Orthop Clin North Am **50**: 297-304, 2019
2) Sasaki G, et al: Induced membrane technique using beta-tricalcium phosphate for reconstruction of femoral and tibial segmental bone loss due to infection: Technical tips and preliminary clinical results. Int Orthop **42**: 17-24, 2018

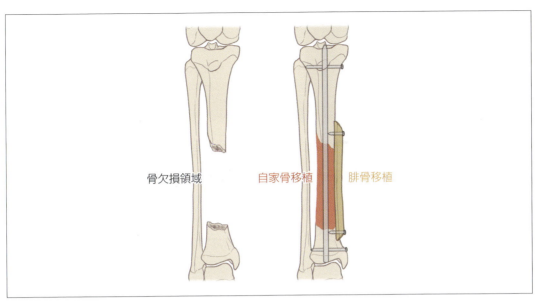

図3 長大な骨欠損における対応

3) Careri S, et al: Masquelet technique and osteomyelitis: innovations and literature review. Eur Rev Med Pharmacol Sci **23** (2 Suppl): 210-216, 2019
4) Morelli I, et al: Masquelet technique: Myth or reality? A systematic review and meta-analysis. Injury **47** (Suppl 6): S68-S76, 2016
5) Meselhy MA, et al: Outcome of induced membrane technique in treatment of failed previously operated congenital pseudarthrosis of the tibia. Orthop Traumatol Surg Res **106**: 813-818, 2020

COLUMN

Masquelet法はなぜ生まれた？

　広範囲骨欠損の再建といえば，昔は仮骨延長法と血管柄付き骨移植の2つが主体でした．今はMasquelet法がそれに加わり3大再建法となっていますが，どうしてMasquelet法が生まれたのでしょう？

　過去，Masquelet法が周知されるずっと前に，筆者も脛骨近位部の広範囲骨軟部組織欠損に対して遊離皮弁術を施行して，骨欠損部には抗菌薬含有セメントを留置し，その2～3ヵ月後に自家骨移植と人工骨移植をしたことがありました．

　その事例はうまく骨癒合したのですが，「運良く治癒したのだろう」という程度で，何か特殊な事情があり骨癒合が促進したなどとは思いもよりませんでした．

　Masquelet先生は，なぜ気がついたのでしょうか？仮骨延長法を開発したIlizarov先生も同じです．事例経験から法則を見出すことは並の医師にできることではありません．

23

Bone Transport 法（BT法）の実際

参考となる **CASE**

> **16** 下腿骨幹部重度開放骨折：
> monorail 法施行例

BT法を選択するとき

POINT

長期間の創外固定装着という BT 法の欠点を解決するため，内固定への変更を常に考慮する

　BT 法による骨欠損部再建は，採骨部を必要としないことに加えて，活性のある骨による再建のため軟部組織状態が不良な場合にも用いることができることが利点です．その反面，長期間の創外固定装着という大きな欠点があります[1-3]．したがって，BT 法において改良すべきことは，利点を活かしながら，いかにして創外固定期間を短くするかにあります．

　最大の解決方法は内固定への変更ですが，それには大きく，①髄内釘 BT 法（monorail 法)[4-6] と，②プレート BT 法[7, 8] に分けられます．

髄内釘 BT 法（monorail 法）について

POINT monorail 法は骨幹部骨欠損例で，近位・遠位骨幹端部が残存し髄内釘横止めが可能な事例が適応になる

　monorail 法は骨幹部の骨欠損例で，近位・遠位骨幹端部が残存し髄内釘横止めが可能な事例が適応になります（**図1**）．この条件を満たしているにも関わらず，monorail 法を選択しない理由はないでしょう[4-6]．monorail 法の欠点があるとすれば，貫通ピンによる髄内感染ですが，そのような感染は今まであまり問題になっていません．

　BT 法においては移動骨を移動先の膨大した骨幹端に押し込むようにしますが，ドッキング部位には，通常追加骨移植とプレート固定が必要になります．

TOPICS 23

Bone Transport 法（BT 法）の実際

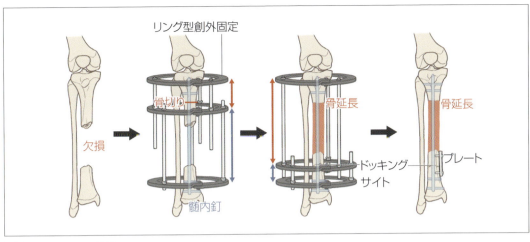

図1　monorail 法

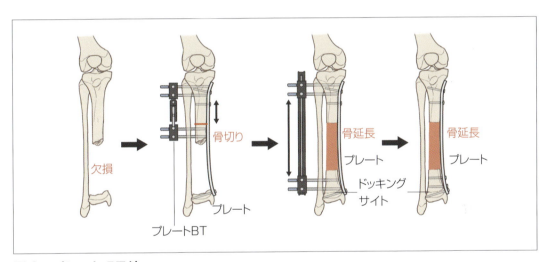

図2　プレート BT 法

プレート BT 法について

POINT　プレート BT 法は髄内釘固定が困難な骨幹端部の骨欠損に対して適応がある

　筆者は経験がありませんが，プレート BT 法は髄内釘固定が困難な骨幹端部の骨欠損に対して適応があると考えます[7, 8]（図2）．

87

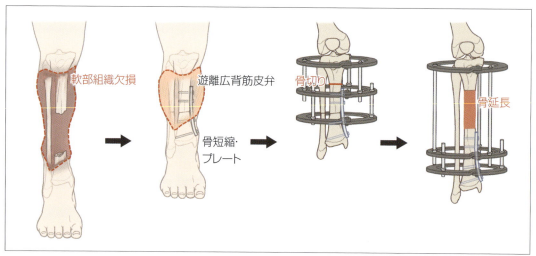

図3 巨大骨軟部組織欠損例におけるBT法

通常法について

POINT 巨大骨軟部組織欠損事例では，軟部組織再建のために骨短縮・骨延長を行う

　重度四肢外傷の中でも重度下肢開放骨折は，骨長を温存した状態で治療するのが基本であると考えています．それは，歩行訓練などのリハビリテーションにおいて有利であり，ADLが良好に保たれるからです．しかし，軟部組織状態によっては骨短縮・骨延長術が非常に有効な方法となることがあります．

　それは骨軟部組織欠損ともに非常に大きく，1つの皮弁，たとえば1つの遊離広背筋皮弁で被覆できないほどの軟部組織欠損がある場合です．この場合には骨短縮することによって軟部組織再建を容易にします．通常，骨欠損よりも軟部組織欠損の方が大きいですから，骨欠損がなくなるまで短縮し，その上で遊離皮弁術を施行し，創部が完全に治癒した後に延長を行います（図3）．

文　献

1) Aktuglu K, et al: Ilizarov bone transport and treatment of critical-sized tibial bone defects: A narrative review. J Orthop Traumatol **20**: 22, 2019
2) Yin P, et al: The treatment of infected tibial nonunion by bone transport using the Ilizarovexternal fixator and a systematic review of infected tibial nonunion treated by Ilizarov methods. Acta Orthop Belg **80**: 426-435, 2014
3) Iacobellis C, et al: Bone transport using the Ilizarov method: A review of complications in 100 consecutive cases. Strategies Trauma Limb Reconstr **5**: 17-22, 2010
4) Ferchaud F, et al; Orthopedics and Traumatology Society of Western France (SOO): Reconstruction of large diaphyseal bone defect by simplified bone transportover nail technique: A 7-case series. Orthop Traumatol Surg Res **103**: 1131-1136, 2017

5) Raschke MJ, et al: Segmental transport after unreamed intramedullary nailing. Preliminary report of a "Monorail" system. Clin Orthop Relat Res **282**: 233-240, 1992

6) Liodakis E, et al: Comparison of 39 post-traumatic tibia bone transports performed with and without the use of an intramedullary rod: The long-term outcomes. Int Orthop **35**: 1397-1402, 2011

7) Yao Lu, et al: Treatment of segmental tibial defects by bone transport with circular external fixation and a locking plate. J Int Med Res **48**: 300060520920407, 2020

8) Oh CW, et al: Bone transport with an external fixator and a locking plate for segmental tibial defects. Bone Joint J **95-B**: 1667-1672, 2013

仮骨延長法は有効な骨再建法なのですが…… COLUMN

　Ilizarov 先生が考案した仮骨延長法は本当に魔術のような手術法です．移植元（ドナー）が不要で組織活性に富んでおり感染に強いなど，夢のような治療法です．しかし，大いなる欠点もあります．

　それは，長い創外固定装着期間と軟部組織再建が不良だということです．

　これらは，内固定術や皮弁術と併用することで解決できるのですが，その施行を専門家の「壁」が邪魔をします．「壁」を持たない医師が大多数を占める時代を願っています．

24

血管柄付き骨移植術（VBG）の実際

参考となる **CASE**

> **17** 下腿骨幹部開放骨折：FVFG 施行例
>
> **19** 下腿遠位部開放骨折

血管柄付き遊離腓骨移植術（FVFG）のあり方

POINT

新鮮四肢外傷例において FVFG の適応はほとんどない．適応は「感染難治例」におけるサルベージ手術である

　四肢に用いられる血管柄付き骨移植術（VBG）の代表は血管柄付き遊離腓骨移植（free vascularized fibular graft：FVFG）です[1,2]．しかし新鮮四肢外傷例において FVFG が必要になることはほとんどありません．FVFG はドナー側の障害が大きいので，それを選択しても，なお利点が大きい場合に限られます．新鮮例で適応があるとすれば，分節状骨欠損が 10 cm 以上と大きく，軟部組織欠損もさらに大きい成人例です．その場合は遊離広背筋弁に FVFG を合併して移植することになりますが，これは例外的事例です．

　適応の最たるものは，新鮮外傷例ではなく「感染難治例」におけるサルベージであると筆者は考えています[3,4]．また感染例だとしても骨幹部中央の骨欠損においては BT 法による再建が容易なので，あえて FVFG を選択する必要はないと思います．

　つまり骨欠損の再建法決定には様々な要因があって，その重大さには差があります．重大な要因から挙げると，①感染の駆逐程度（周囲状況），②骨欠損形態（分節か部分か？），③骨欠損量（RABG），④骨欠損部位ということになります．感染がなく部分骨欠損となると，RABG がある程度大きくても FVFG の選択はないのですが，感染残存の懸念があり骨幹端部であれば FVFG は妥当な選択です．感染残存をいかに配慮するかで，かなり方針が変わります．

　また，先行手術にも大きく左右されます．過去に遊離皮弁術などを施行していない「慢性骨髄炎例」においては，FVFG はマイクロ手術としては初回なわけですから，デブリドマン後に相当量の骨欠損があれば，FVFG は BT 法と同様に選択肢に挙がってくるでしょう．しかし，遊離皮弁術を施行していたとしたら，レシピエント血管の選択に難渋します．吻合血管トラブルの可能性が高くなってきますので，その場合は別の方法を選択した方がよさそうです（**図1**）．

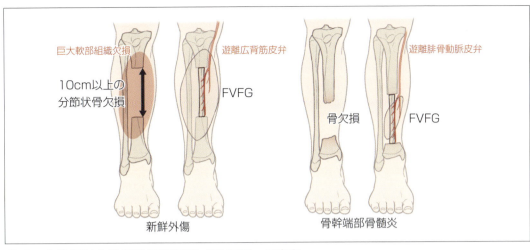

図1 血管柄付き遊離腓骨移植術（FVFG）の適応

有茎腓骨移植のあり方

POINT 有茎腓骨移植の適応は原則的にはない

　脛骨骨欠損に隣接腓骨を有茎で移植している事例をときおり見かけますが，これには同意できかねます．腓骨は下腿骨安定化のために重要であり，できるだけ有茎腓骨弁は選択しない方がよいと考えます．

　脛骨骨欠損例の再建において，腓骨が温存されることで，脛腓骨間架橋固定などにより救済する方法もあります．

血管柄付き肩甲骨あるいは肋骨について

POINT 血管柄付き肩甲骨および広背筋付属肋骨の移植適応はほとんどない

　血管柄付き肩甲骨は広背筋移植術と同時に採取することができます．それもdescending branch によって栄養される部分を採取すると，移植する際の自由度が高くなります[5]．

　しかし，肩甲骨は下腿への骨移植としてはあまりにも頼りなく，逆に肩甲骨で再建できるほどの骨欠損は軽度であるとも言えます．肩甲骨採取は侵襲的であり時間もかかるので，その適応はほとんどないと考えます．

　このことは広背筋に付随した第10肋骨による下腿再建にも同様のことが言えます．肋骨は薄く脆弱で，広背筋を介した骨膜血行では活性に乏しいです．小児例以外には適応はないのではないかと考えます[6]．

文　献

1）Özaksar K, et al: Free vascularized fibular grafts in Type 3 open tibia fractures. Acta Orthop Traumatol Turc **46**: 430-437, 2012
2）Hsieh CH, et al: Folded free vascularized fibular grafts for the reconstruction of combined segmental bone defects of distal tibia and fibula. J Trauma **56**: 437-439, 2004
3）Lee KS, et al: Free vascularized osteocutaneous fibular graft to the tibia in 51 consecutive cases. J Reconstr Microsurg **20**: 277-284, 2004
4）Jia WT, et al: Free vascularized fibular grafting in combination with a locking plate for the reconstruction of a large tibial defect secondary to osteomyelitis in a child: A case report and literature review. J Pediatr Orthop B **19**: 66-70, 2010
5）Azouz SM, et al: Lower-limb reconstruction with chimeric flaps: The quad flap. Microsurgery **39**: 182-187, 2019
6）Sia WT, et al: Reconstruction of extensive soft-tissue defects with concomitant bone defects in the lower extremity with the latissimus dorsi-serratus anterior-rib freeflap. J Reconstr Microsurg **31**: 407-413, 2015

FVFG は遠くなった!?　　COLUMN

　筆者は遠い昔，大学病院で腫瘍切除後の再建として FVFG を行う機会によく遭遇していました．また，大学病院には骨髄炎例が数多く紹介されてきましたので，病巣掻爬によってできた巨大骨欠損にも FVFG を施行していました．

　しかし，新鮮重度四肢外傷治療の経験を重ねてきますと，軟部組織欠損は大きいけれども骨欠損はそれほど大きくない事例が大部分であることがわかってきました．

　筆者が 20 年間で新鮮外傷に対して施行した FVFG はたった数例に過ぎないのです．

25

上肢に対する有茎皮弁

TOPICS 25

参考となる **CASE**

01 高齢者上腕開放骨折 (低エネルギー損傷)

02 肘関節開放性脱臼骨折

上腕部再建について：有茎広背筋皮弁のあり方

POINT

上腕部の広範囲軟部組織欠損，しかも上腕二頭筋の機能再建が必要な場合は，有茎広背筋皮弁の最も良い適応である

　上腕から肘関節までの軟部組織欠損再建に「有茎広背筋皮弁」移植は標準的な方法です．特に上腕二頭筋が損傷されている場合の肘屈曲機能再建を目的としたときの上腕部損傷に有効です[1, 2]．

　しかし，たとえ上腕二頭筋や上腕筋が断裂していても筋体部分が十分残存しているようであれば，断裂部は遊離腱などで再建し，被覆に関しては「部位と範囲」が有茎広背筋に適しているかどうかで判断するのがよいです（**図1**）．

　また，肘伸展側の軟部組織欠損を伴う上腕三頭筋の再建にも有茎広背筋皮弁は有効です．

肘関節周囲の再建について

POINT 肘関節周囲軟部組織欠損に対する有茎広背筋皮弁は無駄が多い．欠損範囲が中等度であれば「順行性橈側前腕皮弁」が，小範囲であれば「順行性後骨間動脈皮弁」が有効である

　肘関節周囲の軟部組織欠損が広範囲であれば，有茎広背筋皮弁か遊離皮弁の選択になると考えます[1]．しかし，過不足のない被覆には有茎広背筋皮弁は不十分となる傾向があるので注意が必要です．皮弁を設置する上腕部分は無駄になりますし，肘関節周囲部分は筋弁の遠位部分になりますので血行が不安定です（**図2**）．したがって肘関節屈曲再建の目的がある以外は，遊離皮弁とする方が利点は大きいと筆者は考えます．

　一方，欠損範囲が中等度（数 $cm^2 \sim 10\,cm^2$）であれば，「逆行性上腕外側皮弁」や「順行性橈側前腕皮弁」が候補になります．しかし，「逆行性上腕外側皮弁」などの上腕部からの逆行性皮弁は肘関節周囲の反回動静脈が温存されている必要があり，外傷例には不向きであると考えます．一方，「順行性橈側前腕皮弁」の血行は安定しており有効な手段です．ちなみに，この皮弁で肘関節を被覆する場合には血管茎の移動距離から考えて尺側を回すべきです[3, 4]（**図3**）．

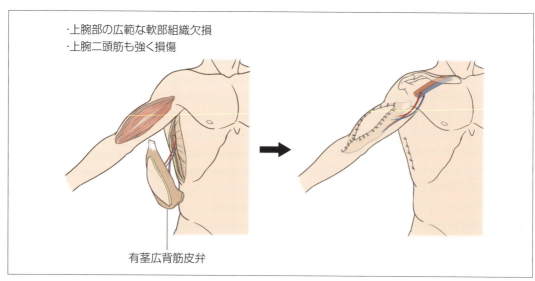

図1 上肢部への有茎広背筋皮弁の移植

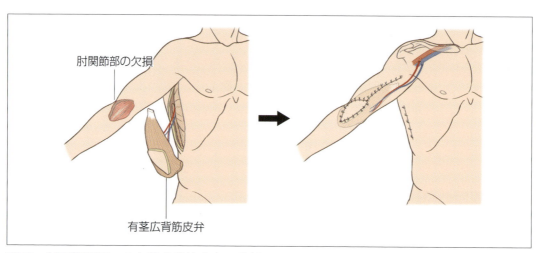

図2 肘関節周囲への有茎広背筋皮弁の移植

　欠損範囲が小範囲（数 cm^2 以下）であれば「順行性後骨間動脈皮弁」が有効です．この皮弁は血管茎の剥離は面倒ですが移動距離は大きく，皮弁 viability についての信頼度が高いです[5, 6]（**図4**）．

前腕部の再建について

> **POINT** 前腕部は前外側大腿皮弁などの遊離皮膚弁で再建するのが標準的である

　前腕の重度開放骨折は散見されますが，残念ながら有茎皮弁での再建は困難です．前外側大腿皮弁などの遊離皮膚弁で再建するのが標準的です．欠損範囲が広ければ遊離広背筋

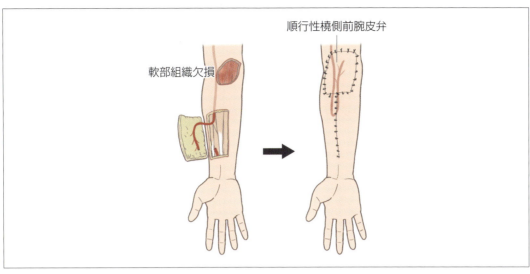

図3 肘関節周囲への順行性橈側前腕皮弁の移植

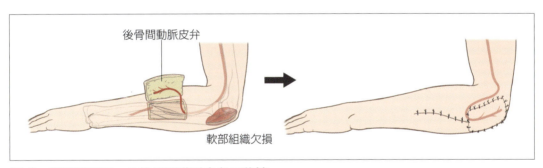

図4 肘関節周囲への後骨間動脈皮弁の移植

皮弁を選択します．

手部再建について

POINT 手部軟部組織再建の標準は「逆行性橈側前腕皮弁」である

　過去には「逆行性橈側前腕皮弁」による再建が一般的でした[7]が（図5），主要血管を犠牲にする問題があり，最近は「橈骨動脈穿通枝皮弁」が選択されるようになっています[8]．この皮弁は挙上は簡単ですが「皮弁先端のviability」にはいささか不安があります．

文　献
1) Alshammari SM, et al: Successful elbow flexion reconstruction using latissimus dorsi muscle transfer following a road traffic accident and upper limb trauma. Am J Case Rep **22**: e933374, 2021

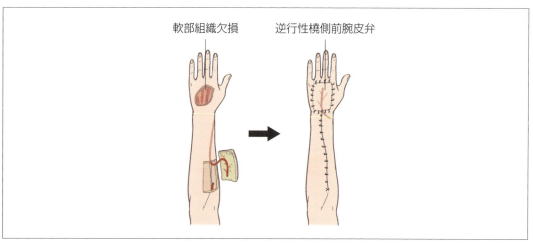

図 5 手部への逆行性橈側前腕皮弁の移植

2) Stevanovic MV, et al: Single-stage reconstruction of elbow flexion associated with massive soft-tissue defect using the latissimus dorsi muscle bipolar rotational transfer. Plast Reconstr Surg Glob Open **4**: e1066, 2016
3) Otene C, et al: The radial forearm flap in reconstruction of upper limb injuries: A case series. J West Afr Coll Surg **1**: 131-144, 2011
4) Jones NF, et al: Pedicled and free radial forearm flaps for reconstruction of the elbow, wrist, and hand. Plast Reconstr Surg **121**: 887-898, 2008
5) Robinson LP, et al: Use of the antegrade posterior interosseous artery flap for coverage of complex elbow wounds. Plast Reconstr Surg **148**: 1316-1319, 2021
6) Mazzer N, et al: The posterior interosseous forearm island flap for skin defects in the hand and elbow. A prospective study of 51 cases. J Hand Surg Br **21**: 237-243, 1996
7) Kaufman MR, Jones NF: The reverse radial forearm flap for soft tissue reconstruction of the wrist and hand. Tech Hand Up Extrem Surg **9**: 47-51, 2005
8) Ho AM, Chang J: Radial artery perforator flap. J Hand Surg Am **35**: 308-311, 2010

COLUMN

外傷に使用する皮弁は決まっている

　形成外科領域にはたくさんの種類の皮弁が存在します．
　四肢外傷においては，皮弁施行のタイミングに制限があること，骨接合や神経・血管・腱再建とのバランスで考えなければならないこと，レシピエント血管が健常とは限らないことなど，多くの問題があります．
　ですから，軟部組織再建はできるだけシンプルで確実なものを選択したいところです．
　実際のところ，筆者は四肢外傷の軟部組織再建の数百例に携わってきましたが，施行した皮弁の種類はおおよそ一桁台です．

26

上肢に対する遊離皮弁

参考となる **CASE**

02 肘関節開放性脱臼骨折
03 右前腕重度開放骨折
05 左前腕重度開放骨折
06 手部完全切断
07 手部不全切断

遊離皮弁を選択するとき

POINT

上肢では十分な軟部組織再建が必要であり，遊離皮弁の施行をためらわない

　軟部組織再建としては第1に有茎皮弁での被覆を考えるのですが，機能が重視される上肢では被覆が不十分にならないように，常に遊離皮弁を視野に入れておく必要があります[1]．また，その再建時期は可能な限り早期が望ましいです．

　つまり，重度上肢損傷においては，骨・筋腱・神経再建を十二分に施行し，その後，軟部組織欠損範囲に合わせて必要な再建を十分に施行することを原則にするべきで，軟部組織が再建されてから機能再建をするという逆の施行は好ましくありません．

　治療のポイントは，常に十二分な軟部組織再建が結果的には機能成績を良くするので，迷った場合には常に遊離皮弁を選択する方が良いのです．

遊離広背筋皮弁

POINT 広範囲欠損では広背筋弁を許容する

　上肢への軟部組織再建は皮膚弁が理想的ですが，肘関節や前腕の広範囲欠損の場合は筋弁（広背筋）でも許容されると考えます[2]（**図1**）．筋弁を選択した場合は，分層皮ではなく全層皮膚移植をすべきでしょう．

前外側大腿皮弁

POINT 前外側大腿皮弁は上肢における軟部組織再建の標準

　上肢における軟部組織再建の標準的な皮弁です[3,4]（**図2**）．大腿皮弁採取部が一次閉鎖できるためには，大腿周径の15%程度までに留めるべきで，皮弁幅は10 cm程度が一応の限界でしょう．

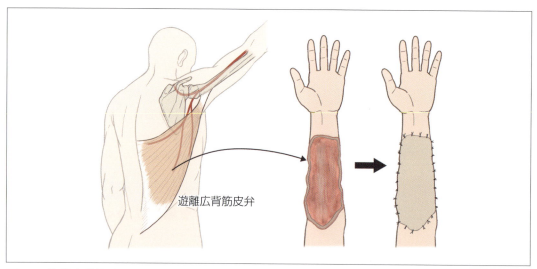

図 1 遊離広背筋皮弁

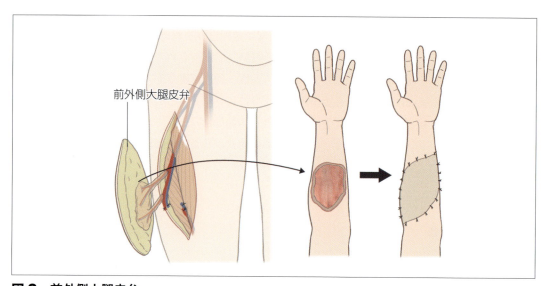

図 2 前外側大腿皮弁

　　10〜15 cm 以上の皮弁を採取した場合はドナー側に植皮をすることになります．その場合，数ヵ月〜1 年経過してから再度縫縮手術を施行すると閉鎖できるわけですが，これを施行するのはどうしても筋弁よりも皮膚弁を選択したい場合に限りたいところです．

深下腹壁動脈穿通枝皮弁

> **POINT** 深下腹壁動脈穿通枝皮弁は外傷事例にはやや用いづらい

　　前外側大腿皮弁以上に大きな皮弁が採取でき，しかも一次閉鎖可能なものに「深下腹壁動脈穿通枝皮弁」があります[5]（図 3）．しかし，長い皮弁にするには super charge など

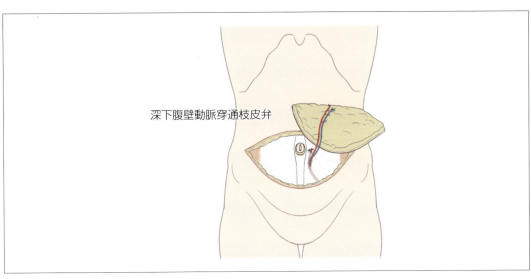

図3　深下腹壁動脈穿通枝皮弁

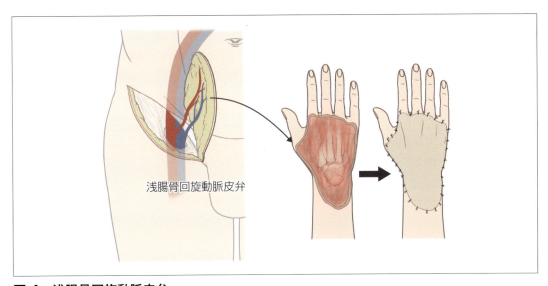

図4　浅腸骨回旋動脈皮弁

が必要であったり，薄い皮弁にするには脂肪層の除去が必要だったりと，外傷事例にはやや用いづらい皮弁だと考えます．

浅腸骨回旋動脈皮弁（鼠径皮弁）

POINT　浅腸骨回旋動脈皮弁は手背部再建に適している

　この皮弁の特徴は薄くしなやかなことです．そこで，主として手背などに用いられますが，血管茎が短いなどの欠点があります[6]（**図4**）．

文　献

1) King EA, Ozer K: Free skin flap coverage of the upper extremity. Hand Clin **30**: 201-209, 2014

2) Dibbs R, et al: Free tissue transfer for upper extremity reconstruction. Semin Plast Surg **33**: 17-23, 2019

3) Spindler N, et al: Free anterolateral thigh flaps for upper extremity soft tissue reconstruction. GMS Interdiscip Plast Reconstr Surg DGPW **4**: Doc05, 2015

4) Hagiga A, et al: Functional and aesthetic outcomes of the anterolateral thigh flap in reconstruction of upper limb defects: A systematic review. World J Plast Surg **11**: 13-22, 2022

5) Seitchik SH, et al: Posttraumatic upper extremity wound coverage utilizing the extended deep inferior epigastric flap. Berman Ann Plast Surg **28**: 465-471, 1992

6) Altiparmak M, et al: Superficial circumflex iliac artery perforator flap as a workhorse flap: Systematic review and meta-analysis. J Reconstr Microsurg **36**: 600-605, 2020

上肢の軟部組織再建は，いつも十二分に施行する COLUMN

　みなさんが重度上肢外傷に遭遇したとき，骨接合を施行して神経や腱も再建しようと計画を立てても，軟部組織の破綻が懸念され，最低限の骨接合だけを行い，後は植皮で対処しようと思ったことはありませんか？ 筆者は，そのような治療をし，その後に紹介された事例をたくさん見てきました．

　しかし，そもそも上肢外傷では「よく可動する手関節と手指」を再建しなければなりません．そのためには十二分な軟部組織再建は必須です．それに気がつくまで，筆者は医者になってから10年以上を要しました．

27 下肢に対する有茎皮弁

参考となる **CASE**

11	右下腿近位部開放骨折
20	下腿骨幹部骨折，足関節部圧挫創
23	右足関節開放性脱臼骨折
24	足関節開放性脱臼骨折

有茎皮弁の gold standard

POINT
損傷が比較的軽度の下腿軟部組織欠損に対する有茎皮弁選択はほぼ決められている

　下腿軟部組織欠損に対する有茎皮弁選択はほぼ決められています．
　それは膝関節周囲および下腿近位部に対する「腓腹筋弁」[1,2]，下腿中央部に対する「ヒラメ筋弁」[3] そして，足関節周囲に対する「逆行性腓腹動脈皮弁」[4-6] です（図1）．
　損傷が比較的軽度で欠損範囲が大きくない場合には，これらの有茎皮弁が用いられますが，「被覆の十分さ」と「皮弁血行の質」の問題が懸念事項です．

有茎皮弁で十分か，施行できるかどうかの判断

POINT
・腫瘍切除後と外傷後では軟部組織欠損範囲が同じでも状況は全く異なる
・下腿外傷への有茎皮弁適応には高度の判断を要する

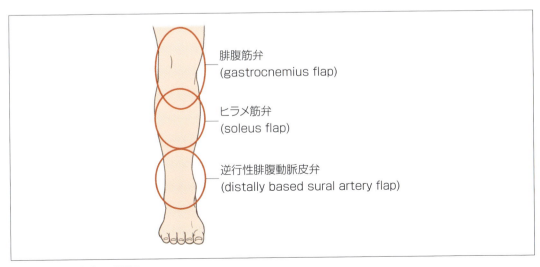

図1 有茎皮弁の選択

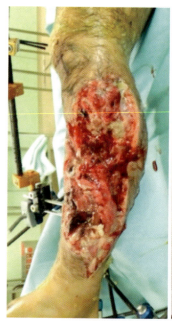 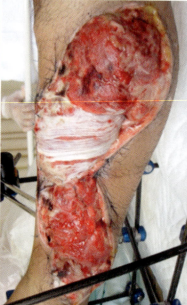 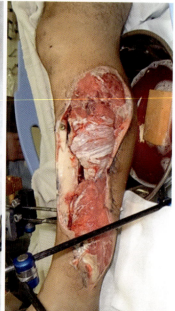

図2 下腿の軟部組織欠損にヒラメ筋弁と腓腹筋弁で被覆するも不十分

　受傷者が健常者であるならば，十分な骨再建と軟部組織再建をするのが標準的治療です．軟部組織再建の方法は，欠損部位と範囲，深部組織の活性状態分析から，「被覆十分で確実な手法」を選択するのが定石です．有茎皮弁が確実なら最も簡便ですので，それでよいわけですが，それには見通しが必要です．

　有茎皮弁を挙上してみたが被覆が不十分であるとか，有茎皮弁がダメージを受けていたり，そもそも挙上によってダメージを与えたり，その結果として部分壊死を生じるようなことは避けなければなりません（**図2**）．追加皮弁などの処置が必要な状況は容易に感染症などの合併症を起こします．そのような場合は「判断と技量が不足している」と猛省する必要があります．

　そもそも，腫瘍切除後と外傷後の軟部組織欠損に対して施行する有茎皮弁は，全く状況が異なります．それは，外傷によって有茎皮弁自体がダメージを受けているからです．しかし「重度下腿開放骨折には局所有茎皮弁は危険である」と認識している「医師」は多くありません．

　「遊離皮弁はちょっと無理だけれども，有茎皮弁ならできるのではないか？」の判断は危険です．遊離皮弁の方が確実で安全であることを認識しないと，不幸な患者が増えてしまいます．また，受傷数日以内の軟部組織再建が望まれるのですが，それは遊離皮弁だから認められるのであって，有茎皮弁はかえって危険であるという認識が必要でしょう．

　さて，外傷再建における局所有茎皮弁には，「信頼度の高いもの」と「低いもの」があります．実臨床は1回きりですので，信頼度を考えて皮弁を選択しなければなりません．one artery flap であり血管茎の損傷が少ない腓腹筋弁は信頼性が高いですが，複数の血管から血行を得て，しかも損傷を受けやすいヒラメ筋弁はやはり危険です．穿通枝皮弁も要

TOPICS 27

下肢に対する有茎皮弁

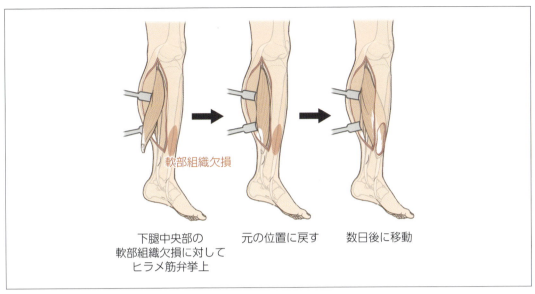

図3 有茎皮弁の遅延法

注意です．逆行性腓腹動脈皮弁は工夫次第です．これらは文献上の知識よりもエキスパートオピニオンの方が役に立つと筆者は思います．

文献では「エキスパートの事例だけ」「うまくいった事例だけ」が対象になっている傾向があります．「重度四肢外傷」のように症例の多様性と術者の能力が前面に表れるような領域では，「差がある」とか「傾向がある」というような記述はほとんど参考になりません．

外傷において有茎皮弁をできるだけ安全に施行する方法は，1〜2週間待機期間をおいて局所状態の改善を図ること，また皮弁を挙上した後に血行に不安があれば，移動せずにそのままの状態で数日間待機する遅延法を選択することです（**図3**）．このように軟部組織状況を「ふるい」にかけないと不良な結果となる可能性が大きくなります．

ほとんどの医師が「遊離はできないけど有茎なら何とかなるだろう」と思っています．文献に有茎皮弁成功事例が出てくると「やっぱり有茎でできるじゃないか，これなら自分も」と勘違いする医師がでてくるのではないかと危惧します．

逆行性腓腹動脈皮弁について

POINT 足関節および後足部の欠損を被覆する皮弁として RSAF は有用である

逆行性腓腹動脈皮弁（reverse sural artery flap：RSAF）は挙上が容易で，足関節および後足部の欠損を被覆する皮弁として有用です[4-6]．足関節骨折でも pilon 骨折でも，腓骨プレート固定は常に施行されますが，腓骨プレート固定をした後では RSAF は危険なのではないかという質問はよく聞きます．しかし，腓骨動脈穿通枝（交通枝）と腓骨プレー

103

ト固定は展開層が違うので，RSAF の施行にはあまり関係がありません．今まで，足関節両果骨接合術後の術創皮膚壊死例が紹介されて，基本的に RSAF で対応してきましたが，皮弁ができなかった事例はおそらくなかったと思います．

「重度四肢外傷」における軟部組織再建において，「信頼度（reliability）」が最優先されますが，RSAF は大きな選択肢の一つと言えましょう．

しかし，RSAF 施行の問題点は部分壊死が一定の確率で生じることであり，それが悩みの種でした．部分壊死は鬱血が主な原因と考えられてきましたが，皮弁還流不足の問題もあります．特に高齢者では皮弁還流不足が懸念されます．

皮弁部分壊死を起こさないための対策はいくつか知られています．まず，穿通枝の健常性は血行流入の信頼度を表しますし，小伏在静脈の健常性は流出の信頼度を表します．流入の信頼性の観点から，事前の検査で皮膚灌流圧（SPP）が低い（40 ～ 50 mmHg 以下）場合は RSAF は施行しない方がよいと考えます．これらがクリアされて，皮弁採取部が健常であれば RSAF を施行することができます．

手術に際しての考慮ですが，皮膚茎にすることで静脈還流路を確保できるという考えもありますが，皮膚茎の存在は整容的に醜いですし，移動にも制限が起きます．ですから，筆者は基本的に皮膚茎を選択しません．皮弁挙上部位ですが，必ず腓腹三角部にデザインするようにしています．血管茎長を稼ぐために，近位にデザインするのは危険であり回避すべきだと考えます．

最大の工夫は delay method（遅延法）です．ある時期から遅延法を選択するようになり，部分壊死は激減しました．この方法は皮弁の挙上だけを施行し，近位の小伏在静脈も切離せずに数日間待機します．待機により遠位からの血行流入は安定しますし，鬱血も改善します．鬱血の改善は，数日間待機すると小伏在静脈の灌流が減少していることによりわかります[7]（☞ CASE 24．足関節開放性脱臼骨折）．

下腿外傷性皮膚欠損に対する穿通枝皮弁について

POINT 重度四肢外傷において，穿通枝によるプロペラ皮弁は危険性が高く，条件付き適応である

重度四肢外傷において，穿通枝によるプロペラ皮弁は危険性が高く，ほとんど施行しません．ドップラーで穿通枝が聴取でき，エコーでも同定ができる場合があると思いますが，ときにはうまくいき，ときには問題が起きます．「下腿外傷性皮膚欠損に対する穿通枝皮弁」の信頼性は基本的には懐疑的です．

文 献

1) Bibbo C: The gastrocnemius flap for lower extremity reconstruction. Clin Podiatr Med Surg **37**: 609-619, 2020

2) Chung YJ, et al: Reconstruction of a lower extremity soft-tissue defect using the gastrocnemius musculoadipofascial flap. Ann Plast Surg **49**: 91-95, 2002

3) Song P, Pu LLQ: The soleus muscle flap: An overview of its clinical applications for lower extremity reconstruction. Ann Plast Surg **81** (6S Suppl 1): S109-S116, 2018

4) Schmidt K, et al: The reverse sural artery flap- How do modifications boost its reliability? A systematic analysis of the literature. JPRAS Open **26**: 1-7, 2020

5) Tripathee S, et al: How safe is reverse sural flap?: A systematic review. Eplasty **22**: e18, 2022

6) Lee HI, et al: Reverse sural artery island flap with skin extension along the pedicle. J Foot Ankle Surg **55**: 470-475, 2016

7) Izawa Y, et al: Surgical delay in reverse sural artery flap prevents congestion of the flap: A case report of the stepwise delay method. Case Reports Plast Surg Hand Surg **10**: 2225610, 2023

下腿開放骨折への有茎皮弁はとても危険!? COLUMN

　重度というほどの開放骨折ではないのですが，骨接合術後に骨折部が露出してしまうことはときおりありますね.

　そうしたとき，範囲が狭いものですから，NPWT で粘って何とかならないかと期待しますが，そうはうまくいきません.

　そこで，「セミナーで聞いた腓腹筋皮弁とか逆行性腓腹動脈皮弁などをやってみよう」と思い立ちます.

「そういえば，セミナーの動画では簡単そうだったなあ」

「確かに，やってみると簡単だ，これなら大丈夫だ」

　しかし，そうは問屋がおろしません.

　皮弁は部分壊死を起こし，結局は元の木阿弥です.

　どんなに簡単そうに見える皮弁でも甘くはないのです.

　きちんと訓練を受けてから手術に取り組まなければ，あなたは犯罪者になってしまいます.

28

下肢に対する遊離皮弁

参考となる **CASE**

09 脛骨近位部骨折に伴う膝窩動脈損傷
（その2）

11 右下腿近位部開放骨折

12 膝関節周囲重度開放骨折

14 下腿骨幹部開放骨折術後感染

15 両下腿重度開放骨折

20 下腿骨幹部骨折，足関節部圧挫創

遊離皮弁を選択するとき

POINT 下腿重度開放骨折では，有茎皮弁より遊離皮弁の方が安全・確実なことは多い

　下腿重度開放骨折の軟部組織再建として安全なのは，「有茎皮弁よりも遊離皮弁である」と言うと怪訝な顔をする医師がおられます．もちろん「挙上の容易さ」と「血管吻合が不要」の点からは有茎皮弁の方が容易です．しかし，有茎皮弁は「移動範囲とサイズ」の制限により被覆の自由度は遊離皮弁にかないません．また，外傷性軟部組織欠損は腫瘍性軟部組織欠損と異なり，有茎皮弁挙上部が損傷されている危険性があります．このような背景より，「安全性から言えば遊離皮弁の方が有利である」というのは想像できるだろうと思います[1,2]．

　しかし，被覆必要範囲を正確に想定できて，挙上皮弁が完全に生存し創部が治癒するという判断ができれば有茎皮弁は非常に有効な手法なのですが，それはかなり高レベルと言わざるをえません[3]．

　有茎皮弁か遊離皮弁かで迷った場合には，常に遊離皮弁を選択できる技量がなければ，軟部組織再建は後手に回ります．

どの皮弁を使用するのか？

POINT 重症下腿開放骨折に用いる遊離皮弁は「遊離広背筋皮弁」と「遊離前外側大腿皮弁」の2つである

　下腿にはどのような皮弁を用いるのがよいでしょう？ 筆者が過去に下腿軟部組織欠損に対して施行した遊離皮弁のほとんどが「遊離広背筋皮弁」と「遊離前外側大腿皮弁」であり[4-6]，足背に対して鼠径皮弁を選択したこともありますが，それは例外です．

　皮弁採取部には注意を払う必要があり，一次縫縮できる範囲で皮膚弁を採取するのがよく，それゆえに中程度の範囲の欠損は「遊離前外側大腿皮弁」で対応し，やや広範囲の欠

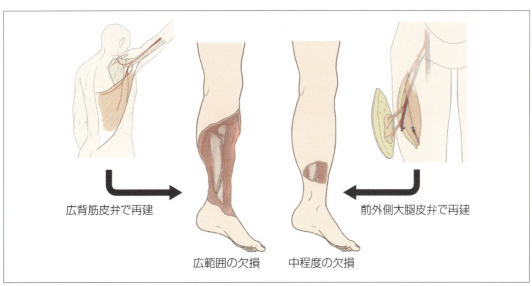

図1 遊離広背筋皮弁と遊離前外側大腿皮弁の選択

損であれば「遊離広背筋皮弁」を選択することが多くなります（**図1**）.

また，どの皮弁を選択するのかは，要求される被覆範囲の広さもさることながら，部位にも左右されます．「遊離広背筋皮弁」は足部や足関節には質と膨隆度合いから不利であり，できれば筋皮弁ではなく前外側大腿皮弁のような皮膚弁が適しています.

下腿骨幹部開放骨折には，皮膚弁よりも筋弁の方が骨癒合や感染制御に有利であるという見解があります[7]．それは筋弁の方が皮膚弁よりも血行が良いことに基づいています．しかし，結局は差がないという報告もあり[8]，現在のところは筋弁と皮膚弁の質の差を論じるというよりも，「綻びのない確実な再建が感染制御に有利である」ということなのだろうと思います[9,10].

前外側大腿皮弁と大腿筋膜張筋穿通枝皮弁

POINT 術中に前外側大腿皮弁から大腿筋膜張筋穿通枝皮弁に変更できる技量が必要

前外側大腿皮弁も大腿筋膜張筋穿通枝皮弁も，同じ外側大腿回旋動脈系です．何らかのトラブルにより前外側大腿皮弁の挙上ができない場合には，その近位の大腿筋膜張筋穿通枝皮弁に変更することを想定しておきたいところです．また，前外側大腿皮弁の穿通枝が回旋動脈とつながらないこともあります．そういった場合においても，筆者は大腿筋膜張筋穿通枝皮弁に変更します[11]（**図2**）.

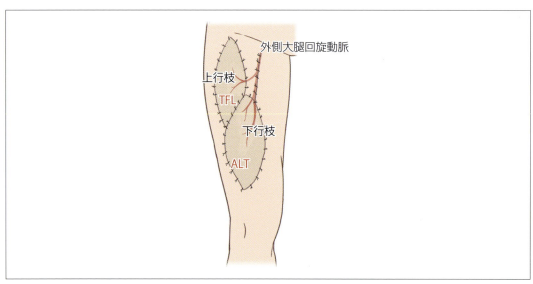

図2 大腿筋膜張筋穿通枝皮弁（TFL）と前外側大腿皮弁（ALT）

巨大な軟部組織欠損への対応

POINT 巨大軟部組織欠損には連合皮弁や chain 皮弁を施行する

　巨大な軟部組織欠損には以下の対処が可能です．

①一つの遊離広背筋皮弁で対処できない場合は，遊離広背筋に前鋸筋[12]を，さらに肩甲皮弁も加えて採取[13]することで拡大します．

②遊離広背筋を腸骨領域まで拡大採取し，遠位部を栄養する肋間動脈に super charge します．

③遊離広背筋と鼠径皮弁の連合皮弁とし，それぞれの栄養血管を吻合します[14]．

④遊離広背筋に前外側大腿皮弁をつなげるなどの chain flap[15,16] とします．

　採取部位のことを考慮すると，できるだけ一ヵ所の皮弁で対処するべきです．その場合の最大の皮弁は「広背筋と前鋸筋」[12]あるいは「広背筋と肩甲皮弁」の連合皮弁[13]です（**図3**）．この連合皮弁で被覆できるまで骨短縮することは許容されます．

　そして，上記の皮弁でも被覆できない場合にはchain flapを選択するでしょうが，そのような場合には「前外側大腿皮弁＋広背筋皮弁」や「広背筋皮弁＋広背筋皮弁」の選択[15,16]になるでしょう．

文　献

1）Emam A, et al: Free tissue versus local tissue: A comparison of outcomes when managing open tibial diaphyseal fractures. Injury **52**: 1625-1628, 2021

2）Zelenski NA, et al: The effect of free versus local flaps on time to union in open tibia fractures. Plast Reconstr Surg **151**: 655-663, 2023

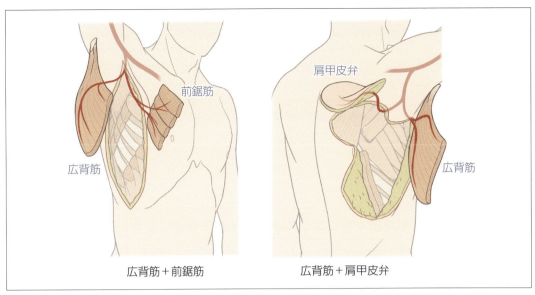

図3　連合皮弁

3) Kamath JB, et al: Soft tissue coverage in open fractures of tibia. Indian J Orthop **46**: 462-469, 2012
4) Hwang KT, et al: Is delayed reconstruction using the latissimus dorsi free flap a worthy option in the management of open IIIB tibial fractures? Microsurgery **36**: 453-459, 2016
5) Pang X, et al: Outcomes of free anterolateral thigh perforator flaps versus free modified latissimus dorsi myocutaneous flaps for Gustilo type IIIB open tibial fractureswith necrosis and infection. Am J Transl Res **12**: 5836-5843, 2020
6) Koshima I, et al: Perforator flaps in lower extremity reconstruction. Handchir Mikrochir Plast Chir **34**: 251-256, 2002
7) Mehta D, et al: Comparing radiographic progression of bone healing in Gustilo IIIB open tibia fractures treated with muscle versus fasciocutaneous flaps. J Orthop Trauma **32**: 381-385, 2018
8) Harry LE, et al: Comparison of the vascularity of fasciocutaneous tissue and muscle for coverage of open tibial fractures. Plast Reconstr Surg **124**: 1211-1219, 2009
9) Chan JK, et al: Soft-tissue reconstruction of open fractures of the lower limb: Muscle versus fasciocutaneous flaps. Plast Reconstr Surg **130**: 284e-295e, 2012
10) Lo SJ, et al: Does muscle improve validated outcome measures in open tibial fractures? New insights from a cohort study of the anterolateral thigh flap (ALT) versus ALT-Vastus lateralis flaps. J Plast Reconstr Aesthet Surg **74**: 268-276, 2021
11) Contedini F, et al: Tensor fascia latae perforator flap: An alternative reconstructive choice for anterolateral thigh flap when no sizable skin perforator is available. Indian J Plast Surg **46**: 55-58, 2013
12) Mahajan RK, et al: A retrospective analysis of latissimus dorsi-serratus anterior chimeric flap reconstruction in 47 patients with extensive lower extremity trauma. Indian J Plast Surg **51**: 24-32, 2018
13) Hallock GG: The combined parascapular fasciocutaneous and latissimus dorsi muscle conjoined free flap. Plast Reconstr Surg **121**: 101-107, 2008

14) Dzwierzynski WW, et al: Combination latissimus dorsi and groin free flap with double microvascular transfer. Ann Plast Surg **34**: 631-634, 1995
15) He J, et al: Reconstruction of large soft tissue defects in the distal lower extremity: Free chain-linked bilateral anterolateral thigh perforator flaps versus extended latissimus dorsi musculocutaneous flaps. J Pers Med **12**: 1400, 2022
16) Kim SW, et al: Reconstruction of extensive lower limb defects with thoracodorsal axis chimeric flaps. Plast Reconstr Surg **132**: 470-479, 2013

下肢外傷で使用するのはほとんど 2 種類しかない COLUMN

　世の中には，たくさんの種類の皮弁があります．その種類を見ただけで「私にはもうできない」と感じる整形外科医は多いかもしれません．しかし，下肢外傷で使用するのは，広背筋皮弁と前外側大腿皮弁の 2 種類しかないと言っても過言ではないのです．

　この 2 つをよく勉強して「極めて」みましょう．

　極めたときには，他の皮弁の挙上も「テキスト」を見ただけでできる自分に気づくはずです．

TOPICS 29

29 骨短縮による軟部組織再建

参考となる **CASE**

13	下腿骨幹部開放骨折
19	下腿遠位部開放骨折
28	小児重度下腿開放骨折

許容できない骨短縮による軟部組織再建

POINT
重度開放骨折の多くは骨短縮で軟部組織損傷を解決することはできない

　軟部組織欠損範囲と骨欠損範囲がほぼ同じ部位と面積の場合に，骨短縮によって軟部組織欠損を閉鎖する考えはあります[1-3]．しかし，通常は骨欠損範囲よりも軟部組織欠損範囲の方が大きいため，皮弁術を施行しないで再建しようとすると，健常骨を切除して骨短縮する必要があります（図1）．それでも軟部組織被覆ができずに，さらに骨短縮するというような事例も見かけます．これを筆者は「骨短縮・悪の連鎖」と呼んでいますが，皮弁を施行することができれば問題なく解決できる事例にこのような対応は好ましくありません．

　一方，bayonet法（銃剣状に重ね合わせる）やbending法などで健常骨を切除しない方法があります[4]（図2）．アライメントを変えることによって静脈環流を障害し浮腫を助長

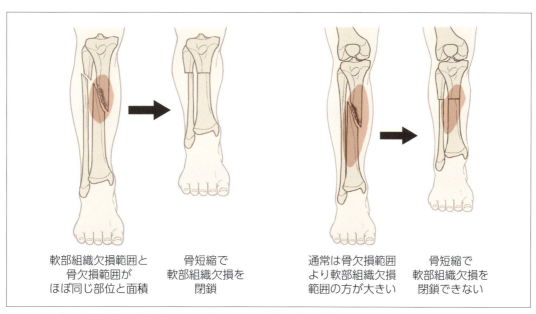

図1 軟部組織損傷を骨短縮で治療することは勧められない

111

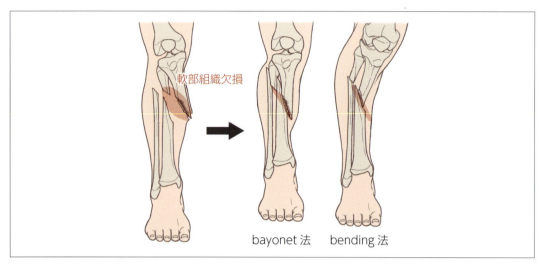

図2 bayonet 法と bending 法

しますので，軟部組織欠損範囲が小さく状態が良好な場合にはありうる方法かもしれませんが，好ましい方法とは思えません．

許容可能な骨短縮による軟部組織再建

POINT 高齢者の軽症開放骨折において，骨短縮による創管理は良い手段である

　遊離皮弁のリスクの高い高齢者，喫煙者，多数の内科合併症を有する患者に対して，一期的創閉鎖のために健常骨切除を伴うことは許容されます．つまりは「全身状態および局所状態の悪い」事例に対して，皮弁トラブルの危険を起こさない一つの方法として「骨短縮による軟部組織再建」があるわけです．しかし，軟部組織の予備能力がもともと低いため，たとえ骨短縮を施行しても創治癒遅延が生じることは多いので注意したいところです．

骨短縮軟部組織再建の積極的適応

POINT 一つの大きな皮弁でも被覆できないほど大きな軟部組織欠損を再建するために骨短縮する

　一つの大きな皮弁（たとえば広背筋＋前鋸筋）で被覆できないほどに大きな軟部組織欠損を再建するために，骨短縮を行うことは十分にありえます（図3）．
　また，下肢は上肢より骨（脚）短縮が許容されないのですが，それでも適切なデブリドマンの結果として筋肉の連続性が失われるようなことになれば，骨長を維持して移植によって再建するよりは，たとえ骨欠損がなくても骨短縮により再建する方が確実なことがあります．それはたとえば，大腿四頭筋断裂／欠損など筋体そのものが損傷／欠損状態とな

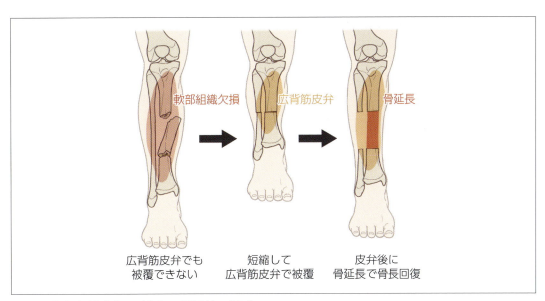

図3 軟部組織欠損に対する骨短縮の適応

った場合です．筋体の近位収縮部分が残存していれば遊離組織移植などでの再建も可能かもしれませんが，その場合は被覆する皮弁が必要です．筋体再建の質を上げるために一時的に短縮して筋体縫合し，さらに皮弁で被覆し，後日骨延長を行うことは良い戦略です．

文　献

1) Plotnikovs K, et al: Acute shortening for open tibial fractures with bone and soft tissue defects: Systematic review of literature. Strategies Trauma Limb Reconstr **17**: 44-54, 2022
2) Pierrie SN, Beltran MJ: Acute shortening and angulation for complex open fractures: An updated perspective. OTA Int **6** (4 Suppl): e245, 2023
3) Wu Y, et al: Ilizarov technique: Bone transport versus bone shortening-lengthening for tibial bone and soft-tissue defects. J Orthop Sci **23**: 341-345, 2018
4) Pierrie SN, Hsu JR: Shortening and angulation strategies to address composite bone and soft tissue defects. J Orthop Trauma **31** (Suppl 5): S32-S35, 2017

COLUMN　マイクロと Ilizarov の融合？

重度四肢外傷の再建において，10年ほど前までは学会でも「マイクロ 対 イリザロフ」の構図でした．しかし，秋田大学の島田洋一前教授や野坂光司先生の御尽力により，数年前から「マイクロとイリザロフの融合」というような話題が聞かれるようになりました．実際，学会でも「融合」を口にするイリザロファーも増えてきたように思います．

しかし，発言内容を聞いていますと，まだまだ「一部の特定の人同士の融合」に過ぎません．実際のところ，マイクロとイリザロフ両方の手術手技を自ら行うようになるまで，「理解の日」は訪れないでしょう．

30

参考となる **CASE**

25 Lisfranc 関節開放性脱臼骨折
26 重度足部外傷
27 足部皮膚剥脱創

重度足部損傷

重度足部損傷の初期治療

POINT
足部損傷では軟部組織活性の判断が難しく，後手に回りやすい

　　受傷時の初期治療は他の損傷部位と同様にデブリドマン，血行再建，骨安定化です．血行再建は第1に後脛骨動脈であり，余力があれば足背動脈も再建します．

　その後の連日の創状態評価が大切なことは下肢の他部位と同様なのですが，足部では重要度がより大きくなります．「生き残るかもしれない」という期待はおそらく甘いですし，その判断の甘さが治療の遅れにつながり，運命を変えることになります[1]．

　重度足部損傷治療の誤りは，①判断の誤り，②計画の誤り，③実践の誤りですが，①で誤ると，次の段階に進めないので注意が必要です．

重度足部損傷温存の決め手は？

POINT　患肢温存の鍵は足底軟部組織が保たれているか否かにある

　「阻血状態の重度足部損傷症例」を温存するかどうかの決め手は，踵部をはじめとした足底軟部組織の温存にあると考えます．つまり，何らかの血行再建をした後に足底部が「確信を持って」生存するのであれば温存しますし，確信が持てないのであれば「切断すべき」と考えます[2]．

　治療は冒険的に行うものではなく確実な結果が出るものを遂行するものです．ですから見通しのない治療をいつまでも続けるのではなく，ある時期に見切りをつけて切断する判断は重要です．

重度足部損傷再建の原則

POINT　再建の原則は，解剖学的骨再建と皮弁による再建である

　重度足部損傷の治療原則は，解剖学的骨再建と皮弁による再建であることはもはや常識的事項です．つまり，①プレートやスクリューを用いて「強固」な骨再建を行い，②皮膚

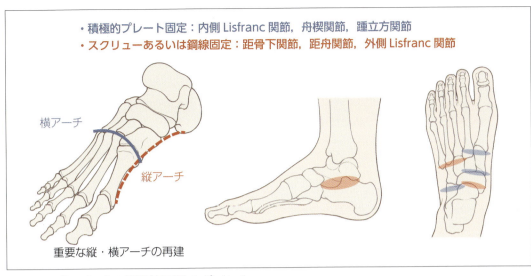

図1 足部における骨関節再建のポイント

弁を用いて「必要十分」な軟部組織再建を行います．これを受傷1週間以内に完遂させることが治療の原則です[3]．

重度足部損傷の骨再建

POINT 骨関節再建では縦・横アーチのアライメント獲得が重要

　足部における骨関節再建は，Chopart関節や距舟関節などの可動性関節を温存することは重要なのですが，それよりも，縦・横アーチのアライメントを獲得することの方が重要だと考えます（図1）．そのために，脱臼骨折部は解剖学的に整復し強固に固定することが必要です．

　固定に際してのスクリューとプレートの使い分けについてですが，「脱臼骨折で不安定性が高度」の事例にはプレート固定，「不安定性が中等度」の事例にはスクリュー固定がよいと考えますが，これは理論というよりも経験的なものです．

　問題はこの不安定性の程度の判断が，経験症例が少ない中でできるのかということにあります．「小さな不幸」は「過剰評価」で生じますが，「大きな不幸」は「過少評価」で生じます．不安定性評価で悩む場合は，より重度なものとして強固な固定を選択する方がよいと考えます．

重度足部損傷の軟部組織再建

POINT 前外側大腿皮弁が最も汎用される

Fix and Flap なのか Fix followed by Flap なのかという問題がありますが，骨接合を行うことで軟部組織欠損範囲の拡大が危惧される症例は Fix followed by Flap とした方がよいでしょう．その場で如何様にも対応できるような高い判断力と技術力を有する再建外科医であれば Fix and Flap でもよいですが，普通は Fix followed by Flap の方が確実で安全だと考えます．

さて，皮弁の種類ですが，足部再建の基本は皮膚弁［前外側大腿皮弁（anterolateral thigh flap：ALT）と鼠径皮弁（groin）あるいは浅腸骨回旋動脈穿通枝皮弁（SCIP）など］です．ALT は人によっては足背部には膨隆程度が大きいでしょうから，できれば groin あるいは SCIP を選択したいと思います[4]．

もしも足関節周囲を広く被覆するのであれば，遊離広背筋皮弁も許容されるでしょうが，大きな膨隆が問題です．早期に筋体部分を削ぎ落とす（tangenital excision）ことで膨隆縮小が達成できますので考慮してほしいと思います[5]．

レシピエント血管として前脛骨動脈と後脛骨動脈のどちらを選択するかは，血管の健常性と皮弁配置から決定します．最も重要なのは健常性ですから，皮弁採取の前に確認が必要です．レシピエント血管の状態が不良であればいったん手術を切り上げて，治療法について再考する必要があるかもしれません．

足底部再建

POINT 内側足底皮弁では不十分であり，前外側大腿皮弁が最も汎用される

「踵部は皮膚弁」で被覆するのが原則です．最も質が高いのは内側足底皮弁ですが，皮弁のサイズが小さいので小範囲の欠損にしか使用できません．それゆえに重度足部外傷では用いられることはほとんどありません[6]．

広背筋皮弁を用いたとしても，皮膚弁部分が足底に位置するようにデザインします．過去に，踵部再建には皮膚が厚くて強い肩甲皮弁などがよいという報告がありましたが，実際はそうではなく，前外側大腿皮弁でも信用度は高いです[7, 8]（**図2**）．

文　献

1) Hallock GG: The mangled foot and ankle: Soft tissue salvage techniques. Clin Podiatr Med Surg **31**: 565-576, 2014
2) Poutoglidou F, et al: Amputation versus reconstruction in severe lower extremity injury: A systematic review and meta-analysis. Arch Bone Jt Surg **11**: 378-387, 2023
3) Myerson MS, et al: Morbidity after crush injuries to the foot. J Orthop Trauma **8**: 343-349, 1994
4) Hallock GG: Soft tissue coverage after revisional foot and ankle surgery. Clin Podiatr Med Surg **34**: 389-398, 2017

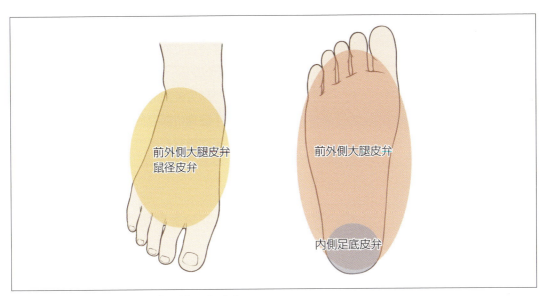

図2 足背部と足底部再建に適した皮弁

5) Parmaksizoğlu AF, et al: The reconstruction of foot soft tissue defects by tangential debulking of the latissimus dorsi flap. J Reconstr Microsurg **27**: 211-214, 2011
6) Han Y, et al: Free medial plantar flap versus free dorsal myocutaneous flap for the reconstruction of traumatic foot sole defects. Ann Plast Surg **84** (5S Suppl 3): S178-S185, 2020
7) Li RG, et al: Reconstruction of large area of deep wound in the foot and ankle with chimeric anterolateral thigh perforator flap. Orthop Surg **13**: 1609-1617, 2021
8) Olivan MV, et al: Chimerical anterolateral thigh flap for plantar reconstruction. Microsurgery **35**: 546-552, 2015

COLUMN 足部外傷治療におけるブレークスルー

　軟部組織が脆弱な足部では，外傷によって容易に軟部組織壊死・欠損となります．骨接合などを施行するとさらに悪化し，再建が非常に難しくなります．ですから誰もが骨再建の質を落として鋼線固定などで対応するのみだったのですが，結果的に高度の変形が残存し，慢性潰瘍も生じている症例をたくさん見てきました．

　そんな足部外傷にブレークスルーが起こったのは遊離皮弁をルーチンに適応するようになってからです．健常な皮膚弁を「迷うことなく」移植することにより，必要なプレート固定が可能になり，その結果として変形も起こさずに歩行ができるようになりました．

　「手部」や「足部」の再建には皮膚弁を多用することが，今では標準的治療となりました．

31

レシピエント血管について

参考となる CASE

- **09** 脛骨近位部骨折に伴う膝窩動脈損傷（その2）
- **14** 下腿骨幹部開放骨折術後感染
- **19** 下腿遠位部開放骨折
- **20** 下腿骨幹部骨折，足関節部圧挫創

レシピエント血管の術前判断

POINT
遊離皮弁移植術は，レシピエント血管が健常であれば成功する

　遊離皮弁移植術の成功は，全てレシピエント血管の質（健常性）にかかっています．レシピエント血管さえ健常であれば遊離皮弁はうまくいくと考えて良いのです[1]．

　レシピエント血管の評価として造影 CT およびエコー所見は必須であり，その結果として「健常である」と判断された血管をレシピエント血管として選択する[2]のですが，いくつかのポイントがありますので列挙しておきます．

①下腿開放骨折において前方コンパートメントに存在する前脛骨動静脈はダメージを受けやすい．

②損傷血管でも受傷時に再建すれば，レシピエント血管として使用することができる．

③盲端血管でも，分枝を出したレベルの近位であればレシピエントとして使用できるし，受傷3日以内であれば十分に安全である．

レシピエント血管の術中判断

POINT **レシピエント血管の質は術野での剥離と視認で最終決定する**

　術前の検査でレシピエント血管の状態を類推しますが，最終的には直接，術野でレシピエント血管の状態を確認します[1]．レシピエント血管の剥離において，血管の周囲に健常な脂肪組織があれば剥離は容易ですが，瘢痕化が生じていると剥離が困難となります．どの程度の困難さであればレシピエントとして使用できるのかは術者次第です．「血管の弾力性やしなやかさを手で推し量る」というのは健常性を見極める「匠のコツ」ですので，肌感覚で理解したいところです（**図1**）．

　さて，血管を剥離し，patency がよければレシピエント血管として使用するわけですが，いよいよ吻合しようというときに動脈からの流出が悪いということがときどき起こります．その際にどのような対処をするべきでしょうか？ Fogarty カテーテルを使用して血行改善を図る手段は，かなり危険です．Fogarty カテーテルで血栓が引ければもはや使

TOPICS 31

レシピエント血管について

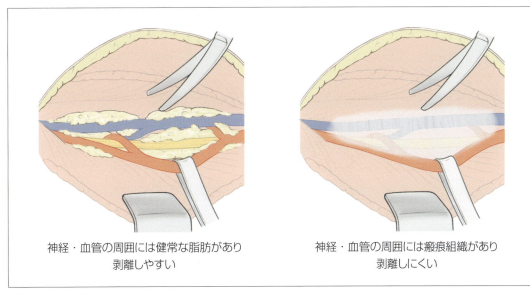

図1 レシピエント血管の状態

（左）神経・血管の周囲には健常な脂肪があり剥離しやすい
（右）神経・血管の周囲には瘢痕組織があり剥離しにくい

用しない方がよいですが，血栓が引けなければ（これがいわゆるスパスムの状態です），まだ可能性があるかもしれません．

術中の難治性スパスムを改善させる方法

POINT 術中の難治性スパスムの対策法を全て準備しておく

　術中の血管スパスムに対してどのように対処すればよいでしょう．リドカインやパパベリンなどの薬物で改善される場合[3]もありますし，クランプは使用せずタニケット使用下の血管吻合が功を奏する場合もあります．術者はその対策法をいくつか持ち合わせておき，そのどれかを状況に応じて用います．

　薬物療法は当たり前として，あとは long vein graft や non clamp 法などになりますが，対処法の全てを手中に納めていることが解決の鍵ですね（図2）．

zone of vascular injury なるものについて

POINT 「zone of vascular injury」は一次損傷ではなく，時間とともに悪化する二次損傷である

　下腿開放骨折において遊離皮弁にトラブルが生じると，「血管が zone of vascular injury の中に入っていたから」という言い訳？をよく耳にしますが，この見解が正しいのかどうか？ときおり疑問になります．

119

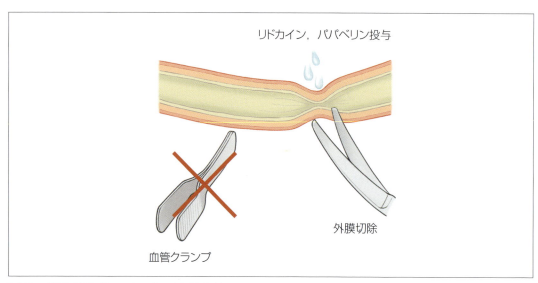

図2 術中難治性スパスムの改善方法

　「zone of vascular injury」なるものは一次損傷ではなく，時間とともに悪化する二次損傷のことです[4,5]．受傷時およびそれに準じる時期では「レシピエント血管」としては何ら問題ないわけですが，どの時点から悪化していくのかは不明であり，大きな個別差があります．

　このように「zone of injury」なる概念は曖昧です．レシピエント血管には「全く健常なもの」と「硬い瘢痕に覆われ，剥離が非常に困難なもの」があります．後者はまさに「zone of vascular injury」の状況なのでしょう．しかし，その「中間」の状態があります．巷では「全く健常なもの」以外は「zone of vascular injury」と称しているかもしれませんが，「剥離の技術」すなわち「術者の技量」によって大きく差が生まれるのではないかと考えます．

レシピエント静脈について

POINT 表在静脈は損傷を受けやすく，深部静脈は細く剥離しづらい

　レシピエント静脈の選定と剥離は，動脈以上に難しいものです．エコーでフローがあるかどうかを見極めるのはもちろんですが，周囲に脂肪組織のない静脈を選択することはやめた方がよいでしょう．

　レシピエント静脈は，表在静脈でも伴走静脈でもどちらでも質が良ければ，口径の合致する方を選択すればよいのですが，「表在静脈は損傷を受けやすく」吻合後にトラブルが生じやすいので注意したいところです[6]．

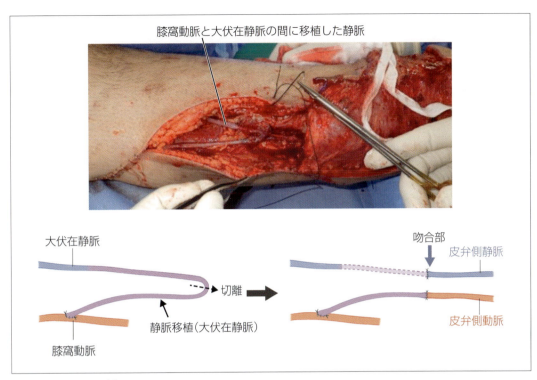

図3 AV loop 法

AV loop について

POINT 血管移植の一つの方法として AV loop 法は有用である

　遊離皮弁を施行する際に周囲に適当なレシピエント血管が存在しない場合，long vein graft を施行する[7]のですが，その一つの方法に arteriovenous（AV）loop 法[8]があります．これは，損傷部近位の主要血管において動脈と静脈をループ上に吻合しておき，適切なところで切離して使用するのですが，有効な方法です（**図3**）．

動脈移植について

POINT 四肢動脈再建において動脈移植が有用かもしれない

　四肢動脈再建においても，動脈移植か静脈移植かの議論があります．心臓血管外科領域の AC バイパスにおいて動脈移植が静脈移植より優れているとされていますが，四肢外傷においても静脈移植の代わりに動脈移植を選択することが推奨されてくる可能性があります[9]．

文 献

1) Park S, et al: Algorithm for recipient vessel selection in free tissue transfer to the lowerextremity. Plast Reconstr Surg **103**: 1937-1948, 1999

2) Nemoto M, et al: Free flap transfer to preserve main arterial flow in early reconstruction of open fracture in the lower extremity. Plast Surg Int **2015**: 213892, 2015

3) Ibne Mahbub MS, et al: Papaverine loaded injectable and thermosensitive hydrogel system for improving survival of rat dorsal skin flaps. J Mater Sci Mater Med **34**: 28, 2023

4) Cepas A, et al: Myth-busting the zone of injury concept: A prospective study on the vascularresponse to high-energy lower extremity trauma. Plast Reconstr Surg **154**: 190e-198e, 2024

5) Isenberg JS, Sherman R: Zone of injury: A valid concept in microvascular reconstruction of the traumatized lower limb? Ann Plast Surg **36**: 270-272, 1996

6) Kawamoto H, Koshima I: Selection of deep or superficial recipient vein in lower extremity reconstruction using free flap: A systematic review and meta-analysis. Microsurgery **42**: 732-739, 2022

7) Yoshimatsu H, et al: Use of a 72-cm-long extended bilateral deep inferior epigastric artery perforator free flap for reconstruction of a lower leg with no suitable recipient vessel around the injury zone: A case report. Microsurgery **38**: 89-93, 2018

8) Brumberg RS, et al: Early results of supporting free flap coverage of mangled lower extremities with long saphenous arteriovenous loop grafts. Ann Vasc Surg **71**: 181-190, 2021

9) Shuck J, Masden DL: Options for revascularization: artery versus vein: Technical considerations. Hand Clin **31**: 85-92, 2015

外傷遊離皮弁成功の鍵はレシピエント血管のみ　COLUMN

　重度四肢再建の実際を知らない整形外科医のほとんどは，「皮弁形成」といえば「皮弁挙上」ができて「血管吻合」ができれば完遂すると思っています．

　筆者は，そのような医師に多数遭遇してきました．

　彼らは「果敢？（無謀）」に遊離皮弁移植術を施行し，ときに成功し，ときに失敗します．成功率は50％程度で丁半博打のような手術です．無論，そのような手術が許されるはずありません．

　外傷遊離皮弁成功の鍵は「健常なレシピエント血管の選択」にあるのです．

　これが理解・実践できなければ，治療がうまくいくことはないでしょう．

32

術後血行トラブル

TOPICS 32

術後血行トラブル

抗凝固薬使用について

POINT
腫瘍切除後などの非外傷性欠損に対する遊離皮弁術で抗凝固療法を施行することはないが，外傷性欠損でも同様である

切断指再接着のような微小血管吻合で，吻合血管の質に疑念がある場合にはヘパリンの投与をすることもあるでしょうが，major切断やGustilo分類type ⅢC下腿開放骨折の血管吻合後では抗凝固薬を使用しないのが一般的です[1]．吻合血管が太いということと，ほぼ健常同士の血管を吻合するので血行トラブルは基本的には起きないことがその理由です．

これは遊離皮弁術においては尚更であり，健常同士の血管吻合なので抗凝固薬は使用しません[2]．ただし，血行トラブルで再手術を施行した場合には抗凝固薬を使用することもあるでしょう[3]．

術後モニタリング

POINT 遊離皮弁術後のモニタリングは理学所見で判断することを基本とする

経皮的pCO$_2$モニターは術者以外がモニタリングする方法として有用であることは間違いないところです[4]．しかし，そもそも術者は皮弁の血行トラブルを理学所見で判断してほしいと考えます．機器によるモニタリングと術者の目によるモニタリング，その両者が合わさることで医師の診断力は鍛えられると思います[5,6]．

術後遅延性（数日後）血行障害の原因について

POINT 術後数日を経過しての血行障害の原因の多くは軟部組織被覆の遅延にある

血管吻合後24時間以内の血行障害の原因は「吻合血管の質」「血管吻合技術」「血管配置」などが考えられます．しかし，major切断再接合術やGustilo分類type ⅢC下腿開放骨折において，術後数日を経過して発生した血行障害の原因の多くは，軟部組織被覆の遅延による血管吻合部周囲の環境悪化にあります．それゆえに「可及的早期の軟部組織再建が重要」なのです．

血行障害への対応について

POINT 数時間以内に発見された血行障害の救済率は高い

　遊離皮弁術施行後の血行障害を数時間以内に発見し対処した場合の成功率は非常に高いものです[7, 8]．筆者の経験でも80%以上は救済されています．

　逆に，数時間を超えて発見された血行障害は極めて危険な徴候であり，救済は難しいと覚悟しなければなりません．血行障害は「予防」に努めることが第一であり，いかに早く発見し，手術室へ戻るかにかかっています．

文　献

1）Loja MN, et al; AAST PROOVIT Study Group: Systemic anticoagulation in the setting of vascular extremity trauma. Injury **48**: 1911-1916, 2017

2）Dawoud BES, et al: Does anticoagulation improve outcomes of microvascular free flapreconstruction following head and neck surgery: A systematic review and meta-analysis. Br J Oral Maxillofac Surg **60**: 1292-1302, 2022

3）DeFazio MV, et al: Lower extremity free tissue transfer in the setting of thrombophilia: Analysis of perioperative anticoagulation protocols and predictors of flap failure. J Reconstr Microsurg **35**: 270-286, 2019

4）Abe Y, et al: Transcutaneous PCO2 measurement at low temperature for reliable and continuous free flap monitoring: experimental and clinical study. Plast Reconstr Surg Glob Open **1**: 1-8, 2013

5）Shen AY, et al: Free flap monitoring, salvage, and failure timing: A systematic review. J Reconstr Microsurg **37**: 300-308, 2021

6）Knoedler S, et al: Postoperative free flap monitoring in reconstructive surgery-man or machine? Front Surg **10**: 1130566, 2023

7）Yajima H, et al: Vascular complications of vascularized composite tissue transfer: Outcome and salvage techniques. Microsurgery **14**: 473-478, 1993

8）Muramatsu K, et al: Vascular complication in free tissue transfer to the leg. Microsurgery **21**: 362-365, 2001

遊離皮弁の成功は浪花節!?　COLUMN

　医療には効率化が必要です．DX化されるものは全てされるとよいと思います．しかし，この流れは優秀な医師にとってはよいですが，能力に乏しい医師を無能化します．能力に乏しい医師は「目で見て，触診して」などの地道な理学所見採取が重要であり，それをおろそかにすると診断と治療能力は向上しません．

　筆者は，重度四肢外傷における遊離皮弁管理が大好きです．この領域は機械化が及ばない，地道な理学所見採取が頼りの「浪花節の世界」だからです．

33

筋腱再建

参考となる CASE

- **03** 右前腕重度開放骨折
- **04** 右前腕遠位部切断
- **05** 左前腕重度開放骨折
- **06** 手部完全切断
- **07** 手部不全切断

筋腱損傷再建原則・時期について

POINT

筋腱損傷再建はできるだけ早く（2, 3 日以内）解剖学的に再建し，良好な軟部組織（皮弁）で被覆する

　重度四肢外傷において，筋腱再建は機能維持にとって重要ですが，これが上肢，その中でも前腕となると尚更です．筋腱損傷はどのような原則で再建すればよいのでしょうか？

　第1の原則はできるだけ早く再建することです．筋萎縮や瘢痕化が生じてしまうと治療効果は激減しますので，「外傷性筋腱損傷再建は時間との戦いである」との認識が必要です．そして第2の原則は，二次感染を起こさないように注意することです．周囲軟部組織の環境が良好であることが再建の条件であり，皮弁再建を同時期に行うことが必要です．どのような腱再建においても「縫合後に NPWT で被覆する」ということのないようにしなければなりません[1]．

下肢における筋腱再建について

POINT 大腿部では膝伸展機構の再建を，下腿では足関節底屈機能の再建を重視する

　大腿部における筋腱再建のポイントはもちろん「伸展機構（大腿四頭筋）の再建」にあります．四頭筋が欠損するほどの損傷は稀ですが，不全切断に近い損傷では移植で対応するよりも骨短縮で対応する方がよいと考えます．前腕損傷でも骨短縮で対応することが多いですが，それが何のためかというと「神経と腱」の再建のためです．それと同じように考えてよいかと思います．

　下腿部においては，近位に収縮筋が残存している場合は，遊離皮弁施行の際に皮弁組織の一部（たとえば前外側大腿皮弁に外側広筋や大腿筋膜張筋を同時採取して）を使用して筋腱欠損の補填をすることは非常に有用です．また，近位に収縮筋が残存していない場合は，機能的筋肉移植を大腿筋膜張筋や外側広筋を用いて行うことを考えます（**図1**）．

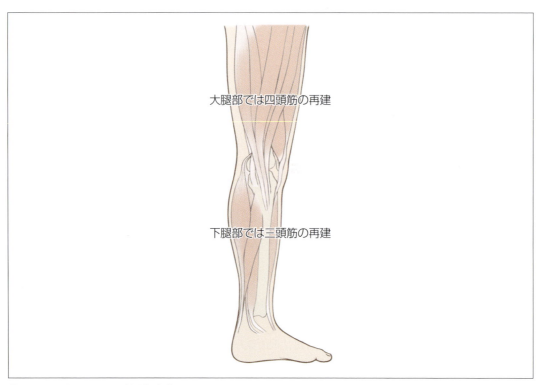

図1 下肢における筋腱再建

壊滅的上腕損傷の再建について

POINT 上腕切断では，限定的機能再建を早期に目指す

　上腕切断のような壊滅的な損傷は，どのような再建を施行しても効果は限定的です．「肘が動いたとか，手が動いたとかetc.」そのような物理現象を医療の目標にしないで，「生活すること」を目標にするのがよいと考えます．

　つまり，①確実な血行再建，骨（短縮）再建，②皮弁による軟部組織被覆，③有茎広背筋による肘屈曲再建，④骨短縮による神経再建（前腕機能再建）などを1週間程度で施行し，後はリハビリをしながら「社会補償制度や福祉サポート」を受け，できるだけ早く生活できるようにする（**図2**）という視点がよいのではないかと筆者は考えます．大多数の患者はチャンピオンケースを望んでいるわけではありません．新規医療を望んでいるわけでもありません．

　「すでにやれていること，できることを標準的に施行すること」を望んでいるのです[2,3]．

TOPICS 33

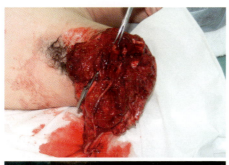
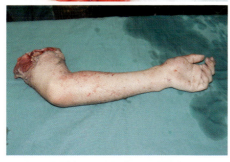

①確実な血行再建
②皮弁による軟部組織被覆
③有茎広背筋による肘屈曲再建
④骨短縮による神経再建

図2 壊滅的上肢損傷で再建すべきこと
[土田芳彦（編著）：Case Learning 06．上腕部切断の再建．重度四肢外傷の標準的治療，p153，南江堂，2017より転載]

上腕における筋腱再建について

POINT 肘屈曲再建の標準は有茎広背筋移行術である

　上腕部で二頭筋腱が欠損しているほどの高度損傷の場合，軟部組織再建と肘屈曲能の同時再建のために有茎広背筋移行術はとても有用な再建方法です[4]．

前腕における腱再建の原則について

POINT 前腕挫滅損傷における標準的治療は早期解剖学的再建である

　筋腱・神経再建が必要な重度前腕開放骨折はとても多く，再建は非常に難しいですが，その原則はほぼ決まっています．
原則1：筋腱・神経縫合は，骨再建が完遂された前提で施行する
原則2：骨短縮は，腱・神経の良好な縫合のために考慮する
原則3：腱縫合はmyostatic contractureが生じる前に施行する
　原則に当てはめて考えると，初日にしてよいのは，ありふれた定型的な事例のみであることがわかります．基本的には受傷翌日あるいは翌々日に再建術が始まります．

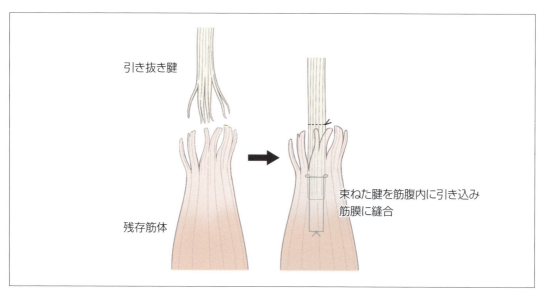

図3 引き込み腱縫合

前腕における腱引き込み縫合について

POINT 伸筋腱，屈筋腱の引き抜き損傷は引き込み縫合で効果的に治癒する

　伸筋腱，屈筋腱の引き抜き損傷は，重度前腕開放骨折において散見されますが，引き込み縫合はとても有効です[5]（図3）.

　残存筋体の質判断（収縮能が残存しているかどうか）は重要ですが，引き込み縫合を一度経験すれば難しくはありません．仮に残存筋体の質が不良な印象でも相当回復します．

　筆者は前腕部での切断・開放骨折に伴う引き抜き損傷に対して腱の引き込み縫合を実践しており，その成績は良好です．たとえば総指伸筋（EDC）が全て引き抜かれても，最終的な指％TAM（total active motion）が85％を超える症例が多いのです．具体的な数字は出せていませんが，屈筋腱に対してもある程度の可動域が期待できます．これを機会に，筋腱以降部の引き抜き損傷に対する引き込み縫合が見直されるとよいと考えます．

腱移行術について

POINT 典型的な腱損傷事例では早期腱移行術を行う

　伸筋腱が修復不能な損傷を受けているけれども，屈筋腱が温存されているような定型的損傷であれば，腱移行術の方法を決定することができますので，初期治療の段階で施行すべきです．ただし，2, 3日以内の皮弁施行で腱を被覆することが必要条件になります[1].

TOPICS 33

機能的筋肉移植について

POINT 「機能的遊離筋肉移植術」は限定的施行である

　重度四肢外傷における「機能的遊離筋肉移植術」は限定的施行の段階です.

　近年, 腕神経損傷における再建術を応用する報告も見受けられますが[6], まだ現実的ではないように思います.

文　献

1) Schubert CD, Giunta RE: Extensor tendon repair and reconstruction. Clin Plast Surg **41**: 525-531, 2014

2) Daoutis NK, et al: Major amputation of the upper extremity. Functional results after replantation/revascularization in 47 cases. Acta Orthop Scand Suppl **264**: 7-8, 1995

3) Ramji M, et al: Functional outcomes of major upper extremity replantation: A scoping review. Plast Reconstr Surg Glob Open **8**: e3071, 2020

4) Parmaksizoglu F, Beyzadeoglu T: Functional latissimus dorsi island pedicle musculocutaneous flap to restore elbow flexion in replantation or revascularisation of above-elbow amputations. Handchir Mikrochir Plast Chir **35**: 51-56, 2003

5) Izawa Y, et al: Pull-in suture: a novel reconstruction technique for tendon avulsion injury at the musculotendinous junction associated with forearm open fracture. Case Reports Plast Surg Hand Surg **9**: 92-98, 2022

6) Venkatramani H, et al: Role of free functioning muscle transfer in improving the functional outcomes following replantation of crush avulsion amputations of the forearm. Injury **50** (Suppl 5): S105-S110, 2019

腱の引き込み縫合, 復活!　COLUMN

　その昔, 伸筋腱や屈筋腱が近位の筋体から引き抜かれた場合, そのまま修復しても成績が悪いため, 腱移行で対処した方がよいと言われていました. しかし論文の中身を確認しても成績が不良な要因が今ひとつはっきりとしません. おそらく, ①施行時期が遅い, ②骨短縮をしていないため再建が不十分, ③皮弁を前提にしていない, などだろうと推察します.

　重度前腕外傷の治療に習熟してくると, 再建時期は早くなり, 骨短縮や皮弁被覆はルーチンになされます. その一環で腱の引き込み縫合をしていましたが, 成績は良好です.

　治療成績には, それを施行した背景というものがあります. 論文などの結果ではなく, ロジックを考えて治療法を選択したいものです.

34 小児重度開放骨折

参考となる **CASE**
- 28 小児重度下腿開放骨折
- 29 小児重度前腕外傷

小児の軟部組織再建，特に遊離皮弁術について

POINT 小児だからといって皮弁術は必要がないという考えは危険である

　小児は組織再生能力が高いために，「皮弁術が必要な事例はほとんどない」との見解を，著名な小児外傷整形外科医が各種セミナーで繰り返し述べていました[1]．しかし，皮弁の必要性は損傷の程度で判断されます．成人よりは皮弁術の必要性は少ないのですが，関節部や骨折部が明らかに露出している場合や腱組織が露出している場合はためらわず皮弁術を施行すべきだと考えます[2]（図1）．

小児の骨再建

POINT 小児の骨欠損は仮骨延長法で再建するのがベストである

　重度四肢外傷においては，骨欠損が生じることは珍しくありません．小児はできるだけ，他部位よりの骨移植は避けるべきです．小児は成人よりもずっと組織再生能力が高い

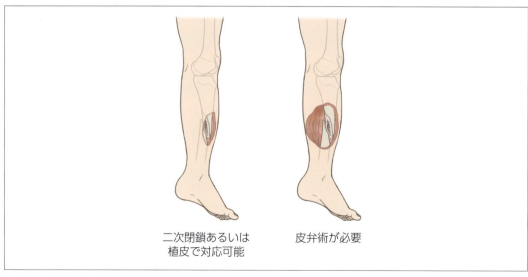

二次閉鎖あるいは植皮で対応可能　　皮弁術が必要

図1 小児の軟部組織再建方法の選択

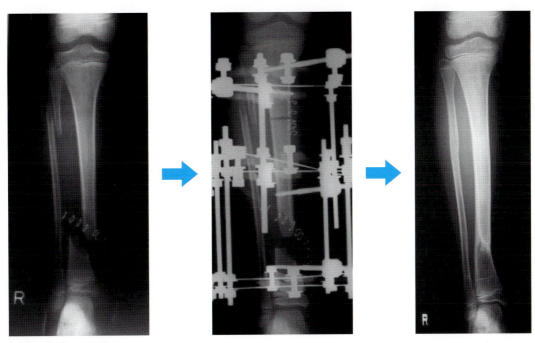

図2 仮骨延長法

ので，骨移植ではなく，組織再生療法，すなわち Ilizarov 仮骨延長法を考慮すべきであると考えます[3,4]（**図2**）．

一期的短縮をすることで軟部組織欠損が閉鎖されることもありますので，骨短縮・骨延長は小児の場合は積極的に選択すべきでしょう．

小児足部皮膚剥脱創の再建

POINT 皮膚剥脱創は一次植皮を行い，後日，追加皮弁術を考慮する

　足部皮膚剥脱創は成人ではしばしば見受けられますが，小児でも稀ながら遭遇します．足部母床の状態に左右されますが，小児では除脂肪された皮膚が生着する可能性は高いと考えます[5]（☞ TOPICS 09. 下肢皮膚剥脱創の取り扱い）．

　もしもそのような事例があれば，ICG 蛍光染色と理学所見から判断して，血行不良の皮膚は一期的除脂肪皮膚移植とするか，除去して冷蔵保存とし，NPWT 管理の後に数日以内に植皮とするのがよいでしょう．

　そして，後日，踵荷重部のみ内側足底皮弁も候補とした皮弁術で再建するのが適切な治療だと考えます．

文　献

1) Barnett TM, Shilt JS: Use of vacuum-assisted closure and a dermal regeneration template as an alternative to flap reconstruction in pediatric grade IIIB open lower-extremity injuries. Am J Orthop (Belle Mead NJ) **38**: 301-305, 2009
2) Rinker B, et al: Microvascular free flap reconstruction in pediatric lower extremity trauma: A 10-year review. Plast Reconstr Surg **115**: 1618-1624, 2005
3) Laine JC, et al: The management of soft tissue and bone loss in type IIIB and IIIC pediatric open tibia fractures. J Pediatr Orthop **36**: 453-458, 2016
4) Messner J, et al: Treatment and functional outcomes of complex tibial fractures in children and adolescents using the Ilizarov method. Bone Joint J **100-B**: 396-403, 2018
5) Yan H, et al: Management of degloving injuries of the foot with a defatted full-thickness skin graft. J Bone Joint Surg Am **95**: 1675-1681, 2013

COLUMN

罪深いカリスマの発言

　ある「小児四肢外傷コース」での一コマです．コースを主導する「スイスのカリスマ」が「小児の四肢外傷事例に皮弁が必要になることはほとんどない．植皮術で対応可能である」というようなことを本当に発言していました．

　それを聞いていた素直な「日本のある整形外科医」は，10 歳の Gustilo 分類 type ⅢB 下腿開放骨折を NPWT で管理しました．しかし，軟部組織は治癒しません．結局，その後に骨髄炎となり筆者の施設に紹介されました．

　筆者はデブリドマンを施行し，遊離皮弁術で軟部組織再建を施行し，骨欠損は Ilizarov 法で治療しました．

　「小児の四肢外傷で皮弁が必要になることはほとんどない」など，全く見当違いの発言です．言葉の壁があるとはいえ，それを信じる医師もどうかと思いますが，カリスマの発言はあまりにも罪深いものでした．

35

TOPICS **35**

高齢者・内科合併症患者の重度開放骨折

参考となる **CASE**

01 高齢者上腕開放骨折（低エネルギー損傷）

高齢者・内科合併症患者の重度開放骨折症例は増加している

POINT
高齢者では低エネルギー外傷でも重度開放骨折となる

　重度四肢開放骨折は高エネルギー外傷で生じるものですが，近年，高齢患者において低エネルギー外傷による重度四肢開放骨折が増加しています．その理由は，低エネルギーの下腿骨折でも軟部組織の脆弱な高齢者では容易に開放化し，しかも軟部組織壊死により重篤化するためです[1]．

いかなる病態が危険なのか？ 全身状態の問題

POINT 超高齢者では一見健常だとしても，最短・最小限の治療をするべきである

　超高齢社会の現代，超高齢であること自体が，全身的・局所的予備能力を低下させています．全身的予備能力についてですが，まず一般的な全身麻酔リスク評価を施行しますが，ASA-PS（アメリカ麻酔学会による全身状態分類）class 2までに入らなければ重度四肢外傷の再建は成り立たないと考えます[2]．

　しかし，class 2だとしても術後不測の事態に陥るのが高齢者です．すなわち，たとえどれほど元気だとしても，最短・最小限の治療をするべきであり，遊離皮弁術などの高侵襲手術の必要性は再検討されなければなりません[3]．

　このように，超高齢者に対する手術は，背景を含めて考えなければなりません．外傷再建の学会で「超高齢者に対して遊離皮弁ができるのか否か」という，既存血管病変に焦点を当てた技術的側面での議論がなされていることがあります[3,5]．確かに，やろうと思えばできるでしょう．しかし，できるということと，やってよいこととは別です．私は過去に手掛けた80代後半の下腿開放骨折に対する遊離皮弁術事例を想起します．遊離皮弁術が成功して，これからリハビリというときに，誤嚥して寝たきりになってしまいました．おそらく，手術によって体力を消耗させたのではないかと筆者は考えています．

いかなる病態が危険なのか？ 局所状態の問題

POINT 糖尿病，慢性腎不全，動脈硬化症などの血管病変は治療の大きな危険要因である

　高齢者開放骨折で軟部組織再建を難しくしているのは軟部組織の血行です．これは年齢に伴う内科的合併症が大きく関与しています．糖尿病，慢性腎不全，動脈硬化症は大きな危険要因です[4]．

　これらが背景にあると，皮膚切開を加えると軟部組織は治癒しない，インプラント膨隆には耐えられない，というようなことが起こります．そして，軟部組織が破綻しても，サルベージ法としての皮弁ができないということになります．

　こういった状況をいかに予見して，不良な結果に陥らないようにするのが重要です．

局所状態の問題をいかに診断するか？

POINT 局所状態の評価として，理学所見，造影 CT，エコー，そして SPP 検査を行う

　全身状態の予備能力の判断はルーチンに施行するとして，問題は軟部組織状態の予備能力判断です．血行状態の評価として末梢血管の触知を調べ，そして CTA やエコー評価を行います．さらに skin perfusion pressure（SPP）検査も必須です．SPP が 40 mmHg 以下の場合は特に危険です[6]．

　逆に，もしも足背・後脛骨動脈の触知が良好で，SPP も 60 〜 70 mmHg 以上であれば軟部組織再建についてはあまり問題ないということになります．

いかに対応するか？

POINT 局所血行状態に問題がある場合には骨接合術のダウングレードを考慮する

　それでは，局所血行状態に問題のある危険例に対して，いかに対応すればよいでしょうか？

　まずは，骨接合術のダウングレードを考慮します．たとえばプレートが望ましかったとしても髄内釘固定（順行性でも逆行性でも）や創外固定を選択し，double プレートが望ましかったとしても single プレートで終わらせるといったことです．

　その上で軟部組織再建を考えるのですが，状況によっては皮弁が不要になるかもしれませんし，有茎皮弁で対処できるかもしれません．それでも遊離皮弁が望ましいとなれば，レシピエント血管を評価しますが，それは CTA とエコーで行います．

　もしも皮弁術が必要であるにもかかわらず，それができないような状態であれば，切断術を施行するしかありません[1]．

文　献

1) Friedman LGM, et al: Open lower extremity fractures in the geriatric population. Eur J Orthop Surg Traumatol **33**: 401-408, 2023
2) Saklad M: Grading of patients for surgical procedures. Anesthesiology **2**: 281-284, 1941
3) G Reiter, et al: Reconstruction of lower limbs in old age-an interdisciplinary approach: Strategies for trauma surgery, vascular surgery and plastic surgery. Chirurg **90**: 806-815, 2019
4) Wähmann M, et al: Geriatric patients with free flap reconstruction: A comparative clinical analysis of 256 cases. J Reconstr Microsurg **36**: 127-135, 2020
5) Heidekrueger PI, et al: Microsurgical reconstruction in patients greater than 80 years old. Microsurgery **37**: 546-551, 2017
6) Xuanliang Pan, et al: Skin perfusion pressure for the prediction of wound healing in critical limb ischemia: A meta-analysis. Arch Med Sci **14**: 481-487, 2018

COLUMN

増える高齢者開放骨折

　近年，高齢者骨盤骨折は非常に増加しています．昔なら高エネルギー外傷でしか生じなかった寛骨臼骨折も低エネルギー外傷で生じています．

　高齢者開放骨折もそれと同様です．軟部組織脆弱性に起因する低エネルギーの Gustilo 分類 type ⅢB 開放骨折が多発しています．今後，高齢者 Gustilo 分類 type ⅢB を主題にしたセミナーが増えるでしょうし，テキストも作成されていくことでしょう．

36

術後感染治療

参考となる **CASE**

- 11 　右下腿近位部開放骨折
- 14 　下腿骨幹部開放骨折術後感染
- 18 　下腿遠位骨幹部開放骨折

予防としての予定洗浄

POINT
重症例には皮弁施行後洗浄や追加デブリドマンを行うべきである

　重症開放骨折は感染の危険性が高く，確実な洗浄・デブリドマンを施行した上で早期軟部組織再建が必要であるということは誰もが認めるところです[1-3]．

　実のところ，問題は軟部組織再建にて創部を閉鎖した後です．と言うのは，洗浄・デブリドマンが完全であることはありえず，何らかの不良組織や細菌が残存しているからです．ですから，筆者は重症例には皮弁後の洗浄や皮弁後の追加デブリドマンが必要であると考えています（図1）．

　特別なコツなどはありません．洗浄とデブリドマンは皮弁術を施行した後でもためらうことなく施行すればよいのです．そもそも血管吻合部は健常部に設定されているはずですから，洗浄領域には含まなくてよいと考えます．もしも，「予定洗浄で皮弁血行が危険なことになるかもしれない」と思っている人がいるとすれば，それは予定洗浄のためではなく，やり方に問題があると考えた方がよいでしょう．

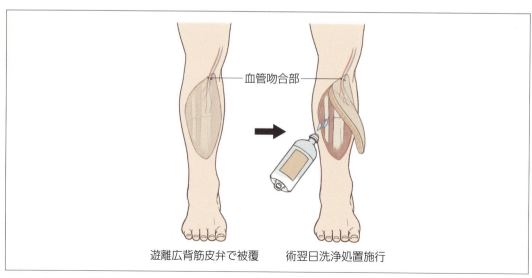

図1　術後予定洗浄

表1　重度開放骨折後感染治療の考え

時期	バイオフィルム	デブリドマン時の対処
早期（early stage；～ 2 週）	未成熟	インプラント温存
遅延期（delayed stage；2 ～ 10 週）	未成熟～成熟	インプラント交換
慢性期（chronic stage；10 週～）	成熟	インプラント抜去，創外固定

感染症の時期

POINT 重度開放骨折の感染は損傷からの経過時間で考え，2 週間以内は early stage，2 ～ 10 週は delayed stage，10 週以上を chronic stage とする

　感染症の治療は，骨折あるいは手術からの経過時間に関連しています．ただし，実際の感染の発症は遅れて発覚する可能性があり，感染がいつ始まったのかを正確に判断することが難しい場合もあります．

　しかしながら，重症開放骨折の場合は，おおむね損傷からの経過時間で考えます．2 週間以内は early stage，2 ～ 10 週は delayed stage，10 週以上が chronic stage とします．2 週間以内とそれ以降ではバイオフィルムの成熟度が異なります[4-6]．

　すなわち，2 週間以内だとバイオフィルムは未成熟であり，インプラントを温存したまま，洗浄とデブリドマンで対処可能であり，2 週間を超えるとバイオフィルムが成熟するため，洗浄デブリドマンの際にインプラントを交換する必要があります（デブリドマン後に同じプレートで再固定してもよいです）．そして 10 週を超えると，インプラントを抜去し，さらに壊死骨の除去が必要であり，固定には主に創外固定が用いられます（**表1**）．

早期感染：early stage

POINT 2 週間以内の急性期感染はデブリドマンで対処可能

　この 2 週間以内の早期感染は，適切な治療を開始すればコントロールが可能です．

　2 週間以内の感染に対して，まずは直ちに洗浄とデブリドマンを行います．感染が軽度であれば鎮静化するでしょう．1 回の洗浄，デブリドマンで速やかに治癒しない場合は，インプラントを抜去しデブリドマンし，再度インプラントを留置するという手段を取ります．

遅延期感染：delayed stage

POINT 2週を超えた遅延期感染ではインプラントを交換する

　2週間を超えると delayed stage になります．バイオフィルムが成熟に至りますが，まだコントロール可能なことが多いです．この時期において，「局所高濃度抗菌薬投与でバイオフィルムを壊せるため，インプラントを温存したままの治療は可能」とする報告もあります[7]が，大いに疑念があります．

　局所高濃度抗菌薬投与は「デブリドマンがほぼ完了し，病巣に抗菌薬が到達している」という「条件」のもとで有効です．髄内釘をそのまま留置した状態で局所高濃度抗菌薬投与しても効果は限定的です．

　原則的には，インプラントはいったん抜去してデブリドマンを施行します．感染がひどければいったん創外固定に変更するでしょうし，比較的軽度であればインプラントを入れ替えて再留置します．抗菌薬投与は，これが過不足なく行われた前提で施行するものです．

慢性期感染，骨髄炎：chronic stage

POINT 10週を超えた慢性期感染ではインプラントを抜去し創外固定とする

　10週を超えると慢性期感染であり，骨髄炎といってよい状態です．CT や MRI で病巣部を想定しますが，実際には開創による直視下判断になります．

　この場合も，高濃度局所抗菌薬投与の前に確定的デブリドマンが必要なことは常識的事項です．どこに感染病巣があるのかを見極め，病巣が除去された前提で，その部位に高濃度局所抗菌薬を投与します．そして，この時期の治療法は標準的にインプラント抜去が必要であり，創外固定に変更するのが一般的です．

　感染治療後の再建についてですが，軟部組織欠損が生じたならば皮弁形成術を施行しますが，問題は骨再建です．過不足ないデブリドマンの結果としての骨欠損が分節状になるのか楔状になるのかで方法は変わります．分節状になったのであれば bone transport が考慮されますが，楔状骨欠損に留まれば Masquelet 法でも対処できるかもしれません．

　そして，感染が難治性で骨欠損が大きく，Masquelet 法では対処できないということになれば血管柄付き骨移植（腸骨あるいは腓骨）が有用な役割を果たすようになります（**図2**）．

文　献

1) Godina M: Early microsurgical reconstruction of complex trauma of the extremities. Plast Reconstr Surg **78**: 285-292, 1986
2) Gopal S, et al: Fix and flap: The radical orthopaedic and plastic treatment of severe openfractures of the tibia. J Bone Joint Surg Br **82**: 959-966, 2000
3) Neubauer T, et al: Open fractures and infection. Acta Chir Orthop Traumatol Cech **73**: 301-312, 2006

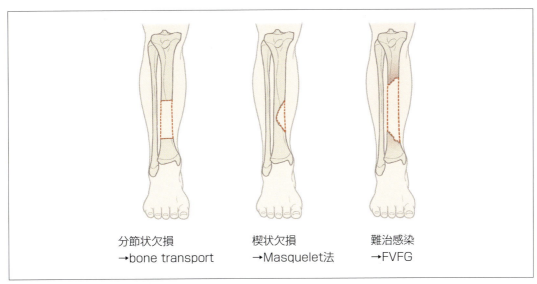

図2　慢性期感染（骨髄炎）の骨再建

4) Foster AL, et al: Fracture-related infection: Current methods for prevention and treatment. Expert Rev Anti Infect Ther **18**: 307-321, 2020
5) Metsemakers WJ, et al: Infection after fracture fixation: current surgical and microbiological concepts. Injury **49**: 511-522, 2018
6) Morgenstern M, et al: The influence of duration of infection on outcome of debridement and implant retention in fracture-related infection. Bone Joint J **103-B**: 213-221, 2021
7) Maruo A, et al: Continuous local antibiotic perfusion: A treatment strategy that allows implantretention in fracture-related infections. J Orthop Surg (Hong Kong) **30**: 10225536221111902, 2022

COLUMN 感染治療に王道なし

　感染症は重度四肢外傷において最も忌み嫌われる合併症です．昔，外傷整形外科の巨人医師「故・稲田有史先生」が筆者に，「感染治療に王道などないのです．デブリドマンと洗浄によって感染を地道に駆逐し，適切な組織再建をするしかありません」と述べられたことを今でも覚えています．
　「高濃度局所抗菌薬治療」は王道には決してなりえないのです．

37

コラボレーション治療と転送について

参考となる **CASE**

16 下腿骨幹部重度開放骨折：
monorail 法施行例
20 右下腿骨幹部骨折，足関節部圧挫創
26 重度足部外傷
27 足部皮膚剥脱創

コラボレーション治療について

POINT
・外傷再建外科医による単独再建が理想的だが，コラボレーション治療が現実的である
・コラボレーション治療を行うには，整形外科医も形成外科医も「適切な修練」が必要である

　日本における重度四肢外傷治療には 2 種類の体制があります．それは，①骨再建と軟部組織再建の両方を駆使できる外傷再建外科医による再建と，②外傷整形外科医と形成外科医によるコラボレーション再建です [1-3]．

　筆者は外傷再建外科医による単独再建が理想的であると考えていますが，日本においては多くの事例でコラボレーション治療を選択するしかありません．

　コラボレーション治療の質を保つには，外傷整形外科医と形成外科医の「シームレスな連携」が鍵となります．それは「救命救急センター」のような場所で，同僚として仕事をしていると可能になるかもしれませんが，各科の協力体制という段階では難しいのが現実です．

　「お互い協力して，知恵を出して治療すればよいのでは？」とはよく聞く文言であり，正しそうに聞こえますが，相手の治療法や技術をよく理解しないもの同士が協力し合ってもうまくはいきません．整形外科医と形成外科医はお互いの治療を標準的なものだと盲目的に認識していますし，お互いの治療に対して「不可侵」のように思っているところがあります．

　コラボレーション治療において，「形成外科医」が骨折治療の是非を考えたり，「整形外科医」が軟部組織再建の是非を考えるには無理があります．そこに「外傷再建外科医」の役割があります．

　「外傷再建外科医」が自らの経験から「重度四肢外傷の骨再建と軟部組織再建の治療戦略（ストラテジー）」を策定します．コラボレーション治療を行う医師はそれを学んだ上で，自らの症例を専門家とレビューすることが必要です．これは骨の折れる作業ですが，それを行わなければコラボレーション治療は標準的なレベルには到達できません．

転送について

POINT
- 重度四肢外傷は「専門施設」での治療が必要である
- 「専門施設」は有識者により認定され，周知させる必要がある

　自分達の病院で治療の完遂が難しい場合は，直ちに転送することが望ましいのは明らか[4]ですが，問題は治療完遂が難しいのかどうかの判断にあります．しかし，判断ができない場合は「転送」を考えた方がよいでしょう．

　重度四肢外傷治療で重要なことは「自施設のエゴ」にとらわれないことです．「形成外科医」は玉石混交です．自施設の形成外科医が再建できるかどうかはっきりしなければ，そのときは転送した方がよいのです．

　まずは「重度四肢外傷を見たら転送する」というところから対応した方がよいと考えます．そうした中で，「しっかりと治療できる」というものだけを自分のところで手掛けるのがよいと思います．あるいは，書籍やセミナーで学び，Peer Review Meeting で自分達の医療レベルを推し量り，転送すべきかどうかを決定しましょう．

　「三次救急がある大学だから治療しなければならない」という時代は終わりました．大学病院だから，救命救急センターだから，という「プライド的理由」で「重度四肢外傷」を治療する時代は終わりを告げなければなりません．

　そして，転送を決断した場合の厄介な問題はどこに転送するかです．将来的に転送の連絡先や条件などを記載したリストを作成する予定ですので参考にしていただければ幸いです．

文　献

1) Mendenhall SD, et al: A review on the orthoplastic approach to lower limb reconstruction. Indian J Plast Surg **52**: 17-25, 2019
2) Boriani F, et al: Orthoplastic surgical collaboration is required to optimise the treatment of severe limb injuries: A multi-centre, prospective cohort study. J Plast Reconstr Aesthet Surg **70**: 715-722, 2017
3) Azoury SC, et al: Principles of orthoplastic surgery for lower extremity reconstruction: Why is this important? J Reconstr Microsurg **37**: 42-50, 2021
4) Rymer B, et al: A representative assessment of the management of open fractures of the lower limb within UK orthoplastic centres: A two-centre audit of compliance with national standards. Injury **48**: 2266-2269, 2017

コラボは良いけれど……　COLUMN

　得手を組み合わせるのが「コラボレーション」というもので，うまくいけば良い治療ができるはずなのですが，そうは問屋が卸しません．

　「整形外科医」「形成外科医」「血管外科医」が協力すると言っても，実際のところお互いの治療がよくわからず，どのように治療を組み合わせるのかもよくわからないのが現状です．

　「重度四肢外傷 Peer Review Meeting」が継続し，そこで学び続ける医師たちだけが治療をする時代になればよいのですが，それにはあと半世紀はかかるでしょう．

38

外傷治療システムと
教育，働き方について

これは最後の章です．ここでは重度四肢外傷だけでなく，それ以外の整形外科外傷を含めて，治療システムと教育，そして働き方について考えてみたいと思います [1-3]．

「外傷再建センター」と「骨折センター」の相違について

POINT
「外傷再建センター」は「血管損傷や重度四肢外傷」に対応できる施設であり，「骨折センター」は骨折症例に対応する施設である

整形外科外傷手術は人口1万あたり年間150件ほど施行されており，整形外科手術の約50%を占めるほど多いものです．しかし，日本の大学病院で整形外科に外傷専門診を有するところは稀であり，それゆえに整形外科医の外傷教育は不十分なままです．外傷治療の現場に専門家は不在であり，レジデントが中心になって治療しているのが現実です．

一方，重度四肢外傷は人口5〜10万人あたり年間1件しか発生していません．これらの傷病は高エネルギー外傷であるため救命救急センターに搬送されることが多いですが，適切な治療がなされることは多くありません．

さて，そもそも臨時手術が主体になる外傷と，予定手術が主体になる変性疾患ではスケジュールの立て方が全く異なるため，整形外科外傷を適切に治療・教育するには「整形外科外傷専用のユニット」が必要になります．そしてさらに，「重度四肢外傷のような緊急かつ困難事例」に対応できるか否かで，「整形外科外傷専用のユニット」は2つに分けられます．

一つは「血管損傷や重度四肢外傷」に対応できる「外傷再建センター」であり，適切な治療を提供するには「365日24時間，適切なレベルの手術対応」が求められます．

もう一つは骨折に対応する「骨折センター」であり，これにはそれほどの緊急性はなく，特別なシステムは不要だと考えます．

それぞれのセンターの設立要因（手術室体制，スタッフ数など）について

POINT 「外傷再建センター」は3〜4室以上の「専用手術室」と「専属麻酔科医」，10数名以上の外傷整形再建外科医が必要．一方，「骨折センター」は1〜2室の「専用手術室」と数名以上の外傷整形外科医で運営が可能

重度四肢外傷に対応する「外傷再建センター」は常に一定レベル以上の治療体制を365日24時間提供する必要があるため，高い治療技術を有する医師とスケール，そしてシス

テムが必要です．それは，3～4室以上の「専用手術室」と「専属麻酔科医」，10数名以上の外傷整形再建外科医の存在です．これらのスタッフを雇用するには経営的には年間2千数百例以上の手術数が必要となります．このような施設（部門）を構築することは日本では極めて困難です．行政や学会，大学などが主体になって設立できるものではなく，一部の有志医師による「ベンチャー的設立」に頼るしか道はありません．

　一方，「骨折センター」の設立は比較的容易です．なぜなら手術の緊急性は少なく，高いレベルの「初期治療」は求められていないからです．それゆえ時間外においては整形外科専門医レベルの医師による対応でよいと考えます．外傷性疾患ですから臨時手術にはなりますが，そのほとんどは緊急手術ではありません．1～2室の「専用手術室」と数名以上の外傷整形外科医で運営が可能であり，このセンターは大学病院整形外科医局の主導次第で「容易」に設立することができると考えます．

教育のあり方について
（病院内での教育，地域での教育，学会や教育団体のあり方）

POINT 外傷整形外科教育は「Basic レベル」「(Super) Master レベル」に分けられる．前者は地域レベルで行い，後者は全国レベルで行う

　外傷整形外科教育は，手術を行う医師ならば最低限身につけておかなければならない「Basic レベル」と，困難事例への対応や指導力が求められる「Advance レベル」，そして重度四肢外傷への対応を求められる「Master レベル」に分けられます．

　「Basic レベル」の知識と技量を身につけることは難しくありません．それにはまず「外傷整形外科」を自分の専門と自覚して，セミナーや文献から「基本知識」を吸収することですが，臨床事例を分析して周囲スタッフと討論することで理解を深めることが必要です．これは「骨折センター」が構築されれば自ずと達成されることです．大学病院の整形外科には「脊椎診」や「股関節診」「膝関節診」などは必ずありますが，同じように「骨折診」を構築すればよいのです．

　「Advance レベル」の知識と技量を身につけることは容易ではありません．これには高いレベルの討論が必要です．自分（達）の見解が正しいのかどうかを，他施設の「有識者（専門家）」と討論することが求められます．それには適切な場の確立が必須ですが，WEB やオンライン環境が発達した現在において，場の確立は難しいことではありません．それを担うのは，「日本骨折治療学会」や「Arbeitsgemeinschaft für Osteosynthesefragen (AO)」や「JABO (Japanese Association for Biological. Osteosythesis)」などの教育団体に他なりません．

　「Master レベル」の教育はさらに困難です．本来は On the Job training によって専門医に手解きを受ける必要があります．まずは，書籍（本書もその一つ）を熟読し，セミナーで語られる内容を全て理解することから始まります．知識を臨床応用することは誰にでもできることではなく，症例に対峙して「専門家」と対話して得

日本重度四肢外傷
Online Salon
facebook

られるものです．しかし，このような機会はなかなか得られるものではありません．次善の策は折に触れて開催される「重度四肢外傷 Peer Review Meeting」に参加し，そこで語られる全てを吸収することでしょう．

今後問題となる外傷整形外科の働き方改革について

POINT 「構造的な無駄の削減」と「スタッフスケールの確保」が得られたなら，短時間労働は可能で超過勤務はなくなる

　外傷整形外科には臨時手術が多く，それゆえに「ブラック領域」と考えている人も多いかと思います．まさに「働き方改革」が最も難しい領域ではないかという懸念です．

　しかしそれは全くの誤解です．医師の仕事を長時間化させているのは「構造的な無駄の存在」と「スタッフスケールの小ささ」に他なりません．

　あまりにも多い無駄を一掃することから始めなければなりません．「無駄な手続き」「無駄な会議」「無駄な待ち時間」などなど，挙げればきりがありません．おそらく医師が病院に滞在している時間のうち実質的な仕事は半分に満たないのではないでしょうか？

　特に「臨時手術が多い外傷」において，「手術の待ち時間」を削減することは大きなポイントです．他の定期手術が終わるのを待って「外傷整形外科の手術」が入る，というようなことは日常茶飯事です．これを根本から解決しなければなりません．それには「専用手術室」の構築以外に解決方法はありません．

　また，患者の臨時対応や時間外対応，当直対応などを負担なくこなすには，かなりのスタッフ数が必要です．筆者の試算では 14 〜 15 名が一つの基準となります．

　「構造的な無駄の削減」と「スタッフスケールの確保」が得られたならば，短時間労働は可能であり，超過勤務などはこの世界から消えてなくなると考えます．

文　献

1) 土田芳彦：総論：こうすれば患者を不幸にしない．整外 Surg Tech **11**: 558-561, 2021
2) 土田芳彦：日本で重症開放骨折治療を「標準化」するということ．北海道整外外傷研会誌 **34**: 79-86, 2019
3) 土田芳彦：日本の外傷教育・治療はここがダメだ—私が「整形外科外傷センター」を構築する理由．Bone Joint Nerve **18**: 877-879, 2015

TOPICS 38

重度外傷外傷治療システム構築は困難である COLUMN

　本文中に記載しましたが，重度四肢外傷に対応する「外傷再建センター」の構築は本当に難しいです．

　大学や公的病院には，あと100年しても絶対に構築できません．

　構築できるとすれば「民間病院」しかありませんが，それには「治療ができる医者」と「意義を理解できる経営者」の両方が存在することが必要です．

　これは奇跡に近いことですが，それが起きないとは限りません．

　「東洋の奇跡」を起こした国を知っていますか？

　それは終戦後，わずか10年で「高度経済成長」を成し遂げた我が国「ニッポン」なのです！

CASE

症例から考える
重度四肢外傷

上腕

症例 01

高齢者上腕開放骨折（低エネルギー損傷）

症 例 80代，男性

受傷状況

自宅で転倒し受傷，直ちに当院へ救急搬送，既往に心疾患あり，抗凝固薬を服用していた．

搬入時所見

受傷時，右上腕は著明に変形し，上腕中央前面に1cmほどの開放創を認め，周囲皮膚は挫滅し剥脱していた（**図1-a**）．橈骨動脈は触知可能で，手指の運動麻痺なく，知覚障害も認めなかった．単純X線画像では上腕中央1/3のレベルで粉砕骨折を認めた（AO分類12-B3；**図1-b**）．造影CTでは著明な皮下血腫を認めたが，上腕動脈の疎通性は保たれていた（**図2**）．

初期治療

即日，手術室にてデブリドマンを施行した．右上腕中央前方の開放創を縦軸に拡大したところ，皮下組織は広く剥脱されており，上腕筋は挫滅断裂，上腕二頭筋は1/2が挫滅損傷していた（**図3**）．挫滅組織をデブリドマンし，骨折部を創外固定器にて安定化させた（**図4**）．また，開放創部はNPWT（局所陰圧閉鎖療法）にて管理した．

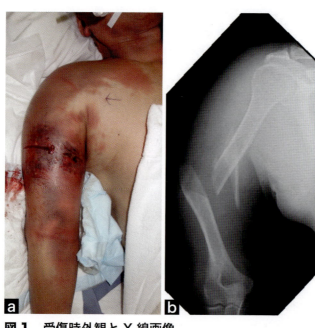

図1 受傷時外観とX線画像
a：右上腕部の著明な腫脹あり，b：上腕骨骨幹部粉砕骨折（AO分類12-B3）

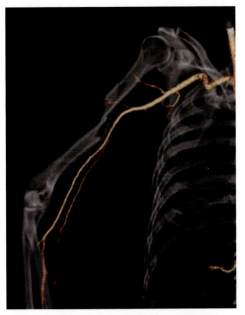

図2 造影CTで上腕動脈の疎通性は保たれている

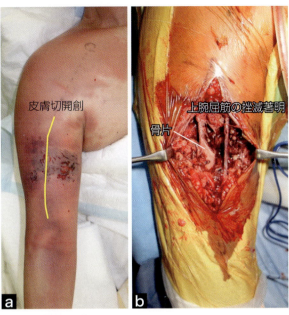

図3 初回手術
a：上腕前面縦切開，b：上腕屈筋群の挫滅が強い

経過

受傷3日目に再度洗浄と追加デブリドマンを施行し，受傷4日目に上腕骨髄内釘固定を施行した．軟部組織腫脹は著明で創閉鎖は不可，欠損範囲は11×12cmであった（図5）．

受傷11日目に有茎広背筋皮弁にて被覆した（図6）．創治癒は速やかで深部感染は認められなかった．術後早期に可動域訓練を開始し，術後3ヵ月で肩，肘，手関節，手指可動域の制限なく，日常生活にも不自由はない（図7）．Enneking scoreは30点（満点）である．

質問1 受傷は低エネルギー外傷のようですが，重度四肢外傷として扱うのでしょうか？

この事例は単に家の中で転倒しただけなのですが，骨折部の粉砕転位が強く，また軟部組織も高度に損傷され，デブリドマンを施行すると結果的に重度な四肢開放骨折となっていました．

最近高齢者の低エネルギー重度四肢外傷が増加しているように思います．高齢者はもともと軟部組織が脆弱であり，特に抗凝固薬を服用していると易出血性のために巨大血腫を形成し，それが軟部組織損傷を増悪させます．

想像しているよりも重度な損傷であることが多いので，注意したいところです．

➡参考 **TOPICS 35** 高齢者・内科合併症患者の重度開放骨折

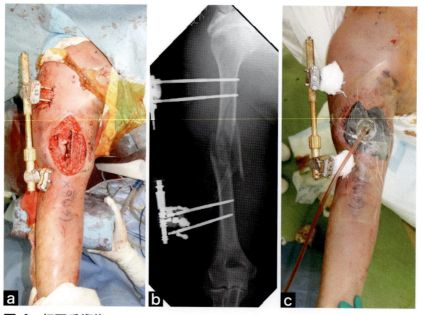

図4 初回手術後
a：挫滅組織のデブリドマン，b：骨折部は創外固定にて安定化，c：開放創は NPWT 管理

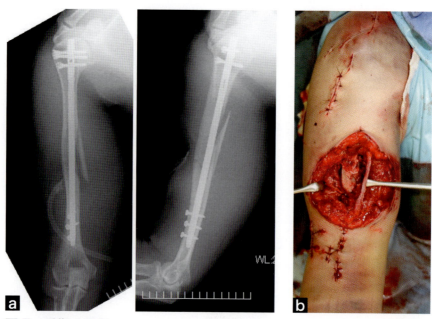

図5 受傷4日目
a：上腕骨髄内釘固定，b：11 × 12 cm の軟部組織欠損

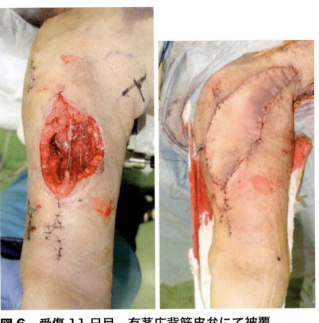

図6 受傷11日目,有茎広背筋皮弁にて被覆

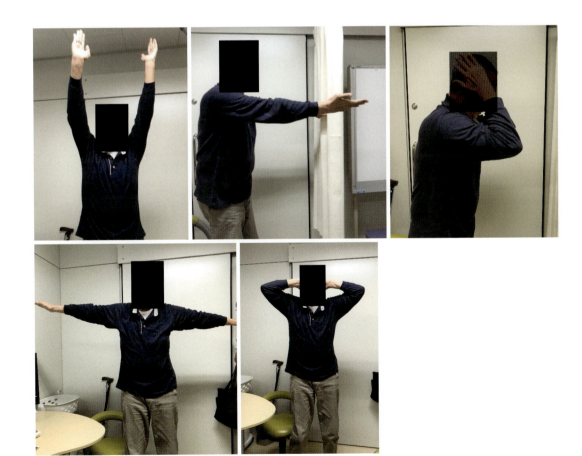

図7 術後3ヵ月,機能障害なし

質問2　初期治療はどのように施行し，どのような再建計画を立てるべきでしょうか？

どのような受傷機転であったとしても，損傷自体に対して客観的に向き合うことが必要です．すなわち，まずは「血行のない組織は切除する」という原則に従います．壊死挫滅筋体は易感染性ですので初期から除去するのがよいでしょう．皮膚については神経・血管などが露出する場合は初期には biological dressing として温存してもよいでしょうし，第3骨片なども可及的に温存します．第3骨片は早期に軟部組織再建することで温存できることが多くなってきています．

そして，定型的デブリドマンの施行後に，いかなる組織が露出しているのかを分析することで，どのような軟部組織再建をすればよいのかが判断できます．

➡参考 **TOPICS 02** デブリドマン update
➡参考 **TOPICS 03** 病態分析とは何か？

質問3　骨再建のあり方について教えて下さい

開放損傷があった場合，デブリドマン，軟部組織再建，神経再建などのためにさらに皮切を延長します．その結果として得られた術野の大きさによって，プレート固定を施行するのが適当か，それとも髄内釘固定の方が好都合なのかを決定します．本事例ではどちらもありえますが，骨折型から髄内釘固定の方が理想的だと判断しました．

➡参考 **TOPICS 16** 上肢骨再建

質問4　軟部組織再建に有茎の広背筋を用いているようですが，そこまで必要なのでしょうか？

NPWT で管理して，肉芽挙上後に植皮術で対処できないかということは誰もが考えることです．しかし，今回の事例のように骨折部が粉砕・露出し，周囲筋体も損傷されている場合は，早期に軟部組織再建をする方が結果的に良い結果を生むことを多く経験します．この事例の場合，有茎広背筋による被覆は容易であり，標準的再建法であると考えます．高齢者であればあるほど，病悩期間は短縮すべきでしょう．

また，今回は受傷11日目の再建になっていますが，理想的には1週間以内の再建が望ましいといころです．

➡参考 **TOPICS 25** 上肢に対する有茎皮弁

CASE 02

肘関節

症例
02

肘関節開放性脱臼骨折

症　例　60代，男性，生来健康

受傷状況

自転車横転にて右肘を受傷し前医へ搬送された．

前医搬入時所見および経過

全身状態良好，右肘近位背側に10 cm大の開放創あり，単純X線画像で右肘関節脱臼粉砕骨折を認めた（図1-a）．尺骨神経領域の知覚鈍麻を認めたが，手指の自動可動性はおおむね保たれていた．受傷同日，洗浄・デブリドマンと創外固定が施行され（図1-b），皮膚軟部組織欠損部はNPWTにて管理された．

当院転院後経過

受傷4日目に当院転院となった（図2）．転院翌日に追加デブリドマンと尺骨骨接合術を施行し，上腕骨小頭および尺骨近位の骨欠損部位にはセメントを留置した．なお，デブリドマンにより皮膚軟部組織欠損は約15×10 cmとなった（図3）．

受傷8日目に遊離広背筋皮弁にて軟部組織再建術を施行，レシピエント血管として橈骨動脈と橈側皮静脈を用いた（図4）．再建1週間後より肘関節可動域訓練を開始した．

受傷12ヵ月後における肘関節可動域（ROM）は伸展−60°，屈曲95°，回内60°，回外90°であり（図5），肘関節受動術，腸骨を用いた上腕骨小頭再建術，除脂肪術を施行した（図6）．

受傷5年後，単純X線画像で橈骨頭の亜脱臼および変形性肘関節症を認める（図7）．肘ROMは伸展−45°，屈曲135°，回内70°，回外90°で握力は43 kg．Mayo elbow scoreは95点，DASH scoreは5.17点，Hand 20は0点と良好である．

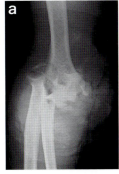
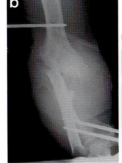
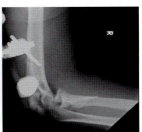

図1　X線画像
a：前医搬送時，b：創外固定施行

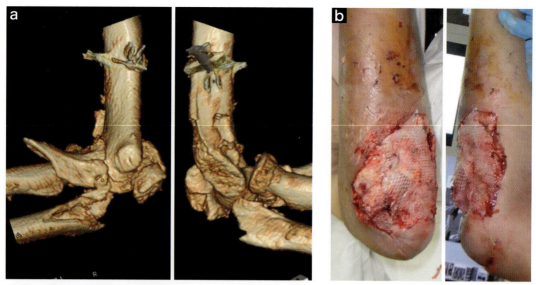

図2　受傷4日目，当院転院時
a：当院撮影CT画像．肘頭部粉砕，上腕骨小頭欠損，b：右肘背側部には人工真皮が貼付されていた

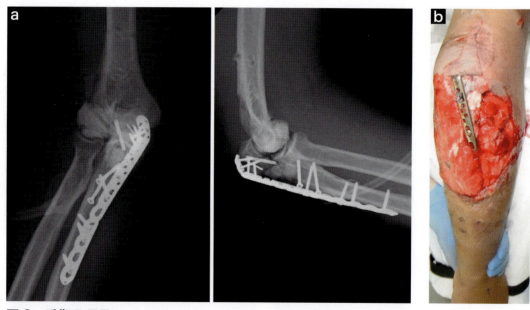

図3　受傷5日目
a：尺骨骨接合，セメント留置，b：肘伸側に大きな軟部組織欠損あり

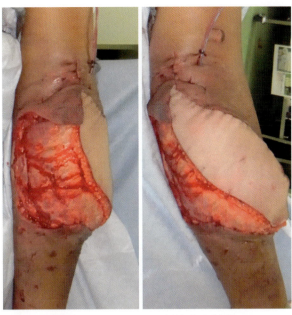

図4 受傷8日目,遊離広背筋皮弁施行

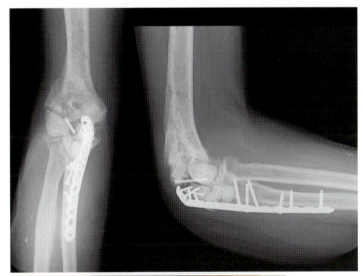

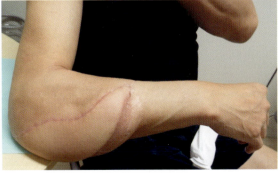

図5 受傷12ヵ月後,肘ROM −60°/95°

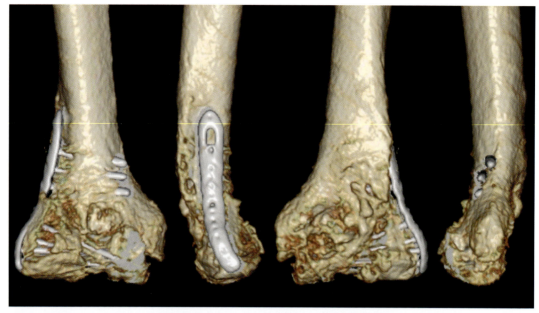

図6 受傷12ヵ月後,肘関節受動術および上腕骨小頭再建術施行

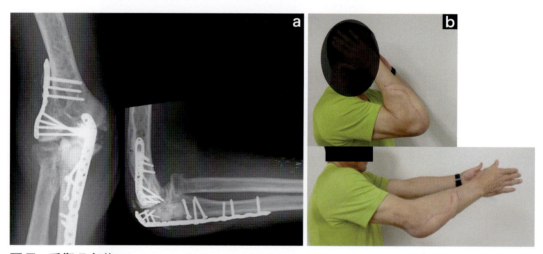

図7 受傷5年後
a:変形性肘関節症,b:肘 ROM −45°/135°

質問 1 　骨関節再建計画はどのように立てるとよいでしょうか？

　初期 X 線画像でこれほど肘関節部の破壊が強いと，人工肘関節（TEA）を考慮したくなります．しかし，肘関節の場合は荷重関節と比較して整復アライメントの許容範囲が広く，関節の温存（再建）は多くの場合可能です．

　実際，本事例において，第 1 段階としての「骨折部の整復固定」と，第 2 段階としての「骨移植」で，許容範囲の肘関節が再建されています．ですから，TEA の適応は「高齢者」や「関節リウマチ」などで，もともと適応があった事例に限るべきだと思います．

　さて，肘関節の場合，骨再建と同等以上に重要なことは靱帯再建です．これは，骨再建後の関節安定性をみて判断するわけですが，重度な損傷の場合は内外側ともに積極的に再建を施行した方がよいでしょう．また，靱帯修復が不十分な場合には，常に可動式創外固定を考慮します．

　今回の事例では，外顆が欠損しているため外側側副靱帯（LCL）の再建ができず，伸筋腱付着部を何とか周囲組織に縫着した程度に留まっています．可動式創外固定を施行すべきでしたが，回転軸を決めるのが難しく断念してしまいました．求心位可動が何とか保たれたのが幸運でした．

　また，関節部欠損再建に自家腸骨をトリミングして移植しましたが，効果的採型には少なくとも 3D 骨モデルの作成が望ましいと考えます．海外からの報告では関節 allograft がよく用いられていますが，日本での施行は困難です．

　　　　➡参考 **TOPICS 16** 　上肢骨再建

質問 2 　肘関節拘縮に対する関節受動術は？

　肘関節拘縮に対する関節受動術は，内外側両側アプローチで展開し瘢痕を除去することを基本にしています．特に外側は拡大 Kocher approach で展開し，屈曲側・伸展側の瘢痕や異所性仮骨を除去していますが，これでほとんどの範囲の拘縮解離が可能です．

質問 3 　軟部組織再建方法はどのようにするとよいでしょうか？

　軟部組織欠損範囲によりますが，小範囲であれば有茎後骨間動脈皮弁，中等度であれば有茎橈側前腕皮弁が良い適応ですが，それより広いと遊離皮弁術が必要になります．肘関節周囲には通常は皮膚弁を選択し，通常は前外側大腿皮弁（ALT）が標準的です．そして広範囲の場合は遊離広背筋皮弁（LD）の選択もありえます．

　一方，有茎の広背筋を肘関節部に移植する考えもあります．軟部組織欠損範囲が上腕側から肘関節の場合には考慮しますが，肘関節から遠位の場合は選択しにくいです．

　　　　➡参考 **TOPICS 25** 　上肢に対する有茎皮弁
　　　　➡参考 **TOPICS 26** 　上肢に対する遊離皮弁

前腕

症例

03

右前腕重度開放骨折

症　例　20代，男性

受傷状況

　機械に右前腕を巻き込まれ受傷した．

初期治療時所見

　受傷から1時間でドクターヘリ搬送された．前腕遠位はほぼ全周性に皮膚軟部組織が剥脱され，損傷部より遠位は完全阻血であった．また，屈筋腱・伸筋腱ともに近位から引き抜き断裂を認めていた．単純X線画像では橈尺骨骨幹部粉砕骨折を認めた（**図1**）．

初期治療

　直ちに緊急手術を施行した．洗浄・デブリドマンを行い，橈尺骨ともに約2cm短縮し，尺骨は髄内鋼線，橈骨はプレート固定した．その後，大伏在静脈移植にて橈尺骨動脈の再建を行った．阻血時間は受傷から4時間15分であった．正中・尺骨神経は挫滅を認めるものの連続性があるため無処置とした（**図2**）．前腕遠位掌側を中心に15×15cmの軟部組織欠損があり，NPWT管理とした．

経　過

　受傷3日目に筋腱縫合のために，橈尺骨をさらに2cmほど追加短縮固定した．遠位橈尺関節（DRUJ）は鋼線固定した．屈筋群は橈側手根伸筋（ECR），浅指屈筋腱（FDS），深指屈筋腱（FDP）を引き込み縫合し，伸筋腱は長母指伸筋腱（EPL），総指伸筋（EDC），尺側手根伸筋（ECU）を引き込み縫合した（**図3**）．その後，軟部組織欠損に対して，約30×7cmの遊離広背筋皮弁で被覆した．レシピエント血管として橈骨動脈，橈側皮下静脈を用い，それぞれ端々吻合とした（**図4**）．受傷15日目に全層植皮術を施行した（**図5**）．

　受傷後5ヵ月で仕事復帰し，受傷後1年で骨癒合が得られた（**図6**）．

　受傷1年後，手ROMは掌屈65°，背屈60°，母指%TAM 26.7，指%TAM 85.1%．DASH scoreはdisability 7.5点，work 18.8点，Hand 20は12.5点である（**図7**）．

CASE 03

前腕　右前腕重度開放骨折

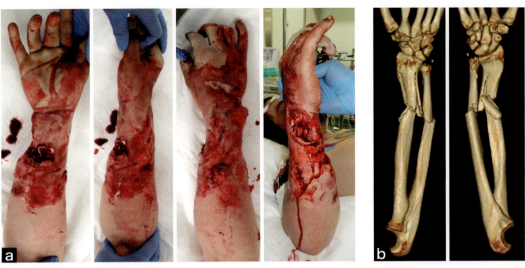

図1　受傷時所見
a：前腕遠位不全切断，b：前腕骨粉砕骨折

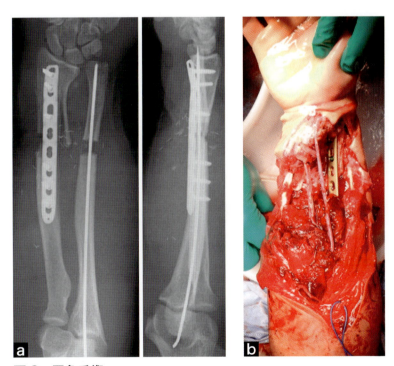

図2　緊急手術
a：橈尺骨の2 cm短縮・骨接合，b：デブリドマン，血行再建

159

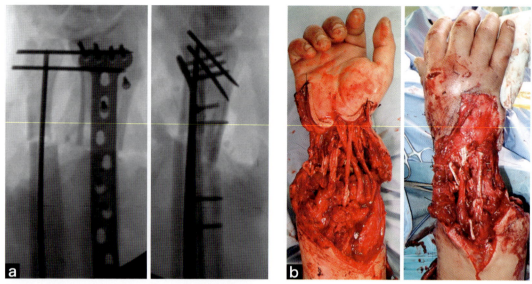

図3 受傷3日目，骨・腱・軟部組織再建
a：橈尺骨の追加2 cm短縮・再骨接合，b：屈筋・伸筋腱引き込み縫合

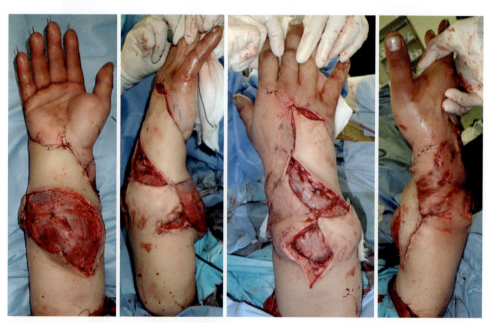

図4 遊離広背筋皮弁で軟部組織再建

CASE 03

前腕 右前腕重度開放骨折

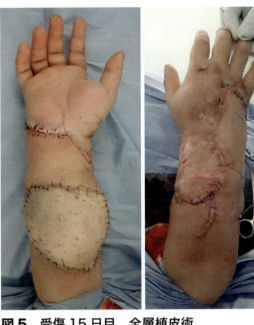

図5 受傷15日目，全層植皮術

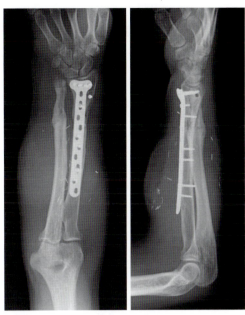

図6 受傷1年後，骨癒合

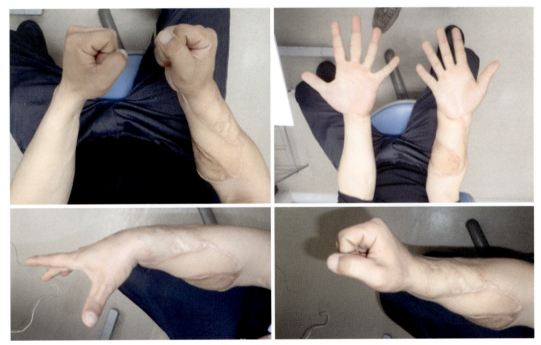

図7 受傷後1年，手関節および手指機能良好

161

質問 1　初期治療において何を考え，どこまですべきでしょうか？

初期治療としては，必要最低限の処置に留めてよいです．すなわち，①汚染をコントロールするための定型的デブリドマン，②血行再建，③必要に応じた骨短縮です．

初期における「骨短縮接合」は，よほどの専門家でなければ中途半端に留めてよいということが一つのポイントだと考えます．

質問 2　骨再建・骨短縮のあり方は？

骨短縮は，神経と腱の再建のために必要ですが，どの程度が適当なのかの判断は難しいので，後日の確定的再建時に再施行としてよいと思います．問題は確定的再建施行の時期です．1週間も経過すると骨短縮は困難になりますので，2，3日以内の再建が好ましいところです．

この事例では，初期に2cm，確定的再建時に2cmで合計4cm短縮していますが，これにより，引き抜き断裂していた筋腱の再建が可能になりました．

　➡参考 TOPICS 16　上肢骨再建

質問 3　筋腱再建のあり方は？

骨短縮による「可及的解剖学的再建」は，とてもリーズナブルです．この事例では屈筋腱と伸筋腱の両方が引き抜かれており腱移行の選択肢はありません．引き込み縫合による再建は必須ということになります．

引き込み縫合の有用性を想定できない再建外科医は大勢おり，「縫合するだけの筋体が残存していなかったために選択しなかった」と述べていることをよく耳にします．しかし，引き込み縫合は実際は可能な場合が多く，その有用性は明らかです．

ちなみに縫合のtensionはやや「強め」がよく，引き込み縫合した場合，術後3週間はどうしても外固定が必要になります．

　➡参考 TOPICS 33　筋腱再建

質問 4　軟部組織再建のあり方は？

この事例の場合，広範囲の軟部組織欠損ですから，遊離広背筋皮弁による再建は標準的選択です．レシピエント血管は基本的には橈骨動脈と近傍の皮下静脈がよいです．

　➡参考 TOPICS 26　上肢に対する遊離皮弁

前 腕

症 例
04

右前腕遠位部切断

CASE 04

前腕 右前腕遠位部切断

症 例 60代，男性

受傷状況

　プレス機に右前腕を挟まれ受傷した．

初期治療時所見

　右前腕遠位レベルでの完全切断である．また切断部は局所挫滅され，単純 X 線画像では骨断端は粉砕していた（**図 1**）．

初期治療

　受傷から約 50 分で搬入．直ちに手術室に入室し，デブリドマン，骨接合，腱縫合，血行再建が行われた．橈尺骨ともに約 7 cm 短縮して，プレート固定を施行した後に，主として屈筋腱［橈側手根屈筋（FCR），長母指屈筋（FPL），深指屈筋腱（FDP），尺側手根屈筋（FCU），長橈側手根伸筋（ECRL）／短橈側手根伸筋（ECRB），腕橈骨筋（BR）］の引き込み縫合を施行したが，浅指屈筋腱（FDS）は修復しなかった．さらに橈骨動脈を端々吻合し，橈側の皮下皮静脈を吻合後，手指伸筋腱（EPL，EDC2 〜 5）の引き込み縫合を行った．最後に正中・尺骨神経を縫合し，尺骨動脈の吻合も追加施行した（**図 2**）．開放創は NPWT 管理とした．

経 過

　受傷 4 日目に創洗浄とデブリドマンを追加したところ，欠損範囲は 13 × 7 cm となった．

　受傷 5 日目に軟部組織欠損に対して，約 15 × 8 cm の遊離前外側大腿皮弁にて再建した．レシピエント動脈は橈骨動脈，静脈は橈骨動脈の伴走静脈と皮下静脈を用いた（**図 3-a**）．腫脹のため被覆できなかった開放創は NPWT 管理を継続したが，受傷 15 日目に創部を完全閉創した（**図 3-b**）．

　受傷後 21 ヵ月で骨癒合を確認し（**図 4-a**），その後に皮弁の除脂肪術を施行した．

　受傷後 2 年 6 ヵ月，手 ROM は掌屈 10°，背屈 45°，手指の可動性は比較的良好だが，母指対立が不可のため手指機能は不良（**図 4-b**），DASH score は 67.5 点，Hand 20 は 87 点で仕事復帰はしていない．

163

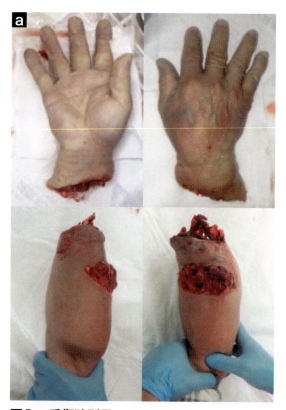
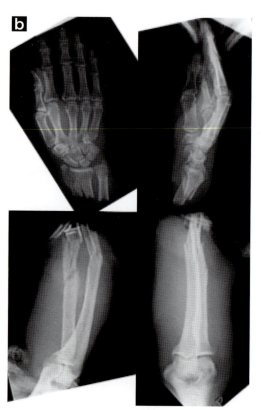

図1 受傷時所見

a：前腕遠位完全切断，b：骨断端はやや粉砕している

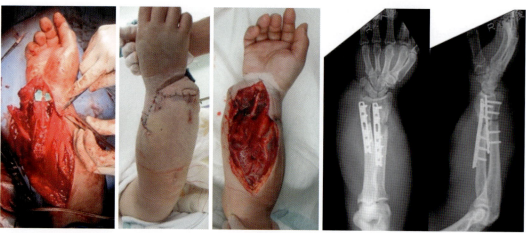

図2 即日再接合術（骨接合，腱縫合，血行再建）施行

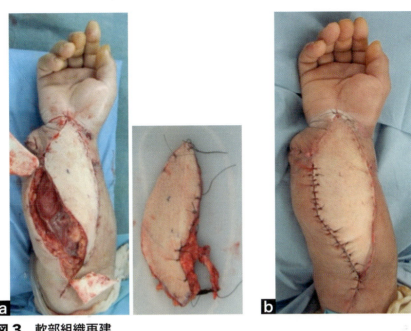

図3 軟部組織再建
a：受傷5日目に遊離前外側大腿皮弁で軟部組織再建，b：受傷15日目に創閉鎖

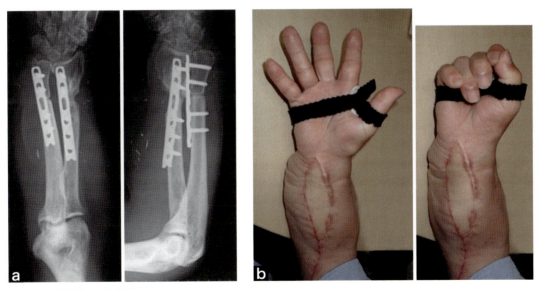

図4 受傷後2年経過
a：骨癒合確認，b：母指対立が不可のため手指機能は不良

質問 1　前腕遠位部切断の救肢戦略は？

　切断上肢を再接合術で機能肢とするための重要なポイントは，①神経や筋腱再建のための必要十分な骨短縮と，②再血行障害や感染を防ぐための皮弁術施行に尽きると考えます．

　骨短縮の目的としては，血管の端々吻合や皮膚欠損部縮小を得ることは二の次であり，あくまで神経や筋腱を十分に再建するためです．その骨短縮量は，完全切断の場合には決められたものはありません．ボディイメージを損なわない範囲で 10 cm 程度は短縮しても問題はないと考えます．

　　　➡参考 **TOPICS 12**　上肢切断をどう扱うか？

質問 2　最適な機能再建戦略は？

　屈筋腱や伸筋腱の引き込み縫合により「手外筋」の再建は可能です．そして神経縫合により手部の防御知覚の獲得も可能です．

　しかし，問題は「手内筋」の再建です．神経吻合による手内筋の回復は通常は期待できませんので，腱移行による再建が必要でした．

　鷲指変形などは関節包の短縮（Zancoli 法）などでも対応可能ですが，母指対立には腱移行が必要です．今回は FDS の修復を割愛してしまいましたが，後の腱移行のためには，何としても修復すべきであったと悔やまれます．

　　　➡参考 **TOPICS 33**　筋腱再建

前腕

症例 05

左前腕重度開放骨折

症 例 50代，男性

受傷状況

　旋盤機械に左前腕を巻き込まれ受傷．

搬入時所見

　前医に救急搬送後に直ちに転送となった．左前腕はほぼ全周性の開放創を認め，受傷時単純X線画像で左橈骨骨幹部骨折（Galeazzi骨折）を認めた（**図1**）．橈骨動脈は断裂しており，橈骨神経領域の知覚障害を認めた．

初期治療

　受傷当日，洗浄・デブリドマンを施行した．皮膚は尺側のみ3 cmの幅で連続しており，21 × 8 cmの皮膚欠損となった（**図2-a**）．屈筋群は橈側手根屈筋（FCR）と長母指屈筋（FPL）は筋体部分で断裂欠損，腕橈骨筋（BR）は欠損，長短橈側手根伸筋（ECRB/ECRL）は筋腱移行部で断裂，伸筋群は長母指外転筋（APL），長母指伸筋（EPL），短母指伸筋腱（EPB）が筋体部分で断裂欠損していた．橈骨神経浅枝は引き抜き損傷し，橈骨動脈は12 cm欠損していた．

　橈骨骨折部のプレート固定と遠位橈尺関節脱臼に対する鋼線固定を施行した（**図2-b**）．ECRBは遠位でECRLは近位レベルで断裂しており，互いをinterlacing sutureした．橈骨動脈は静脈移植にて再建した．

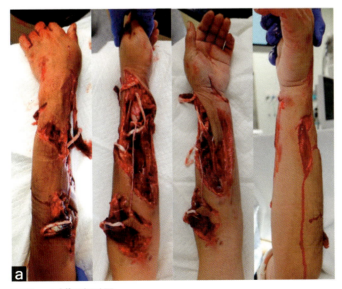 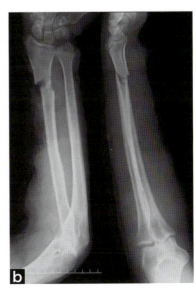

図1　受傷時所見
a：前腕は全周性の皮膚損傷，b：Galeazzi骨折

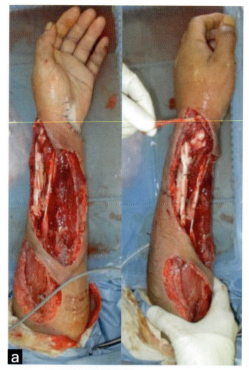
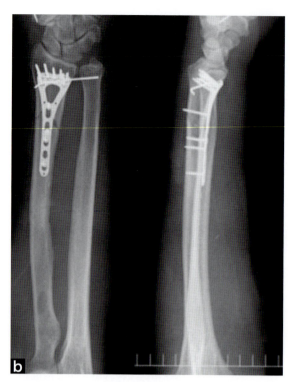

図2 初回緊急手術後
a：皮膚欠損は 21 × 8 cm，橈骨動脈を再建，伸筋腱損傷あり
b：橈骨プレート固定，遠位橈尺関節の鋼線固定

経 過

受傷6日目に最終的腱再建と軟部組織再建を施行した．FDS4 を FPL に，長掌筋腱（PL）を EPL に移行し再建した（**図 3-a**）．軟部組織欠損に対しては遊離広背筋皮弁で被覆した．再建した橈骨動脈は閉塞していたため，レシピエント血管は上腕動脈（端側吻合）と尺側皮静脈（端々吻合）を用いた（**図 3-b**）．

受傷後5ヵ月で骨癒合を認め（**図4**），受傷後10ヵ月で DASH score は disability 18.9点，Hand 20 39.5点となった（**図5**）．

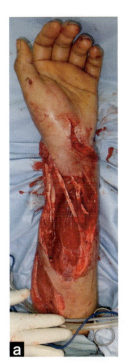
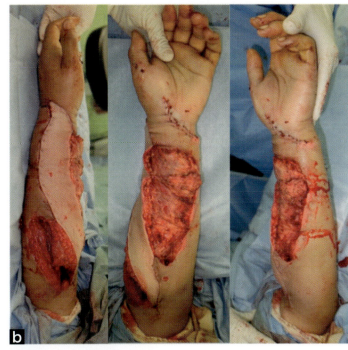

図3 受傷6日目,腱再建および軟部組織再建
a:腱移行(FDS4 → FPL,PL → EPL),b:遊離広背筋皮弁

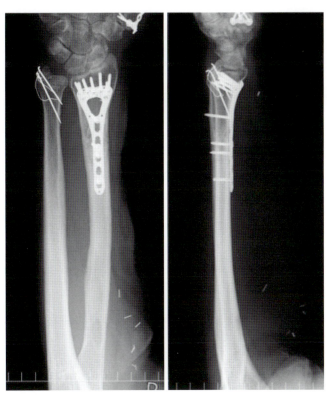

図4 受傷後5ヵ月で骨癒合

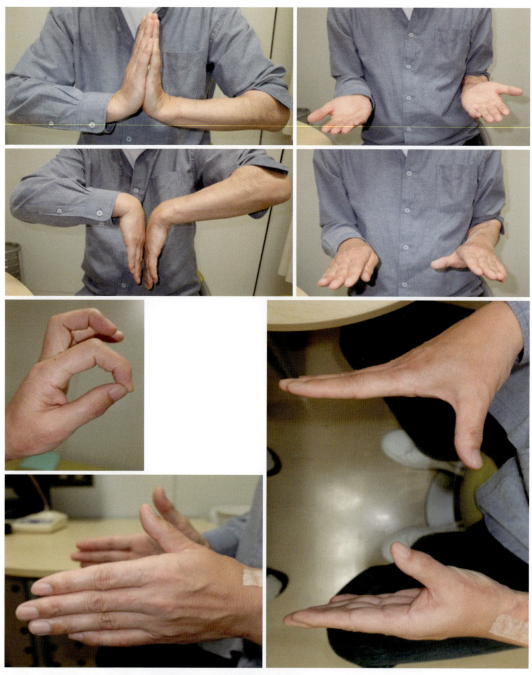

図5 受傷後10ヵ月,手関節および手指機能良好

質問 1　初期治療のあり方は？

　初期治療ではルーチンに洗浄とデブリドマンを施行するわけですが，もう一つ重要なことは損傷内容を見極めることです．損傷修復（再建）は，全く浮腫瘢痕化が生じていない受傷当日が最も容易です．ですから，修復内容が「明らか」に決まっているもので，術者に十分に技量があれば，一期的再建が望ましいところです．

　この事例では橈骨の解剖学的骨接合とECR（手関節背屈）のみ修復していますが，初期治療医に十分な能力があれば腱移行も可能です．しかし，無理に施行することはありません．

　→参考 **TOPICS 03**　病態分析とは何か？

質問 2　腱再建の方法は？

　損傷腱再建は，解剖学的修復か腱移行によって行われるのが常です．もちろん解剖学的修復が第1選択なのですが，それができない損傷に対しては腱移行を「定型的手法」から選択します．

　この事例で伸展機構の損傷はECR（B/L）とAPL，EPL，EPBでしたが，ECRは修復し，EPLに対してPL移行（Riordan法の一部）を施行したわけですね．

　また，屈曲機構の損傷はFCRとFPLであり，FCRについてはFCUが温存されているので修復・再建を割愛したのですね．FPLをいかに腱移行再建するかが問題ですが，通常はBR→FPLあるいは，ECRL→FPLになるかと思います．今回はドナーが損傷されており不可のため，FDS4を使用したということです．

　→参考 **TOPICS 33**　筋腱再建

質問 3　軟部組織再建の方法は？

　前腕の軟部組織再建は皮膚弁が妥当であり，その代表的なものはALT（前外側大腿皮弁）です．しかし，この事例では少し被覆範囲が大きいため，LD（広背筋皮弁）を選択しているのですが，十分に良い適応だと考えます．

　→参考 **TOPICS 26**　上肢に対する遊離皮弁

症例 06

手関節

手部完全切断

症　例　40代，男性

受傷状況
　機械に手を巻き込まれて受傷．

初期治療時所見
　受傷1時間で当院搬送．中手骨基部レベルでの鋭利完全切断であった（図1）．

初期治療
　受傷後約3時間，再接合術を施行した．①第1 CM関節を鋼線固定，第2〜5 CM関節部をプレート固定，②尺骨動脈，橈側・背側皮静脈を端々吻合（受傷8時間で血行再開），③伸筋腱，屈筋腱を修復，④橈骨動脈を大伏在静脈graftで再建，⑤正中神経を端々吻合，橈骨神経浅枝と尺骨神経は引き抜き損傷のため再建せず．手関節掌側は閉創できずNPWT管理とした（図2）．

経　過
　受傷10日目，掌側の開放創に対して遊離前外側大腿皮弁にて被覆．レシピエント血管は，動脈は橈骨動脈にflow throughで吻合，静脈は伴走静脈に端々吻合した（図3）．
　受傷後1年，母指対立が困難であったため，母指中手骨基部での回旋骨切術を施行した（図4）．
　受傷後2年で母指対立は可能であり，DASH scoreは26.6点，Hand 20は66点である（図5）．

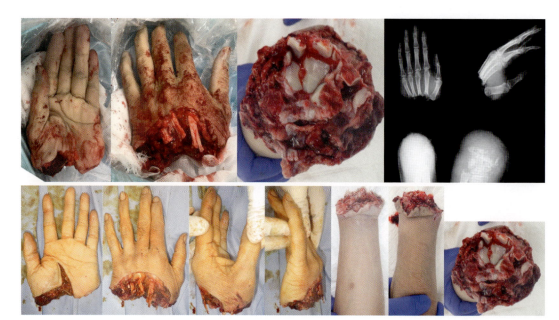

図1　受傷時所見．中手骨基部レベルでの鋭利完全切断

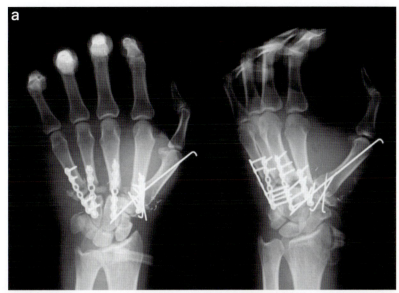

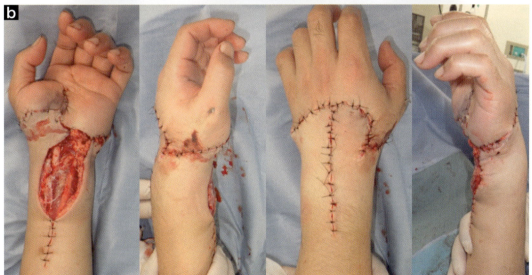

図2 再接合術，可能な限りの解剖学的再建を施行
a：中手骨骨接合，b：血管・神経吻合，屈筋・伸筋腱縫合

> **質問1** 手部切断の治療目標はどう考えたらよいでしょう？

　上肢切断再接合術後の獲得機能は，①損傷のレベルと，②損傷の程度によるわけですが，前腕遠位や手関節，手部レベルはかなりの高い機能が期待できます．特にこの事例は，手部 clean 切断ですので好条件です．

　➡参考 **TOPICS 12** 上肢切断をどう扱うか？

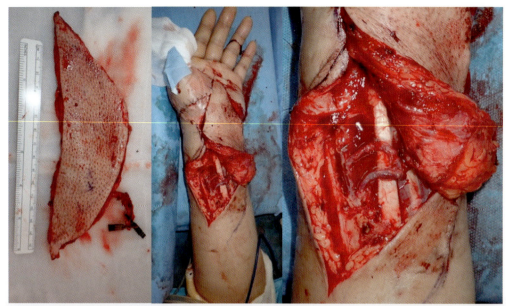
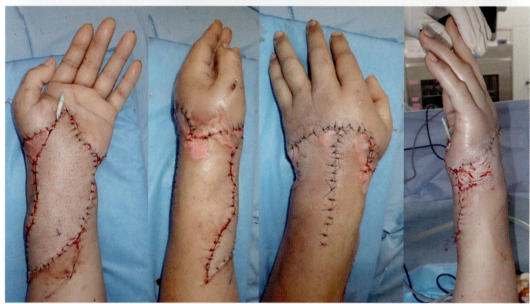

図 3 受傷 10 日目，遊離前外側大腿皮弁にて軟部組織再建

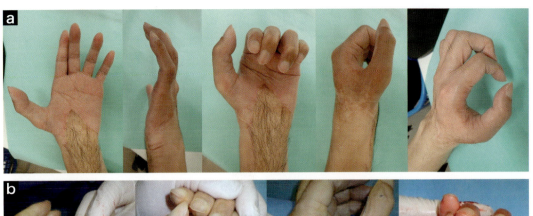

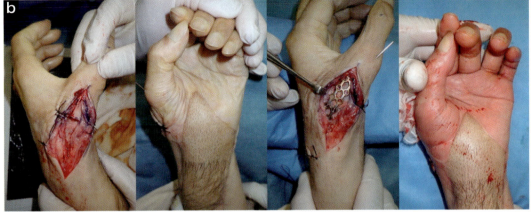

図4 受傷後1年
a:母指対立困難,b:中手骨基部での回旋骨切術施行

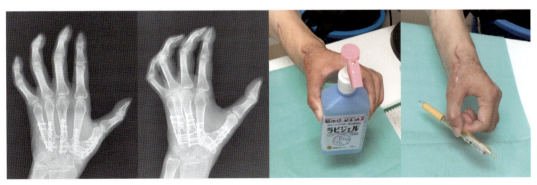

図5 受傷後2年,母指対立把持可能

質問2　骨接合方法の原則は？

　余裕があれば，もちろん plating での骨再建が望ましいです．第2〜5指は CM 関節の可動性はあまりありませんのでほぼアライメントを獲得できればよいでしょう．

　問題は母指です．この事例の場合は CM 関節の可動性は期待できず，将来的に関節固定となることが予想されます．そうなりますと，もう少し母指対立位に注意を払いたいところです．そもそもの CM 関節の固定角度を考えると，掌側外転 30° 程度，橈側外転 20° ほどです．

　術後1年で「母指中手骨基部回旋骨切術」が施行されていますが，初期アライメントを適切にしておけば不要な修正手術であったと考えます．

　また，手関節レベル切断で極めて重要なことは，手関節を固定してはいけないということです．手関節の可動性を残存させ，tenodesis like motion で手指可動訓練を行うことで，良好な手指可動が期待できます．

質問3　血行再建のポイントは？

　この事例では尺骨動脈と橈側・背側皮静脈の端々吻合が最初になされていますが，血管修復は「橈側に集中する」ことの利点を認識してほしいです．

　最初に再建すべきは snuff box の「橈骨動脈深枝」と「橈側皮静脈」であり，同部位の伸筋腱や皮膚を縫合することで再建血管を保護することができます．この戦略を施行することで，最も早く血行が再建されることになります．あとは腱再建や神経縫合を施行し，最後に尺骨動脈の吻合と追加皮下静脈吻合を行い，1日目の再接合術は終了となります．

質問4　腱再建のポイントは？

　伸筋腱と屈筋腱は，原則的に全て解剖学的修復を行います．これは後の腱移行の機会を最大限維持するためにも重要なことです．FDP だけ修復して FDS は放置，というようなことのないようにしたいところです．

➡参考 **TOPICS 33**　筋腱再建

質問5　軟部組織再建方法のあり方について教えて下さい

　多くの major 切断再接合において，遊離皮弁による軟部組織再建はほぼ必須と言ってもよいでしょう．遊離皮弁は皮膚弁が妥当であり，前外側大腿皮弁が用いられることが多いです．今回もそれが施行されていますが，受傷 10 日目での施行はいささか遅いです．

➡参考 **TOPICS 26**　上肢に対する遊離皮弁

症例 07

手関節

症例
07

手部不全切断

症 例 20代，女性

受傷状況

　機械に手を巻き込まれて受傷.

初期治療時所見

　受傷後2時間で当院搬送. 手根骨レベルでほぼ全周性に皮膚が損傷されており，損傷以遠は阻血であった. また受傷時単純X線画像では手根骨レベルでの粉砕を認めた（**図1**）.

初期治療

　受傷後3時間で手術室入室，緊急手術を施行した. 創部を展開したところ橈骨・尺骨動脈は断裂，尺骨神経は圧挫されていたが，正中神経の損傷はなかった.

　屈筋腱はほぼ温存され［損傷していたのは長掌筋（PL），第5浅指屈筋（FDS5），尺側手根屈筋（FCU）］，主として橈側手根伸筋（ECR），固有示指伸筋（EIP），総指伸筋（EDC），固有小指伸筋（EDM），尺側手根伸筋（ECU）などの伸筋腱が断裂していた. 手関節部をK-ワイヤーで整復仮固定した後，橈骨動脈を静脈移植にて再建した. 損傷腱の修復は行わず，開放創はNPWT管理とした（**図2**）.

経 過

　受傷4日目に創部洗浄と損傷評価を行い，受傷7日目に腱再建，骨軟部組織再建を施行した.

　手根骨は，橈骨と月状骨をK-ワイヤーで，有頭骨をheadless compression screw（HCS）で，手根中央関節をK-ワイヤーで，豆状骨を月状骨，有頭骨にK-ワイヤーで固定した（**図3-a**）. 舟状月状（SL）靱帯は温存されていた.

　腱再建は，健側PLを用いてECRB再建，またEDC，EDMを一塊とし健側PLを用いて筋体への引き込み縫合，ECUも引き込み縫合を行った（**図3-b**）.

　その後，遊離広背筋皮弁を用いて軟部組織再建を行った. レシピエント血管として，動脈は盲端となった尺骨動脈に端々吻合，静脈は皮静脈に端々吻合とした（**図4**）.

　受傷後2年，手ROM背屈40°，掌屈10°，%TAMは示指92，中指80，環指85，小指95となった（**図5**）.

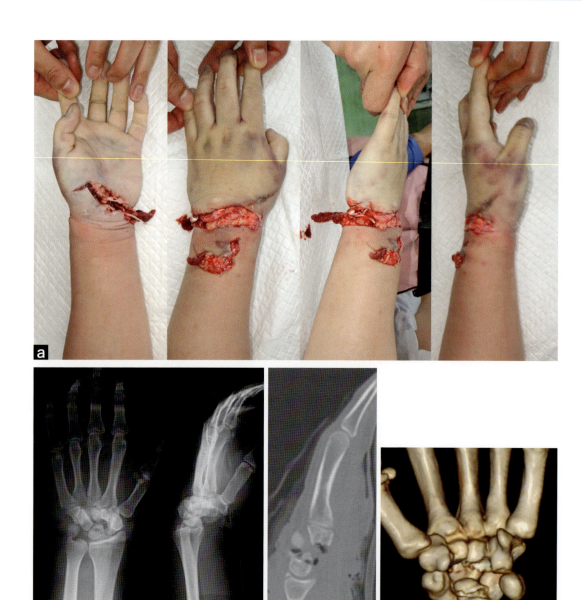

図1　受傷時所見
a：手根骨レベルでの損傷，b：手根中央関節での損傷

> **質問1**　初期治療のあり方は？　どこまで再建するのでしょう？

　緊急手術において，損傷評価と骨傷部の安定化，血行再建に留めるのは，次回の手術を直ちに予定している計画性のもとでは妥当な戦略と言えます．つまり，初回に全てを再建する必要性はないのです．

　血行再建についてですが，橈側の再建を動静脈ともに直ちに施行し，血行が回復してから，再度デブリドマン，評価，そして尺側の動静脈再建を行うのが「原則的戦略」です．この事例では尺骨動脈が再建されていないのが残念です．

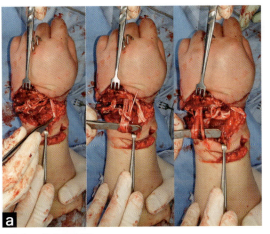 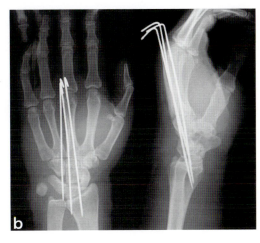

図2 初回手術
a：血管吻合施行，伸筋腱断裂（修復せず），b：手関節の K-ワイヤー固定

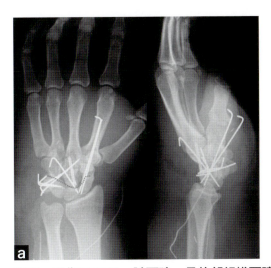 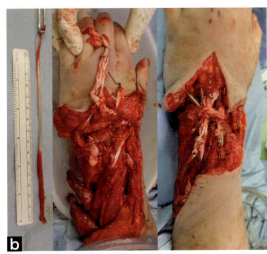

図3 受傷7日目，腱再建，骨軟部組織再建施行
a：手根骨再建，b：伸筋腱再建

質問2　再建計画の立て方は？

　受傷4日目の追加デブリドマンと腱損傷評価はやや遅いです．受傷翌日に前倒し施行すれば，その2日後（つまり受傷3日後）には確定的再建が可能となります．

　治療レベルの標準化のためには，「初期治療」の翌日に「第2回目手術」をルーチン化することが望まれます．

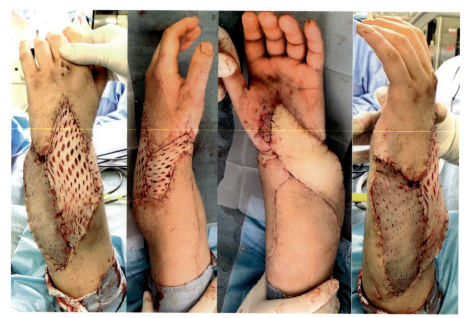

図 4　遊離広背筋皮弁にて軟部組織再建

質問 3　骨・靱帯再建のあり方は？

以前から述べていますが，腱損傷が存在する場合の手関節の固定は禁忌です．有効なリハビリテーション法である tenodesis like motion ができないからです．もしも腱損傷がなく手指の自動可動性が保たれているのであれば，手関節固定は正当化されます．ポイントは腱修復をしているかどうかです．

したがって，この事例は手根骨内で骨再建し関節可動性を温存すべきであり，もしも短縮が必要であれば前腕レベルで施行すべきということです．これが戦略です．

なお，この事例は近位手根列（proximal row）が橈骨と連続しているので，近位手根列の切除関節形成術は不適当と考えます．

➡ 参考 **TOPICS 16**　上肢骨再建

質問 4　腱再建のあり方は？

腱再建の基本は，第 1 に引き込み縫合を含めた解剖学的修復です．それが叶わない場合に，第 2 に腱移行が用いられますが，前腕遠位部損傷で筋体が温存されているような場合では，たとえ引き抜かれていたとしても解剖学的修復が可能です．

➡ 参考 **TOPICS 33**　筋腱再建

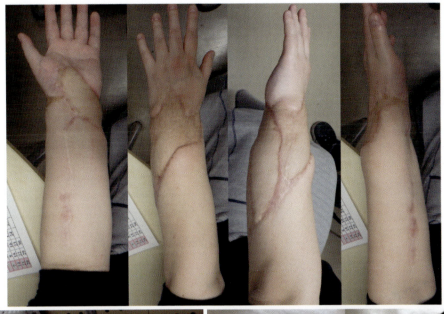

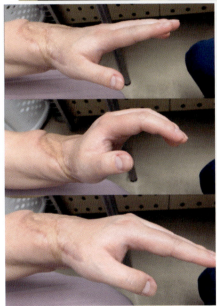
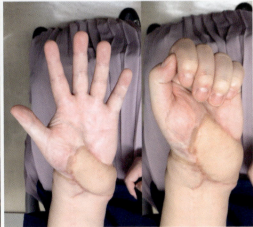

図 5 受傷後 2 年，比較的良好な手指機能獲得

質問 5　**軟部組織再建のあり方は？**

　この事例では軟部組織再建に遊離広背筋移植術を用いています．おそらく軟部組織欠損範囲がやや広いと判断したのでしょうが，原則は皮膚弁であり，その代表は前外側大腿皮弁です．

　➡ 参考 **TOPICS 26**　上肢に対する遊離皮弁

症例 08

膝窩動脈

脛骨近位部骨折に伴う膝窩動脈損傷（その1）

症　例　40代，女性
受傷状況
　バイク同士の衝突事故で受傷
初期治療時所見
　左下腿近位前方に約7 cm，後方に約2 cmの開放創を認め，受傷時単純X線画像では下腿近位部骨折を認めた（図1）．左足部はチアノーゼを呈しており，足背・後脛骨動脈ともに触知不良であったが，足関節の自動可動性は保たれていた．造影CTにて骨折部での膝窩動脈の途絶を認めた（図2）．
初期治療
　受傷即日，洗浄，デブリドマン，創外固定を施行した（図3）．その後，腹臥位とし後方アプローチにて展開，断裂した膝窩動脈を健側の大伏在静脈を用いて再建した（図4）．以後，足部血行に問題はない．
経　過
　受傷8日目に骨接合術を施行した．皮切は前方の開放創を利用し，近位外側から遠位内側への斜め状切開とした．また骨折部整復の補助として，前回の後内側皮切を使用した．術後は両皮切間の皮膚をbipedicle flapとして利用し，前方切開部を閉創する方針

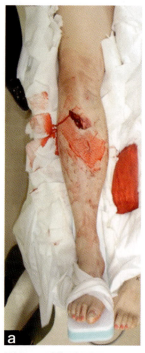
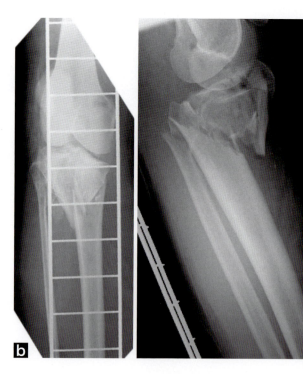

図1　受傷時所見
a：右膝前方に開放創あり，b：脛骨近位部骨折，遠位が後方へ転位

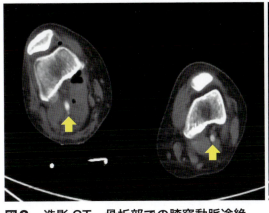
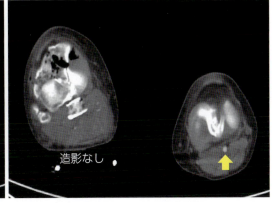

図2 造影CT．骨折部での膝窩動脈途絶

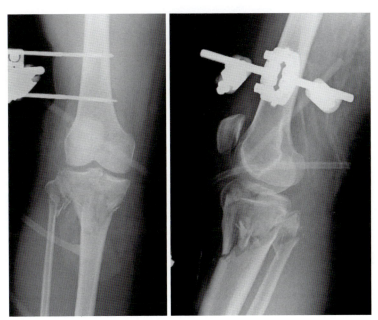

図3 緊急手術，仰臥位でデブリドマンと創外固定

とした（図5）．開放創はNPWT管理とした．

受傷2週目で前方創部に全層植皮を追加し，受傷3週目で後内側部を縫縮した．

受傷3ヵ月後に独歩で自宅退院．受傷後5ヵ月で骨癒合を認め，仕事復帰した（図6）．

受傷後1年で膝ROMは伸展－5°，屈曲140°と良好であるが，右下肢にしびれを軽度認めている．

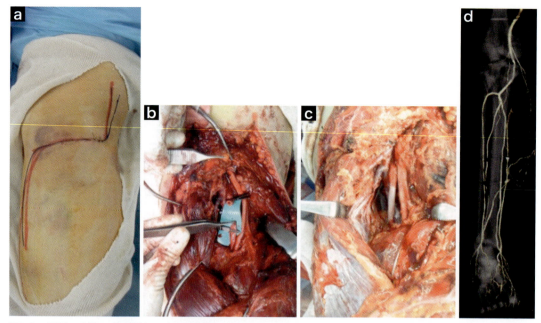

図4 緊急手術，腹臥位で血行再建
a：後方クランク状皮切（内側遠位），b：膝窩動脈断裂，c：大伏在静脈を移植で修復，d：修復後造影 CT

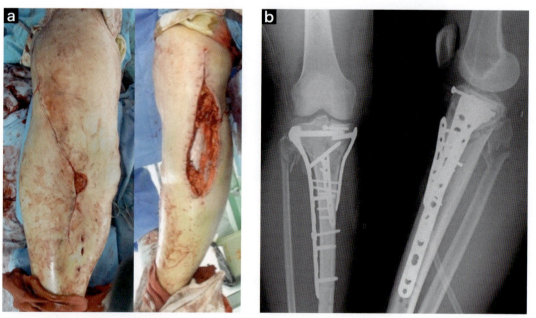

図5 受傷8日目，骨接合術
a：近位外側から遠位内側への Kesagake 様アプローチ，b：double プレート固定

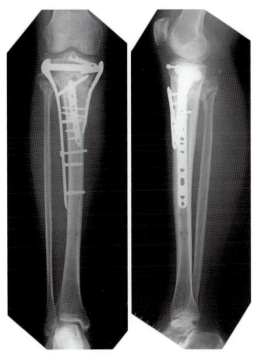

図6　受傷後5ヵ月，骨癒合獲得，独歩可能

> **質問1**　血行再建の体位やアプローチはどのように考えればよいでしょうか？

　多くの膝窩動脈損傷においては，最も展開が容易（組織を切離しない）な腹臥位・後方アプローチを選択するとよいです．一方，軟部組織損傷が高度の場合，また体幹外傷を伴うような多発外傷の場合は，仰臥位・内側アプローチが適しています．しかし，このアプローチは「手順」が術者の頭の中に入っていないと時間がかかり，施行はかなり大変です．つまりは「腹臥位・後方アプローチ」で修復できないような事例は「迂闊には手を出せない」ということです．

　腹臥位・後方アプローチを選択したとしても，二次手術として「靱帯再建」が必要なのか「骨接合」なのかで相違があります．

　「靱帯再建」が必要な場合は，内外側の靱帯再建のための皮切を阻害しないように，縦切開に近い皮切が望ましいと考えます．一方「骨再建」が予定されている場合には，そのために必要なアプローチによって，血管損傷に対するアプローチも変わってきます．この事例のように「膝窩動脈を伴う脛骨近位部骨折」は近位脛骨が内外側とも前方へ変位しています．つまり，骨接合には近位前外側から遠位前内側への斜め状切開が適しているのですが，そのようなことを想定できる術者はまずいません．そこで，大雑把には以下の2点を推奨しています．

①単純膝脱臼（複合靱帯損傷）には腹臥位 Lazy S アプローチ
②プラトー骨折合併例には腹臥位 Burks 様アプローチ

　これを選択しておけば，大きな間違いはないでしょう．

　　　　➡参考 **TOPICS 07**　膝窩動脈損傷を考える

質問2　骨再建の方法は？

　前述したように，この骨折は両側プラトー骨折なのですが，内側プラトーが後方ではなく前方に転位しています．つまりは主要支持プレートは内外側とも前方ということになります．そうなりますと，皮切は前方の斜め状切開ということになると考えられるわけです．

　この事例では，膝窩動脈修復のために初期治療で腹臥位 Burks 様アプローチが選択されていました．初期治療者は，脛骨近位内側骨折には「後内側アプローチ」という頭があったのでしょう．しかし，このアプローチは骨接合にはあまり有用ではなく，骨折部の整復確認に用いる程度でした．

➡参考 **TOPICS 07**　膝窩動脈損傷を考える

CASE 09

膝窩動脈

症例

09

脛骨近位部骨折に伴う
膝窩動脈損傷（その2）

症 例 20代，男性

受傷状況

バイクで転倒し受傷．

初期治療時所見

左下腿近位後面に約8cmの開放創を認め，受傷時CTでは下腿近位部骨折および遠位骨幹部骨折を認めた．足部の運動・感覚は消失し，足背・後脛骨動脈ともに触知不能で，造影CTで脛骨近位骨折部での膝窩動脈の途絶を認めた（**図1**）．

初期治療

受傷同日に仰臥位で創外固定装着後，その後，腹臥位・後方アプローチにて血管展開を施行した．膝窩動脈は分岐手前で完全断裂していたため，大伏在静脈を用いて膝窩動脈から後脛骨動脈へ移植修復した．受傷から血行再開まで10時間を要し，下腿コンパートメントの開放を行った．開放創はNPWT管理とした（**図2**）．

経 過

受傷3日目に開放創からアプローチし，後方にプレートを設置した．ヒラメ筋，長母指屈筋は筋体損傷が強く，全て切除した，長趾屈筋，後脛骨筋は一部切除した（**図3**）．

受傷5日目に追加デブリドマンを施行し，下腿後面の軟部組織欠損は40×15cmとなった（**図4**）．

受傷8日目に遊離広背筋および前鋸筋皮弁による軟部組織再建を行った．レシピエント血管は健側の小伏在静脈を利用して膝窩動脈，大伏在静脈にAV loopを作成し，皮弁の動静脈にそれぞれ端々吻合した（**図5**）．

受傷14日目，皮弁は全生着したが，前方の軟部組織の壊死を認めたため，追加デブリドマンを施行した（**図6**）．受傷19日目，前方の軟部組織再建を予定していたが，筋体壊死が進行していたため再度デブリドマンを施行した．その後も複数回デブリドマンを追加施行した．

受傷27日目，前方の軟部組織再建を施行した．約28×15cmの大腿筋膜張筋皮弁を採取し，健側の大伏在静脈を利用して，浅大腿動脈と大伏在静脈でAV loopを作成し，皮弁の動静脈にそれぞれを端々吻合した（**図7**）．

受傷39日目に分層植皮し，受傷64日目に脛骨近位前外側プレートを追加した（**図8**）．

受傷後1年，独歩可能であるが，膝ROMは伸展−5°，屈曲15°と著明な制限を認め，足部の知覚異常も残存している（**図9**）．

受傷後4年，膝ROM制限あり，杖歩行だが，社会復帰し，バイクツーリングをしている．

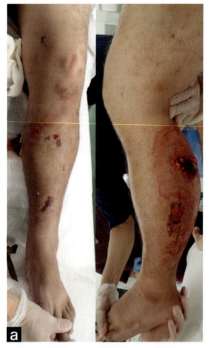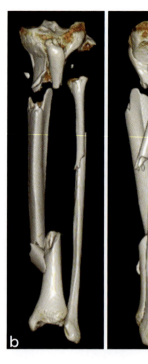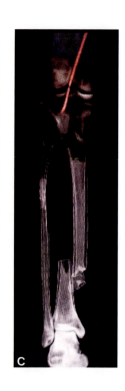

図1　受傷時所見

a：下腿近位後面に開放創，b：下腿脛骨分節状骨折，c：膝窩動脈の途絶

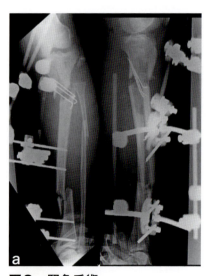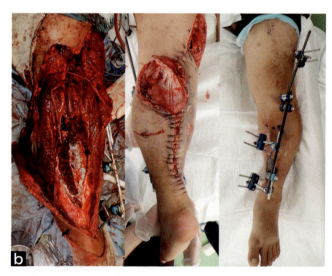

図2　緊急手術

a：仰臥位で創外固定，b：腹臥位・後方アプローチで血管修復

CASE 09

膝窩動脈　脛骨近位部骨折に伴う膝窩動脈損傷（その2）

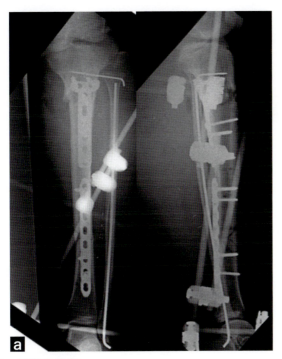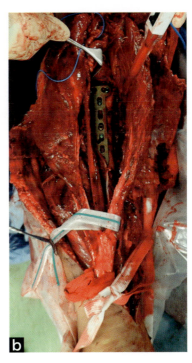

図3　受傷3日目
a：腹臥位・後方開放創からプレート固定，b：後方から挫滅した筋体切除（ヒラメ筋など）

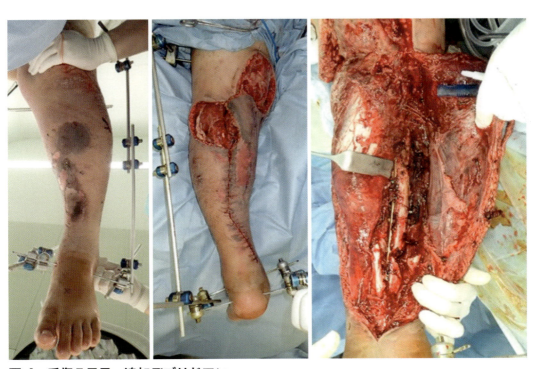

図4　受傷5日目，追加デブリドマン

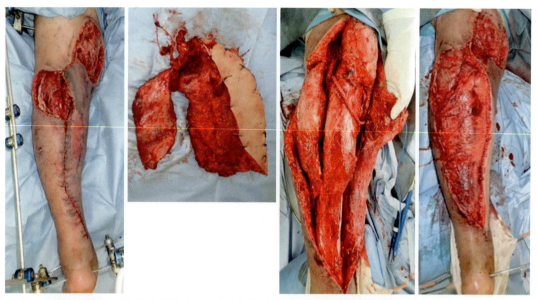

図5 受傷8日目,遊離広背筋および前鋸筋皮弁による軟部組織再建

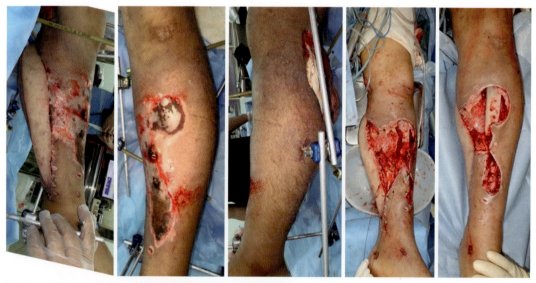

図6 受傷14日目,前方軟部組織壊死に追加デブリドマン

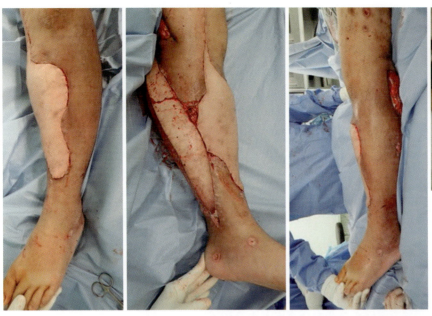

図7 受傷 27 日目，遊離大腿筋膜張筋皮弁で前方の軟部組織再建を施行

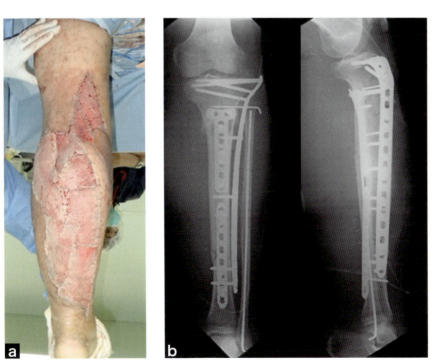

図8 受傷 39 日目と 64 日目
a：受傷 39 日目，分層植皮，b：受傷 64 日目，脛骨近位前外側プレート追加

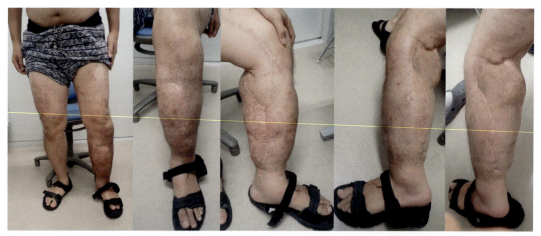

図9 術後1年，独歩可能であるが，膝ROM制限および足部知覚障害残存

> **質問1** 初期治療はどうあるべきでしょうか？

　この事例は軟部組織損傷が膝関節周囲から下腿に及ぶもので，骨折も2重骨折になっています．また，血管損傷も膝窩動脈に留まらず，double injuryの可能性もあります．このように「複雑で重篤な骨軟部組織損傷」に伴う膝窩動脈損傷は，仰臥位・内側アプローチで行うべきだと考えます．しかも膝窩動脈から後脛骨動脈への再建ではなく，可能ならば前脛骨動脈まで再建しておけば，その後の筋壊死範囲も変わったかもしれません．

　また，骨安定化の方法ですが，ややアライメントが不良であり，脛骨近位部分には局所鋼線固定を追加しています．これが軟部組織損傷を助長している可能性があります．できれば髄内鋼線固定を考慮したいところです．

　血行再建，デブリドマンのような初期治療は，「救急当番医」が行うことにより「統一性」と「標準性」に欠けがちですが，それを良しとせずに「重度四肢外傷の初期治療」をしっかりと学んで，次の再建につながる初期治療をしたいものです．反省すべき初期治療だと考えます．

　　➡参考 **TOPICS 07**　膝窩動脈損傷を考える
　　➡参考 **TOPICS 08**　初期骨安定化のあり方

> **質問2** 骨再建の考え方は？

　初期治療で下腿後方が大きく展開されており，繰り返すデブリドマンを考えると後方進入で骨固定をせざるを得ない印象です．この事例では2枚プレート固定がなされていますが，後方1枚プレートが望ましいのはもちろんです．

　また，分節状骨折ですから，そもそも髄内釘固定の適応です．その場合は脛骨近位関節内骨折に対しては，別途プレート固定を施行することになります．

　　➡参考 **TOPICS 17**　下肢骨骨接合

質問3　軟部組織再建の考え方は？

　損傷が激しい後方に第1の皮弁を設置し，前方に第2の皮弁を設置したという考えなのでしょうが，かなり問題があります．下腿にレシピエント血管がありませんので，大腿部の血管に求めるしかなく，その場合のAV loop法はやむを得ない選択ですが，かなりトリッキーな軟部組織再建です．

　この事例は，前方の軟部組織欠損を予想していたわけでなく，壊死範囲が続発性に拡大したために2期的皮弁が必要となったわけです．もしも，前方の壊死が最初から想定されていたならば，初回皮弁の際にchain flapを選択したことでしょう．このような重篤な下腿に2つのレシピエント血管を用意することは尋常ではありません．

　事実，この事例の2期的皮弁はレシピエント血管の選定がとても難しく，2つ目のAV loopを施行することは技術的に困難です．

　非計画的にdouble flapが必要になった時点で，かなりのトラブルケースです．このようなことにならないように，損傷病態分析と計画を入念に立てなければなりません．

➡参考 **TOPICS 28**　下肢に対する遊離皮弁
➡参考 **TOPICS 31**　レシピエント血管について

症例 10 両側膝窩動脈損傷

膝窩動脈

症 例 60代，男性

受傷状況

倒れてきた塀と道路の間に両下肢を挟まれて受傷．挟撃されていた時間は3分程度とのことであった．

初期治療時所見

受傷後1時間で来院．右側は膝関節と周囲の圧挫創を認め，左側も膝窩部に約3 cmの裂創と右側よりさらに強い周囲の圧挫創を認めた．骨傷は認めなかったが，造影CTにて膝窩部近位で両側膝窩動脈の途絶を認めた．両下肢とも運動知覚完全麻痺があり，前・後脛骨動脈の触知は不可でドップラーでも聴取できず，両下腿はほぼ完全阻血の状態であった（**図1**）．

初期治療

速やかに手術室入室し，全身麻酔導入後に両側 cross limb shunt（CLS）施行．受傷後3時間で阻血を解除した．両側とも仰臥位・内側アプローチで再建する計画とした．左側に皮切を加えると，軟部組織の強い破綻により直ちに膝窩動静脈が露呈し，動脈断裂を認めた．断端を一部切除し端々吻合した．右側を展開すると，膝窩部で約7 cmの血栓閉塞を認めたため切除し，静脈移植で再建しようとしたところ，心室細動（VF），心肺停止（CPA）となったため手術は中断となった．経皮的心肺補助装置（PCPS），人工呼吸器管理となったが，心肺停止の確定診断はつかなかった（**図2**）．

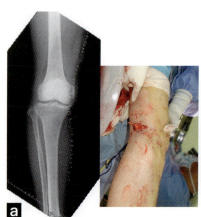 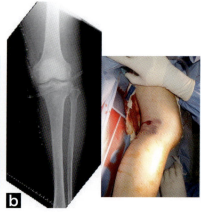 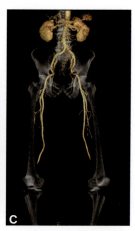

図1 受傷時所見
a：右側，骨傷なし，膝窩部に約5 cmの裂創，b：左側，骨傷なし，膝窩部に約3 cmの裂創，皮下損傷強し，c：両側膝窩動脈の途絶

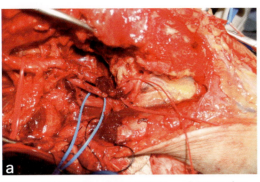
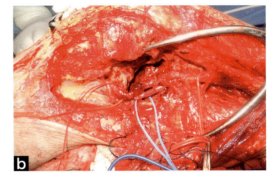

図2 緊急手術，両側仰臥位・内側アプローチで展開
a：左側，皮下挫滅高度，膝窩動脈修復，b：右側，皮下挫滅中等度，膝窩動脈修復できず

経過

その後，呼吸循環動態は速やかに安定し，12時間後にはPCPSから離脱した．

右下腿から足部の皮膚循環は何とか保たれているものの，動脈は途絶したままであり，大腿切断は必至であると考えられた（図3）．

受傷4日目，右大腿切断を下腿切断にする目的で血行再建術を施行した（図4）．術後再灌流障害は生じなかった．

受傷7日目に左膝窩部のデブリドマン施行したところ，約20×10cmの皮膚軟部組織欠損となったため，受傷10日目に遊離広背筋皮弁を用いて軟部組織再建を施行した．レシピエント動脈は大腿動脈の分枝に端々吻合，静脈は大伏在静脈に端々吻合とした（図5）．

また，右下腿皮膚壊死範囲が明瞭になるのを待ち，受傷14日目に下腿切断術を施行した．その際，残存した下腿後面と足底の軟部組織をfillet flapとして用いて断端を再建した（図6）．

受傷後3ヵ月で仮義足で松葉杖歩行可能となった（図7）．

受傷後1年で両下腿ともしびれは残存しているものの義足装着，ロフストランド杖にて約1kmの平地歩行可能．受傷後3年で，しびれ・疼痛は軽度残存，Lower Extremity Functional Scale（LEFS）は44点である．

質問1　両側膝窩動脈損傷に対する初期治療はどうすればよいでしょうか？

この事例では，搬入時両側下腿足部はほぼ完全阻血でした．また，特に左側は皮下組織が触診上空虚であり軟部組織損傷が強い状態でした．両側損傷で皮下軟部組織損傷や阻血が強いため，CLSおよび仰臥位での内側アプローチは妥当だと考えます．

展開はより重症な左側から開始しました．皮膚切開すると皮下の損傷が強く，何も剥離しなくとも血管が露出できたくらいです．

左側膝窩動脈を修復し，その後，右側の展開を始めましたが，こちらは左側よりは軟部組織損傷は軽度であり，剥離操作が必要でした．ところが剥離の最中に心停止をきたし，

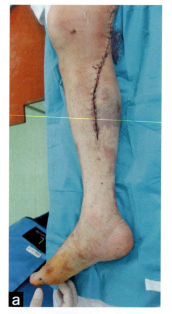
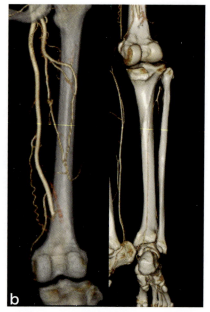

図3 受傷翌日，右側下肢
a：足部の皮膚血行は側副血行路でわずかに保たれている
b：CT血管造影では受傷時と同様

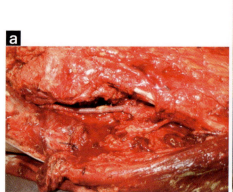
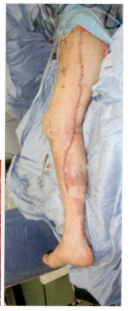
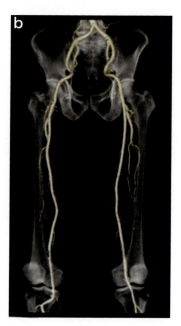

図4 受傷4日目，右側血行再建
a：前回と同様の皮切で展開，b：術後CT造影，両側膝窩動脈が再建されている

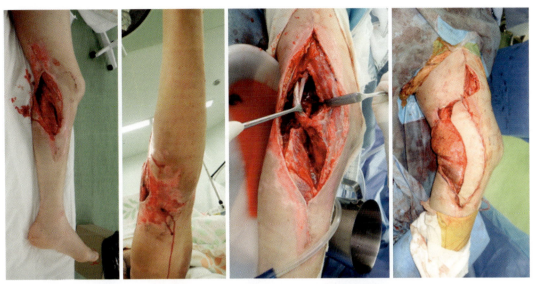

図 5 受傷 14 日目，左側膝部を遊離広背筋皮弁にて軟部組織再建

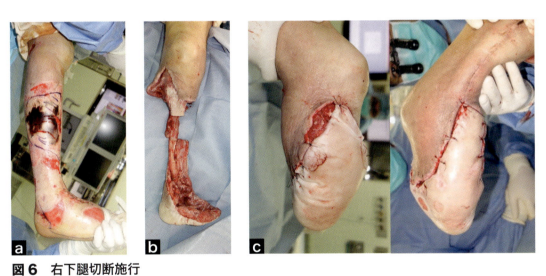

図 6 右下腿切断施行
a：右下腿皮膚壊死範囲が明瞭化，b：下腿後面と足底部を fillet flap とし，c：断端を被覆

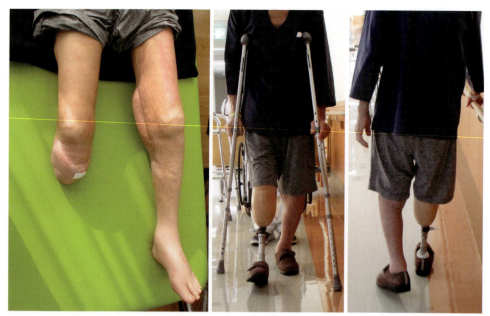

図7 受傷後3ヵ月，義足装着で松葉杖歩行可能

　その後はPCPSによるCPRを施行し，再建の中断を余儀なくされました．
　ICUに入室後に再度診察すると右足部に血行を認めていました．その後の造影CTでも側副血行による足部血管の造影効果は認められていました．
　患者の循環状態は早々に安定し，意識もclearであることが判明すると，右側の再建をどうするかを改めて考える必要に迫られました．
　切断は必至ですが，大腿切断を下腿切断に変更する可能性を模索し，そのためには膝窩動脈を再血行化し，下腿切断断端を被覆するために足部をfillet flapとすることが適当であると考えました．再血行化による再灌流障害（腎機能悪化）を懸念し，透析を準備した上で施行しましたが，結果的に透析は不要でした．

　　➡参考 **TOPICS 06**　temporary vascular shuntの話
　　➡参考 **TOPICS 07**　膝窩動脈損傷を考える

質問2　**右下肢切断高位についての考え方は？**

　右下腿切断高位を膝上から膝下にした計画は秀逸であると思います．そのために，受傷4日目に血行再建をする判断をして実行していますが，かなり高レベルであると考えます．
　fillet flapによる血管のたわみは十分に想定しており，kinkingが生じないように配置を心掛けました．
　このような事例は，世界的にも報告がありません．

　　➡参考 **TOPICS 13**　下肢切断をどう扱うか？

CASE 11

症例 11

下腿近位

右下腿近位部開放骨折

症　例　50代，男性

受傷状況

歩行中に車にはねられて受傷，前医へ搬送となった．

初期治療時所見

右下腿近位前方から近位内側にかけての約10 cmの開放創を認め，受診時単純X線画像では右脛骨近位部骨折を認めた．神経・血管損傷はなかった．

前医での治療

受傷同日に洗浄，デブリドマン後に創外固定術が施行され，創部は一次閉創された（図1）．

受傷10日目に外側プレートにて骨接合術が施行された．創閉鎖は困難であったが（図2），数日後に閉創し，その3日後に開放創部壊死と発赤が生じたため当院転院となった．

経　過

受傷後17日目の当院転院時，創部の腫張と発赤あり，WBC 14,400/μg，CPR 13 mg/dLと感染が強く疑われた（図3）．

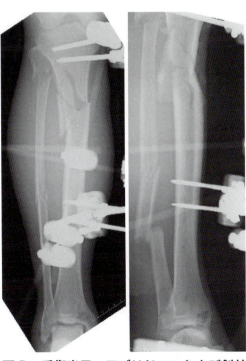

図1　受傷当日，デブリドマンおよび創外固定施行

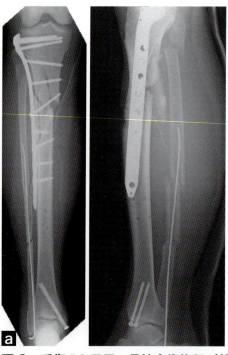
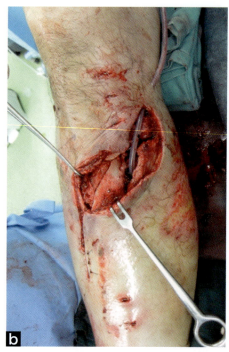

図2 受傷10日目，骨接合術施行（前医）
a：外側プレート固定，b：創閉鎖は困難

　転院翌日，デブリドマンと再評価を行った．右下腿近位内側から後面にかけての皮膚軟部組織欠損範囲は約 16 × 6 cm で，腓腹筋内側頭の挫滅も認められた（図4）．
　受傷24日目に，軟部組織欠損に対し遊離広背筋弁移植を施行した．レシピエント血管として内側下膝動静脈を用いた（図5）．
　その後，感染の再然なく経過し，受傷後8ヵ月で骨癒合が得られた（図6）．受傷後9ヵ月で除脂肪術を施行している．
　受傷後2年半での Enneking score は29点，LEFS は69点であった．

質問1　骨接合などの初期治療戦略はどう考えればよいでしょうか？

　受傷時は Gustilo 分類 type ⅢA/B の境界領域開放骨折だったと思いますが，プレート固定施行により type ⅢB に grade が上がったのだと推察します．
　「骨折型からプレートが好ましく」「髄内釘を施行しても皮弁術施行は避けられない」のであれば，プレート固定を選択し，軟部組織再建は既定路線として皮弁術を施行すればよいとは思います．
　しかし，この事例は髄内釘でも固定が可能であり，そして高濃度局所抗菌薬投与を開始していれば，type ⅢA として治療を完遂できたことでしょう．つまりは回避可能な医原性の Gustilo 分類 type ⅢB であると言えます．

➡参考 **TOPICS 17**　下肢骨骨接合

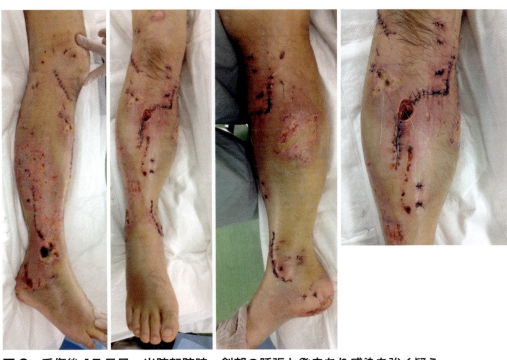

図3 受傷後17日目，当院転院時．創部の腫張と発赤あり感染を強く疑う

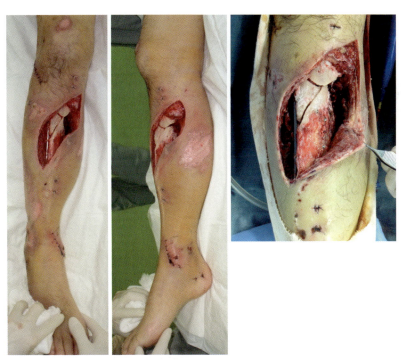

図4 転院翌日，再度デブリドマン施行，皮膚軟部組織欠損範囲は約16×6 cm

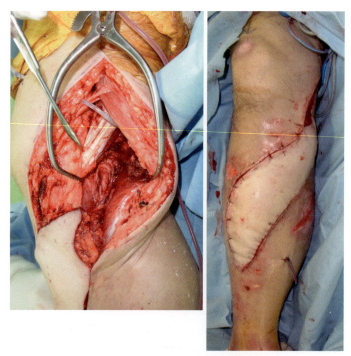

図5 受傷24日目，遊離広背筋弁移植施行

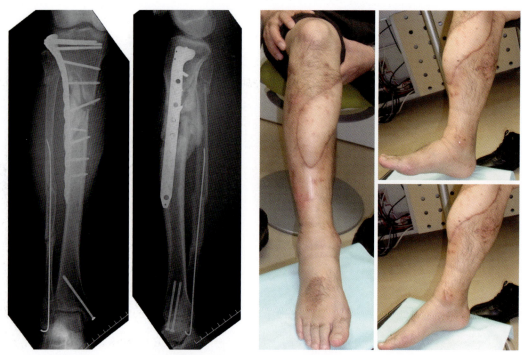

図6 受傷後8ヵ月，骨癒合獲得，独歩可能

質問2 デブリドマンの範囲や骨安定化，軟部組織再建についての転院後の治療計画は？

すでに状況的には Gustilo 分類 type ⅢB なわけですから，必要十分なデブリドマンを施行し，十分な軟部組織再建を施行することが肝要です．骨再建については，骨接合手術より3週間以内であること，固定性が獲得されていたことより，プレートを留置したままデブリドマンを施行していますが，感染の程度によってはプレートの変更を考慮するべきだったと考えます．

軟部組織再建には何らかの皮弁術が必須であると思います．

→参考 **TOPICS 36** 術後感染治療

質問3 レシピエント血管や皮弁の種類など，遊離皮弁の選択は？

この事例は，腓腹筋内側頭の挫滅のために遊離皮弁術を選択していますが，それがかえって確実な軟部組織再建だったと考えます．このような状況を損傷のパラドックス（状況が悪い方が容易に治る）と呼んでいます．もしも，腓腹筋内側頭で軟部組織再建を施行していたら，感染が再燃していたかもしれません．

遊離皮弁の種類は広背筋を選択していますが，前外側大腿皮弁でもよいでしょう．

レシピエント血管の選択は，内側下膝動脈を使用していますが，膝窩動静脈に端側吻合するのが妥当な選択肢だと思います．

→参考 **TOPICS 27** 下肢に対する有茎皮弁
→参考 **TOPICS 28** 下肢に対する遊離皮弁

下腿近位

症 例

12

膝関節周囲重度
開放骨折

症 例 70代，男性

受傷状況

　クレーン車に轢かれて受傷，前医へ搬送された．

初期治療時所見

　大腿遠位内側に約5cmの開放創，膝関節周囲に広範囲の圧挫創あり．受傷時単純X線画像では大腿骨遠位部，下腿骨近位部の高度粉砕骨折を認めた（**図1**）．神経・血管損傷を疑う所見はなかった．

前医での初期治療

　即日，洗浄・デブリドマン後に創外固定術が施行され（**図2**），開放創皮膚は一次縫合された．

経 過

　膝関節周囲皮膚壊死が進行したため，受傷16日目に当院転院となった（**図3**）．

　受傷17日目に創外固定ピンを軟部組織損傷外に挿入し直し，デブリドマンを再度施行した（**図4**）．

　受傷18日目に大腿骨内顆，脛骨近位内側部の骨接合術を施行した．術後の皮膚軟部組織欠損範囲は約40×25cmとなった（**図5**）．

　受傷20日目に脛骨近位後内側部の骨接合を追加し，約30×15cmの遊離広背筋皮弁と約15×15cmの前鋸筋弁で軟部組織を再建した．レシピエント動脈は後脛骨動脈にflow through，静脈は伴走静脈に端々吻合とした．また感染予防に局所高濃度抗菌薬を併用した（**図6**）．

　受傷27日目に脛骨外側の骨接合術を追加施行した．骨接合完了後も膝関節の不安定性を認めたため創外固定を継続とした（**図7-a**）．

　受傷32日目に全層植皮術を施行した（**図7-b**）．受傷46日目に創外固定器を抜去した．抜去後も外反不安定性は残存した．

　受傷56日目に前外側のプレートが露出したため，受傷59日目に順行性腓腹動脈皮弁で被覆した（**図8**）．

　術後半年，疼痛はないが，T字杖，MCL装具装着で歩行，膝ROMは伸展−10°，屈曲60°と制限された（**図9**）．

　術後2年，外反は進行し，膝ROMは伸展−10°，屈曲45°．関節裂隙の狭小化を認めるが，T字杖，MCL装具装着で疼痛なく30分以上の平地歩行可能である．

　術後3年，膝ROMは変わらず，KOOS scoreは平均51.2点である．

CASE 12

下腿近位　膝関節周囲重度開放骨折

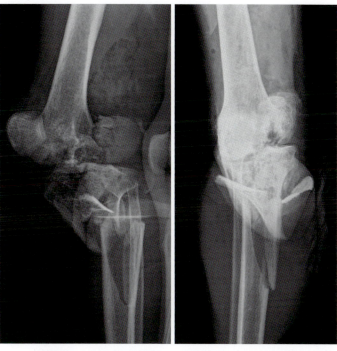

図1 受傷時．大腿骨遠位部・下腿骨近位部の高度粉砕骨折を認める

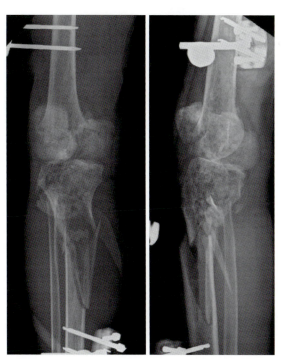

図2 受傷当日，緊急手術にて創外固定術が施行された

205

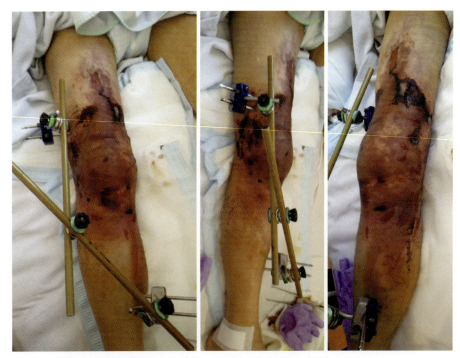

図3 膝関節周囲皮膚壊死の進行，受傷16日目に転院

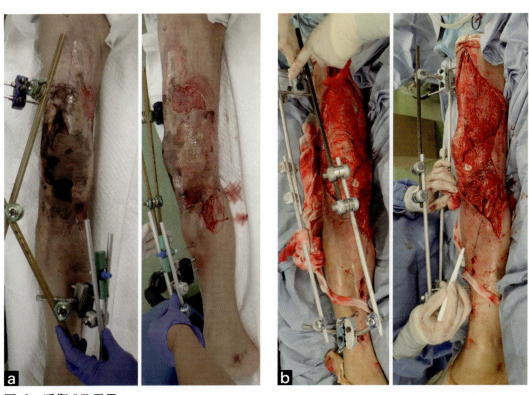

図4 受傷17日目
a：創外固定の再設定，b：デブリドマン再施行

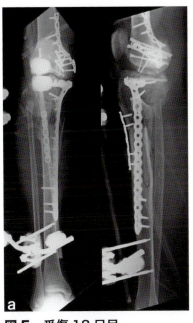
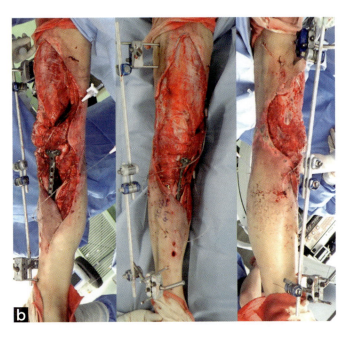

図5 受傷18日目
a：大腿骨内顆，脛骨近位内側部の骨接合術，b：皮膚軟部組織欠損範囲は約40×25 cm

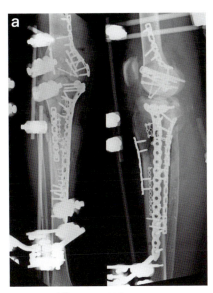
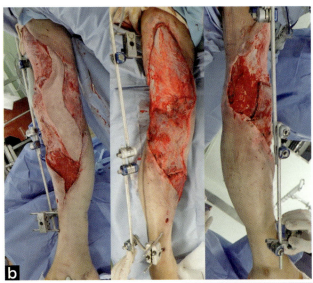
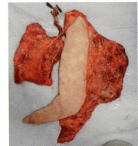

図6 受傷20日目
a：脛骨近位後内側部骨接合追加
b：約30×15 cmの遊離広背筋皮弁と約15×15 cmの前鋸筋弁で軟部組織再建

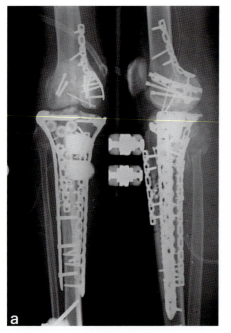
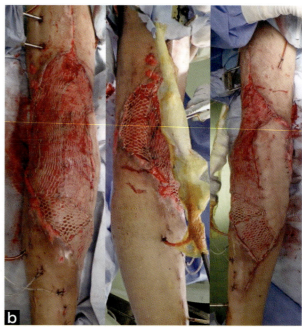

図7 受傷 27 日目,30 日目
a:受傷 27 日目,脛骨外側骨接合術,b:受傷 30 日目,全層植皮術施行

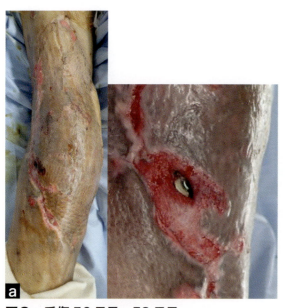
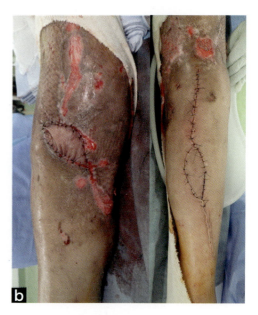

図8 受傷 56 日目,59 日目
a:受傷 56 日目,前外側プレート露出,b:受傷 59 日目,順行性腓腹動脈皮弁

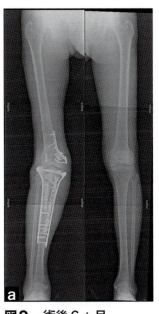
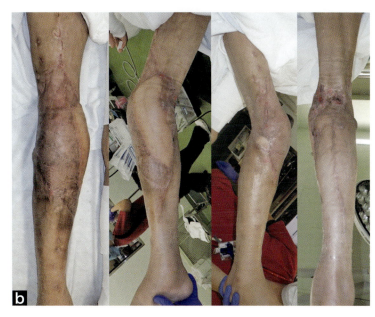

図9 術後6ヵ月
a：右膝外反変形，骨癒合進行，b：T字杖歩行，膝 ROM −10°/60°

質問1　脛骨骨折の再建方法は？

極めて関節部および骨幹端部の粉砕が強い骨折ですが，遊離皮弁で被覆することを背景に，過剰侵襲とも思われる骨接合を施行しています．時間経過とともに関節部の破壊が進行していますので，骨再建に問題があったと推察します．

この事例は，骨粉砕，靱帯構造破綻，軟部組織破綻と3重苦の損傷です．

骨再建は type B 戦法で可及的に anatomical alignment 獲得を目指すのですが，その際に関節部は今後の荷重負荷に耐えられるように，自家骨移植で再建しておくべきであったと考えます．

膝関節の不安定性は，結果的に構築した骨組織を破壊します．そのため，後外側支持機構（PLC）と内側側副靱帯（MCL）の修復が必要なのですが，人工靱帯での補強が急性期における安定性に有効であると考えます．

骨，靱帯組織を再建すればするほど，軟部組織破綻は強くなり，破滅への道を歩みますので，十分な軟部組織被覆が必要ということになりますが，その施行は「困難」です．

➡参考 **TOPICS 17**　下肢骨骨接合

質問2　軟部組織の再建方法は？

骨組織損傷が重篤であればあるほど，十二分な軟部組織再建が必要とはよく言われていたことです．この事例では遊離広背筋と前鋸筋の両方を用いて，最大限の軟部組織再建をしていますが，結果的に不十分になっています．順行性の腓腹動脈皮弁でサルベージできたのは幸いですが，非常に危険な治療であると反省すべきです．皮弁術を2回施行するのは，計画性が未熟であることの表れです．

➡参考 **TOPICS 28**　下肢に対する遊離皮弁

下腿近位

症例

13

下腿骨幹部開放骨折

症　例　20代，女性

受傷状況

　自転車走行中，車と壁に挟まれ受傷．

初期治療時所見

　受傷から5時間で当院転送となった．下腿前面に広範囲の皮膚軟部組織欠損を認め，足部は明らかな阻血であった．受傷時単純X線画像では転位の高度な骨幹部粉砕骨折を認めた（**図1**）．

初期治療

　受傷から6時間で手術室入室．創外固定後，膝窩動脈分岐3cm遠位と足関節近傍の後脛骨動脈にtemporary intra-vascular shuntを施行，手術開始より38分で血行再開した（**図2**）．阻血時間は6時間45分であった．健側より大伏在静脈を採取し吻合後，再建血管がredundantにならないように調整しつつ，腓腹筋内側頭で再建血管を被覆するように骨短縮を施行した（**図3**）．約8cmの骨欠損を認めたが，脛骨神経は温存されていた．

経　過

　受傷2日目に再デブリドマン施行．感染徴候なく，筋体の壊死は認められなかった．脛骨内側にプレートを設置した（**図4**）．

　受傷4日目に骨軟部組織再建を施行した．骨再建は前回のプレートを抜去し，骨折部をさらに約8cm短縮して内側プレート固定とした．その後，遊離広背筋皮弁で軟部組織再建を施行した．レシピエント血管は橈側皮静脈を用いて，大腿動脈と大伏在静脈にAV loopを作成し，皮弁の動静脈にそれぞれ端々吻合した（**図5**）．

　受傷7日目・10日目・13日目と，血行不良部位のデブリドマンと皮弁下の洗浄を継続して施行した．受傷17日目に後脛骨動脈再建部位より排膿あり，デブリドマン後に足が阻血となった（**図6**）．再吻合施行するも阻血は改善しなかったが，皮弁の血行には問題なかった．

　患肢の温存を諦め，受傷18日目に下腿切断術を施行した（**図7**）．その際に，移植した広背筋皮弁で断端を被覆した．その後，受傷29日目に筋弁部位に全層植皮施行し，以後創治癒を獲得し義足歩行リハビリテーションを開始した．

　受傷後半年で義足での独歩が可能となっている（**図8**）．

CASE 13

下腿近位　下腿骨幹部開放骨折

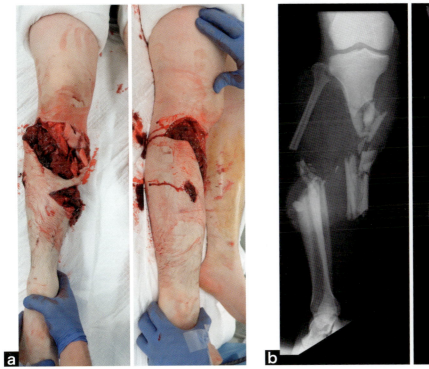
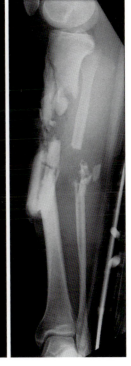

図1　受傷時
a：下腿前面に広範囲皮膚挫滅欠損，足部は阻血状態，b：高度な骨幹部粉砕骨折

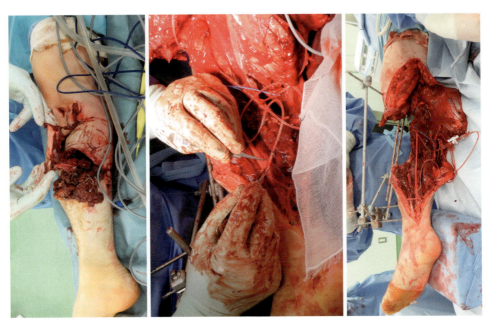

図2　temporary intra-vascular shunt 施行

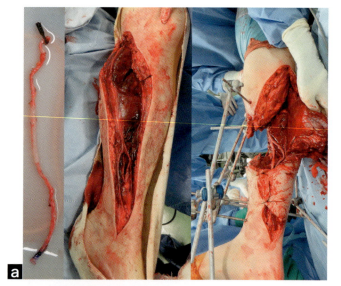
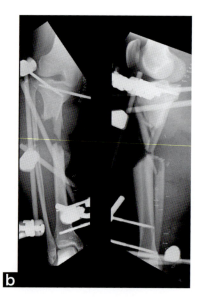

図3 動脈修復と骨短縮
a：大伏在静脈移植で動脈修復（膝窩動脈から後脛骨動脈），b：骨短縮し創外固定

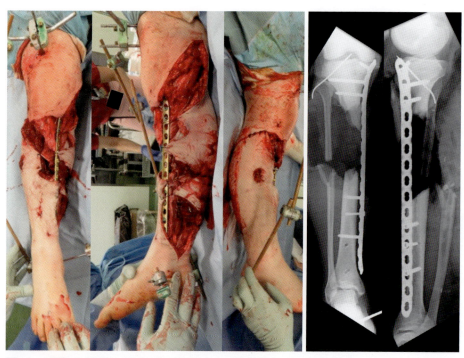

図4 受傷2日目，再デブリドマンおよび脛骨プレート固定

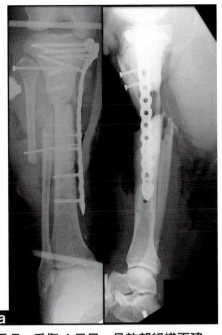 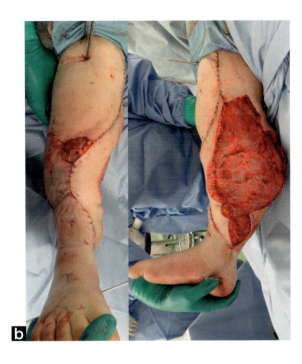

図5 受傷4日目，骨軟部組織再建
a：再プレート固定（8 cm短縮），b：遊離広背筋皮弁移植

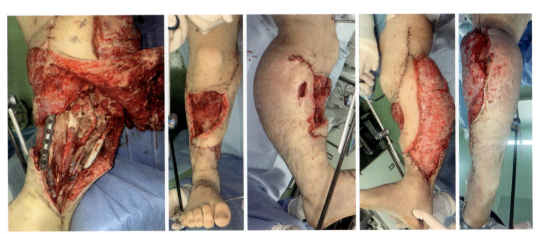

図6 受傷17日目，下腿創部感染，デブリドマン施行中に足部阻血，回復せず

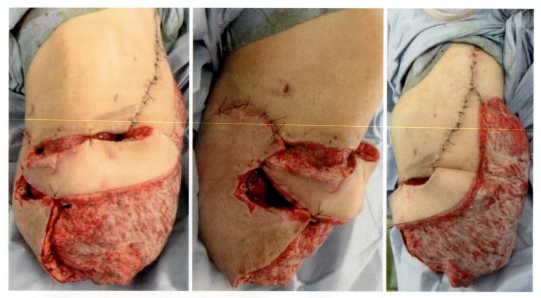

図7 受傷18日目，下腿切断術施行，移植した広背筋皮弁で被覆

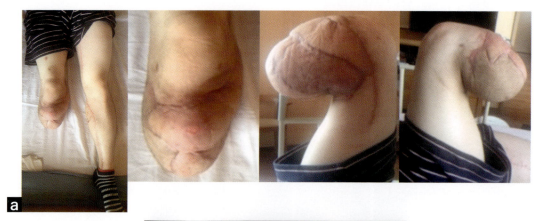

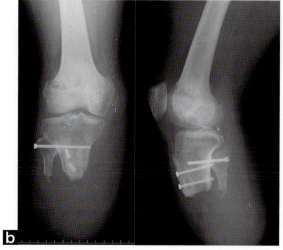

図8 受傷後半年，義足での独歩が可能
a：下腿切断端は皮弁で被覆，膝ROM良好，b：断端脛骨長は8 cm

質問 1　初期治療のあり方は？

　筋体の挫滅が非常に強く，compartment デブリドマンしか救肢の道はないですが，そのデブリドマンには豊富な経験が必要ですし，それにも限界があります．このような事例の初期治療は「標準化」することはできません．メッセージとしては，「デブリドマン能力の向上が成功への鍵だ」ということになるでしょう．

　また，肝心の血行再建ですが，下腿近位から足関節レベルまで長い静脈移植をして再建しています．このことはすなわち，中間組織の血行不良を意味し，患肢温存が困難な事例であることを示唆します．

➡ 参考 **TOPICS 02** デブリドマン update
➡ 参考 **TOPICS 05** 血管損傷治療の話

質問 2　軟部組織の再建方法は？

　下肢においては，最初に短縮ありきではなく，骨長温存再建が「基本」であると考えます．ですから，初期においては「正常骨長で血管再建」をし，その後欠損量に応じて短縮し，創治癒後に延長するとよいでしょう．血管の蛇行は，吻合部さえ直線であればトラブルは少ないものです．

　このように重篤な損傷では骨短縮は有効な手段なのですが，その際に一つの大きな広背筋皮弁で被覆できる範囲まで骨短縮するのが戦略です．この事例でも骨短縮の上で，一つの広背筋皮弁で再建しています．

　レシピエント血管をどこに求めるかですが，このように重篤な損傷では，損傷の近位部に求めるしか方法はなく，その際には長い静脈移植が必要です．筆者らは AV loop 法を好んで施行します．

　今回の事例は，最終的に感染を併発し切断を余儀なくされました．後方視的に見ても救肢は困難であった事例だと考えます．

➡ 参考 **TOPICS 13** 下肢切断をどう扱うか？
➡ 参考 **TOPICS 18** 下腿 Gustilo 分類 type ⅢB/C における骨短縮
➡ 参考 **TOPICS 29** 骨短縮による軟部組織再建

下腿中央

症例

14

下腿骨幹部開放骨折
術後感染

症　例　50代，男性
受傷状況
　乗用車単独事故で受傷し，前医へ搬送された.
初期治療時所見
　開放創はなく，受傷時単純 X 線画像では下腿骨幹部骨折を認めた（**図1-a**）. 下腿コンパートメント症候群を合併していた.
前医での初期治療
　筋膜切開後，踵骨で直達牽引が行われ，受傷 9 日目に創外固定術を施行された（**図1-b**）. 筋膜切開部は湿潤ガーゼにて被覆管理された.

経　過

　受傷 24 日目に当院へ転院となった. 筋膜切開縫合部は壊死し感染を伴っていた. また，造影 CT で後脛骨動脈の造影が不良であった（**図2**）.

　転院翌日に感染創のデブリドマンを施行. その後もデブリドマンを繰り返し施行した結果，骨欠損は約 5 cm，皮膚軟部組織欠損は前外側約 15 × 4 cm，後内側約 15 × 5 cm となった（**図3**）.

　受傷 36 日目に感染が鎮静化されたと判断し，骨軟部組織再建を施行した. 骨接合は下腿内側部へのプレート固定とし，骨欠損部に Masquelet 法の第 1 段階として抗菌薬入りセメントを留置した. 軟部組織再建は約 25 × 15 cm の遊離広背筋皮弁にて行い，レシピエント動脈は後脛骨動脈，静脈はその伴走静脈とし端々吻合とした（**図4**）. なお，広背筋筋弁は前方皮下トンネルを通して内外側両方を被覆できるようにしている.

　骨軟部組織再建 8 週後に腓骨骨折部にプレート固定を施行し，Masquelet 法の第 2 段階として，セメント除去，自家腸骨移植を行った（**図5**）. その後，感染なく経過し，受傷後半年で骨癒合を認めた（**図6**）.

　術後 5 年，平地歩行は 10 km，ランニング，階段昇降も問題なく可能. LEFS は 62 点，Enneking score は 21 点である.

質問 1　**初期治療における問題は？**

　この事例は，受傷時は閉鎖性骨折です. 下腿コンパートメント症候群を呈するのはやむを得ませんが，筋膜切開後の踵骨直達牽引管理は不適当です. 少なくとも早急に創外固定を施行すべきです. 不安定性の持続と創管理が不適当であることにより，感染症を呈しています.

➡参考 **TOPICS 08**　初期骨安定化のあり方

216

CASE 14

下腿中央　下腿骨幹部開放骨折術後感染

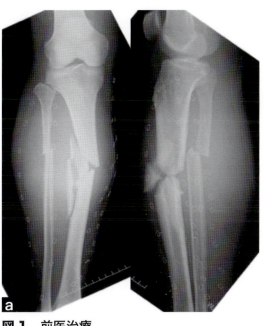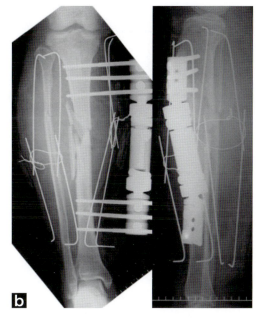

図1　前医治療
a：受傷時，b：受傷9日目，創外固定施行

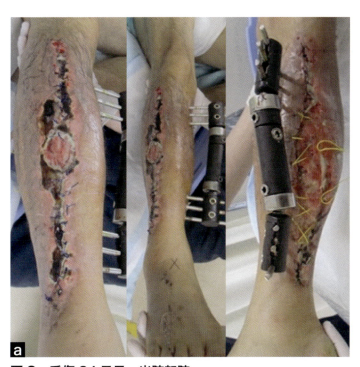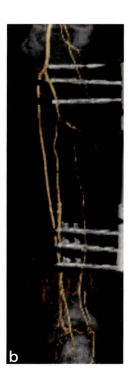

図2　受傷24日目，当院転院
a：筋膜切開縫合部の壊死・感染，b：造影CTで後脛骨動脈の造影不良

217

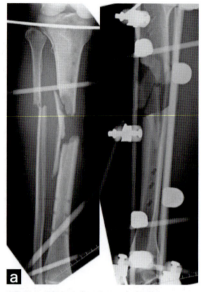
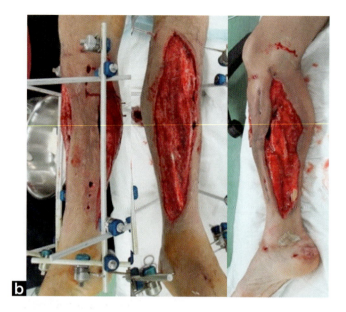

図 3 再デブリドマン施行
a：約 5 cm の骨欠損，b：皮膚軟部組織欠損：前外側約 15 × 4 cm，後内側約 15 × 5 cm

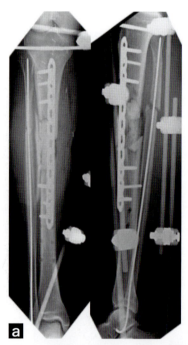
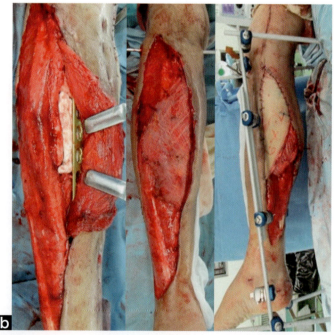

図 4 受傷 36 日目，骨軟部組織再建
a：下腿内側部のプレート固定，骨欠損部に抗菌薬入りセメント留置
b：約 25 × 15 cm の遊離広背筋皮弁で軟部組織再建

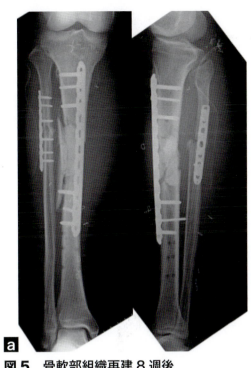
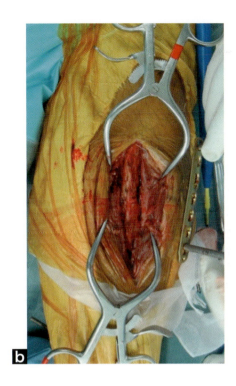

図5 骨軟部組織再建8週後
a：腓骨骨折部のプレート固定，b：セメント除去，自家腸骨移植

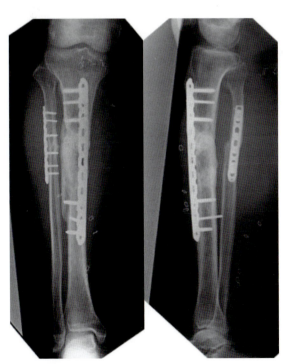

図6 受傷後半年で骨癒合

質問2　感染の治療はどうする？

　受傷後3週以上経過してからの感染例では，まずは不良な感染組織の駆逐から始めなければなりませんが，新鮮例の何倍もの労力を必要とします．そしてデブリドマンが終了した後は骨軟部組織再建となりますが，皮弁再建のためにはレシピエント血管の評価が必要です．この事例では後脛骨動脈の描出が不良ですので，遊離皮弁施行の際にはレシピエント血管として使用できるかどうかは大きな問題です．

　　➡参考 **TOPICS 31** レシピエント血管について
　　➡参考 **TOPICS 36** 術後感染治療

質問3　骨固定や骨欠損に対する骨再建戦略は？

　脛骨骨幹部中央1/3での骨折に対してはプレートによる固定ではなく髄内釘固定とすべきだったでしょう．感染例なので髄腔内の感染波及を懸念してプレート固定を選択しましたが，骨再建法と感染コントロールには差がないことになっていますので最も有効な固定法を選択すべきであったと考えます．

　また，部分骨欠損ですので，感染事例ですがMasquelet法による再建が第1選択です．

　　➡参考 **TOPICS 17** 下肢骨骨接合
　　➡参考 **TOPICS 21** 骨欠損再建の原則
　　➡参考 **TOPICS 22** Masquelet法（MQ法）の実際

質問4　皮弁やレシピエント選択などの軟部組織再建方針は？

　この事例では内外側に軟部組織欠損があります．こういった場合に，一方を閉創して軟部組織欠損部を一つにまとめるのが順当な戦略ですが，瘢痕化が強いとそれができません．今回は広背筋の筋弁部を，前方皮下トンネルを通すことで，内外側の軟部組織欠損を被覆できています．良いアイデアだと思います．なお，レシピエント血管として後脛骨動静脈を用いていますが，いささか危険です．膝窩動静脈に端側吻合するのが妥当だと考えます．

　　➡参考 **TOPICS 28** 下肢に対する遊離皮弁
　　➡参考 **TOPICS 31** レシピエント血管について

症例 15 両下腿重度開放骨折

下腿中央

症 例 40代，男性

受傷状況

自動車運転中にガードレールに衝突し，両下肢を受傷（狭圧外傷）．前医へ搬送された．

初期治療時所見

両下腿ともに広範囲の圧挫を伴う開放創を認め，単純X線画像では右下肢は脛骨遠位骨幹部を中心に距腿関節面に及ぶ骨折を認め，AO分類42-C3.3と43-B1.3であった（**図1-a**）．左下肢は脛骨近位骨幹部を中心に膝関節面に及ぶ骨折を認め，AO分類42-C3.3と41-C2.3であった（**図1-b**）．神経・血管損傷を疑う所見はなかった．

合併損傷として左肺挫傷があり，Injury Severity Scoreは18点であった．

前医での初期治療

受傷同日に両下肢の洗浄，デブリドマン，創外固定が施行され，開放創はNPWT管理とされた．

経 過

受傷2日目に当院へ転院となり，再デブリドマンを施行した．右下肢は下腿中央部から踵部にかけて20×30 cm大の広範囲皮膚欠損を呈し，さらにほぼ全周性に皮下レベルで剥脱していた．脛骨骨幹部には分節状骨欠損を認め，radiographic apparent bone gap（RABG）は44 mmであった（**図2-a**）．左下肢は下腿近位内側に17×25 cm大の皮膚欠損を認めたが，明らかな筋体の損傷はなかった（**図2-b**）．また右脛骨に対して髄内釘固定，左脛骨に対して外側プレート固定を施行した（**図3**）．

受傷5日目に両側下腿に対して同時軟部組織再建を施行した．右側に対して左側遊離広背筋皮弁で再建し，レシピエント血管は後脛骨動脈とその伴走静脈を用いた（**図4-a**）．また左側に対し右側遊離前外側大腿皮弁で再建し，レシピエント血管は後脛骨動脈とその伴走静脈を用いた（**図4-b**）．手術時間は8時間48分，出血量は2,000 mLであった．全身状態は一貫して安定しており，速やかに後療法に移行することが可能であった．

術後，皮弁の血行トラブルは生じなかった．右脛骨骨折部はアライメント不良のため，髄内釘からプレート固定に変更した．

受傷後6ヵ月で右脛骨の骨欠損部に対してMasquelet法に準じた骨移植を行い，両下肢とも骨癒合を認めた．

受傷後4年で両下肢のしびれが残存しているが，屋外1本杖歩行が可能であるInternational Society of Limb Salvage（ISOLS）score 37%，LEFSは6点であった（**図5，図6**）．

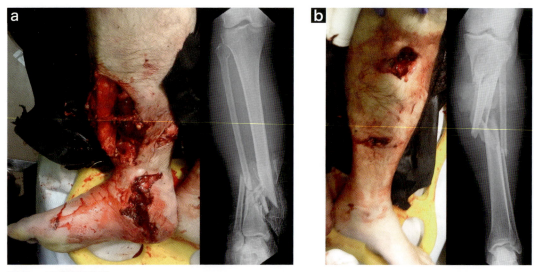

図1 受傷時所見

a：右側，軟部組織損傷は重篤である，b：左側，軟部組織損傷は中等度である

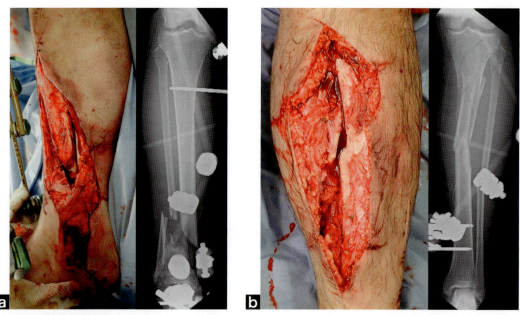

図2 受傷翌日転院

a：右側，20 × 30 cm 大の広範囲皮膚欠損，RABG 44 mm
b：左側，17 × 25 cm 大の皮膚欠損，骨欠損なし

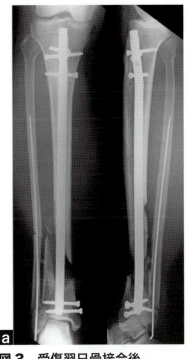
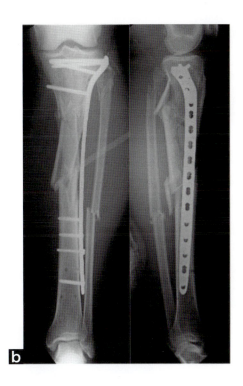

図3 受傷翌日骨接合後
a：右側，髄内釘固定，b：左側，外側プレート固定

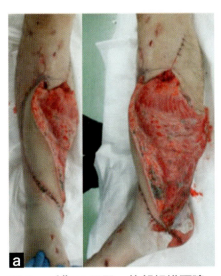
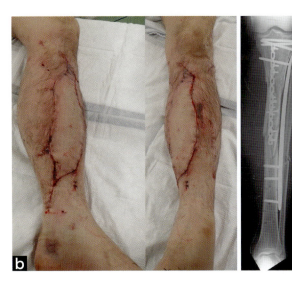

図4 受傷5日目，軟部組織再建
a：右側，左側遊離広背筋皮弁，b：左側，右側遊離前外側大腿皮弁

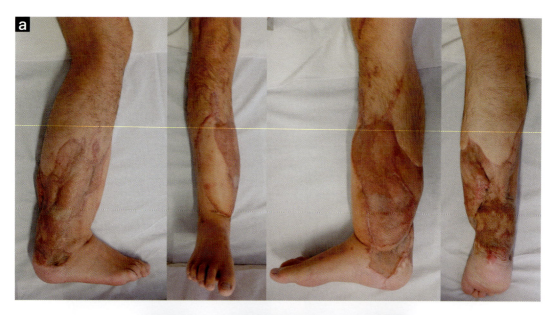

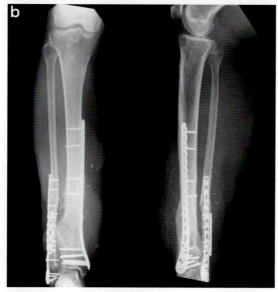

図5 受傷後4年,右側
a:1本杖歩行可能,b:骨固定はプレートに変更している

> **質問1** 両下腿 Gustilo 分類 type ⅢB 開放骨折の場合の再建計画は,Staged か Primary か,それとも…?

　両下腿 Gustilo 分類 type ⅢB 開放骨折なのですが,左側は比較的軽症で,右側は重篤です.比較的軽症な左側を先に施行すれば確実に再建されるでしょうが,右側の状態が悪化し,おそらく切断となるでしょう.一方,重篤な右側を先に施行し,運悪くトラブルが生じたならば,左側再建の機会を失うかもしれません.それゆえに,今回選択した同時手術は正しい選択であったと考えます.
　しかし,この方法を正しいと思えるためには,あらゆる意味においての余力が必要で

CASE 15

下腿中央　両下腿重度開放骨折

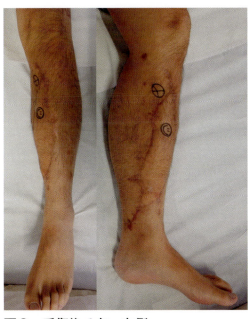
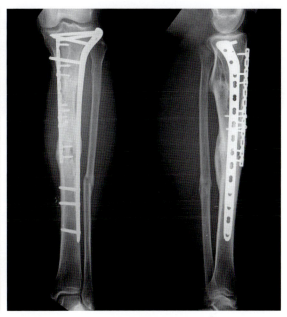

図6　受傷後4年，左側

す．逆説的ですが，全力を出さなければならない治療は失敗するでしょう．重度四肢外傷治療は「頑張らない」が原則なのです．

　両側同時再建（並列）は複数の料理を作ることと同じであり，「シェフ」がいて，シェフをサポートする「スーシェフ」が何人かいなければ成り立ちません．

→参考 **TOPICS 38**　外傷治療システムと教育，働き方について

質問2　骨再建の方針は？

　右下腿は遠位部，左下腿は近位部の骨折です．両方とも関節部に及んでいるのですが，関節面は単純で骨幹端部が粉砕しています．両側とも髄内釘固定が可能なのかもしれませんが，良いアライメントを獲得するには技術を要します．プレート固定の方が容易でしょう．それが右側に表れています．

　そもそも遊離皮弁が必要なほどの軟部組織損傷なのですから，かえって骨接合法選択に制限がかかりません．あえて軟部組織に優しい髄内釘を選択する必要がないとも言えます．

→参考 **TOPICS 17**　下肢骨骨接合

質問3　軟部組織再建の方針は？

　損傷がひどく欠損範囲が大きい右側には遊離広背筋皮弁を，軽症な左側には前外側大腿皮弁を用いています．この選択は順当ですし，同時施行するには体位の関係から好都合でした．もしも両側とも重篤で遊離広背筋が必要であれば，同時手術は困難です．その場合はどちらかを諦める必要があるかもしれません．

→参考 **TOPICS 28**　下肢に対する遊離皮弁

下腿中央

症例 16

下腿骨幹部重度開放骨折：monorail 法施行例

症　例　20代，男性

受傷状況

　バイク同士の接触事故で受傷し，前医へ搬送された．

初期治療時所見

　右下腿外側に約20 cmの開放創を認め（詳細不明），受傷時単純X線画像では下腿骨幹部分節骨折を認めた（**図1-a**）．幸いにも神経・血管損傷を疑う所見はなかった．

前医での初期治療

　洗浄，デブリドマン後に創外固定術が施行された（**図1-b**）．開放創は人工真皮で被覆された．

経　過

　受傷6日目に当院へ転送となった．開放創は人工真皮で覆われたままであり，38℃台の発熱があり，CRPは8.6 mg/dLであった（**図2**）．

　受傷6日目に再度デブリドマンを施行し，創外固定を再設置し，足底からK-ワイヤーを髄内刺入し固定の一助とした．皮膚軟部組織欠損範囲は約30×20 cm，骨欠損はRABGで約8 cmとなった（**図3**）．開放創はNPWT管理とした．

　受傷8日目にプレートを用いて腓骨骨接合術を（**図4-a**），受傷12日目に髄内釘を用いて脛骨骨接合術を施行した（**図4-b**）．

　受傷15日目に軟部組織再建術を施行した．約30×20 cmの遊離広背筋皮弁を用いて，レシピエント動脈は後脛骨動脈にflow through，静脈は大伏在静脈に端々吻合とした．また，骨欠損部位にMasquelet法の第1段階として抗菌薬入り骨セメントを充填した（**図5**）．受傷32日目に分層植皮を施行した．

　受傷11週目にMasquelet法の第2段階として自家骨移植を行った．移植骨はRIA骨を用いて大腿骨から採取し，人工骨と1：1の比率で混合した（**図6**）．

　しかし，移植骨はその後骨吸収が進み骨癒合が得られなかったため（**図7**），受傷10ヵ月でIlizarov創外固定を設置しBone Transport法（BT法）を行うこととした（**図8**）．BT法後3.5ヵ月で遠位ドッキング部にプレート固定を追加，BT法後1年で骨癒合が得られた（**図9**）．

　受傷後4年，跛行なく独歩可能，趣味のスキーも可能．Enneking scoreは19点，LEFSは50点である（**図10**）．

CASE 16

下腿中央 下腿骨幹部重度開放骨折：monorail法施行例

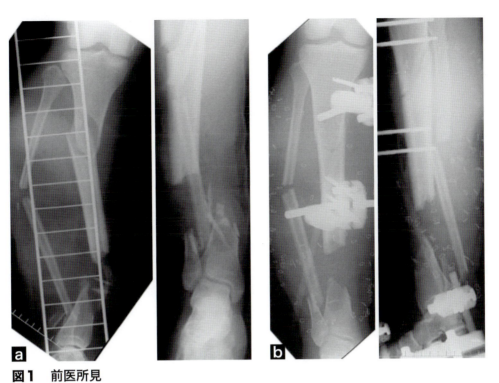

図1 前医所見
a：受傷時，b：創外固定後

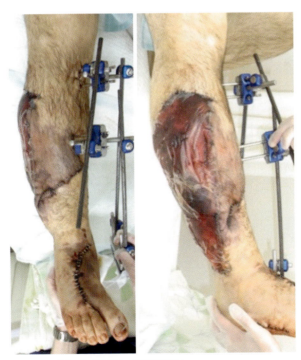

図2 受傷6日目に当院転院
開放創は人工真皮で被覆したままで，悪臭あり．

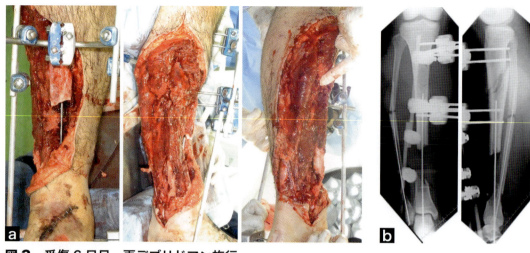

図3 受傷6日目，再デブリドマン施行
a：皮膚軟部組織欠損範囲約 30 × 20 cm，骨欠損 RABG で約 8 cm
b：創外固定調整，足底から髄内鋼線刺入

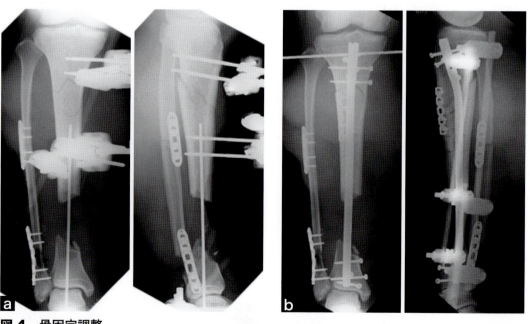

図4 骨固定調整
a：受傷 8 日目，腓骨プレート固定，b：受傷 12 日目，髄内釘固定

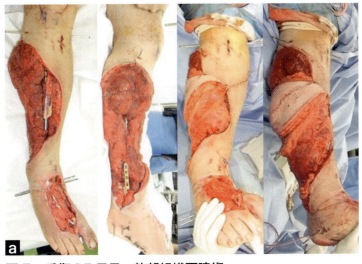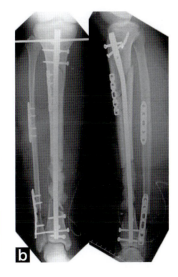

図5 受傷15日目,軟部組織再建術
a:遊離広背筋皮弁にて被覆,b:骨欠損部に抗菌薬入り骨セメント充填

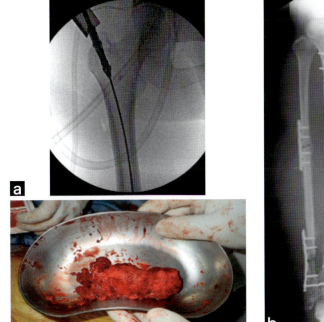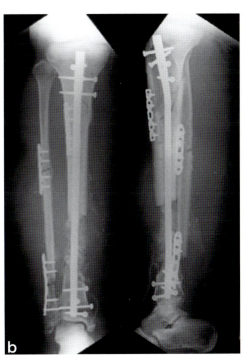

図6 受傷11週目,自家骨移植
a:右大腿骨よりRIA骨採取,b:骨欠損部にRIA骨と人工骨を混合移植

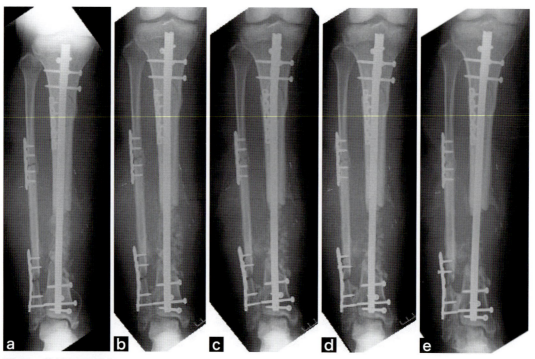

図7 移植骨の吸収
a：受傷後3ヵ月，b：4ヵ月，c：6ヵ月，d：8ヵ月，e：10ヵ月

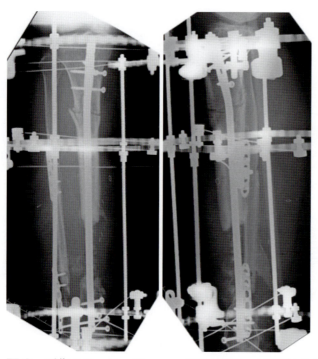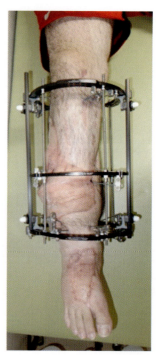

図8 受傷10ヵ月，Ilizarov創外固定にてBT法施行

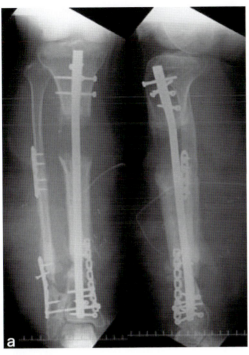
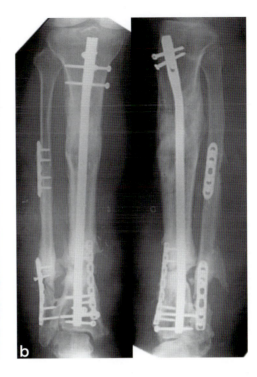

図9 BT法経過
a：移動開始3.5ヵ月でドッキング部をプレート固定，b：移動後1年

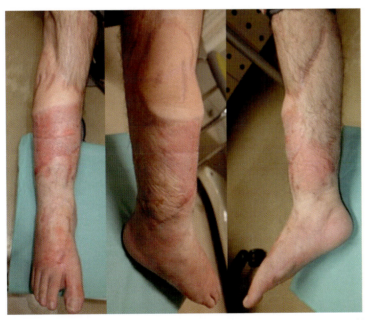
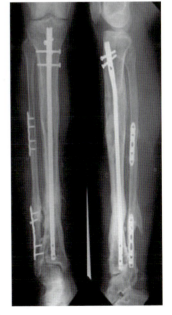

図10 受傷後4年，跛行なく独歩可能，趣味のスキーも可能

質問 1　初期治療の評価は？

　残念ながら，前医では標準的な初期治療がなされていません．おそらくデブリドマンが不十分であり，活性のない皮膚と人工真皮で創部を被覆（覆い隠す）し，その後，再デブリドマンすることなく 5 日が経過しています．

　感染徴候が認められたため 6 日目に転院となっていますが，この時期はまだ再建の許容範囲内であり幸運でした．

　転送先である当院で再度デブリドマンと骨安定化が行われましたが，感染症併発のために必要以上の組織切除を要してしまいました．

　初期治療のあり方で病態は著しく変化することを認識し，日本全国で標準的初期治療と早期転送が実現するとよいと思います．

➡参考 **TOPICS 02** デブリドマン update
➡参考 **TOPICS 04** 初期治療時における軟部組織管理
➡参考 **TOPICS 37** コラボレーション治療と転送について

質問 2　骨軟部組織再建の方針は？

　デブリドマンにより巨大な軟部組織欠損と RABG 8 cm の分節状骨欠損が生じてしまいました．これだけの軟部組織欠損ですと，再建は遊離広背筋皮弁での再建しかありません．

　問題は骨再建です．2 重骨折であり，しかも中間骨片に活性があるとなると，monorail法施行にとって好都合です．しかし，Masquelet 法を選択してしまい，それが不運にも吸収されてしまいました．RIA 骨に人工骨を混合させたのが問題だった可能性があります．

　サルベージとして，当初の計画通り monorail 法を選択・試行しましたが，やはり創外固定装着期間の短い優れた方法だとあらためて思います．骨幹部中央の骨欠損でそれが分節状であれば第 1 選択としてよいでしょう．

➡参考 **TOPICS 22** Masquelet 法（MQ 法）の実際
➡参考 **TOPICS 23** Bone Transport 法（BT 法）の実際

CASE 17

下腿中央

症例 17

下腿骨幹部開放骨折：FVFG 施行例

症 例 20代，男性

受傷状況

15 m の高さより滑落し受傷，前医へ搬送された．

初期治療時所見

下腿内側に約 5 〜 7 cm の開放創を 4 ヵ所認め，開放創部には土壌汚染が認められた．また受傷時単純 X 線画像で脛骨骨幹部の粉砕骨折を認めた（**図 1**）．神経・血管損傷を疑う所見はなかった．合併損傷として，胸腰椎破裂骨折，足部開放骨折，膝蓋骨骨折，橈骨遠位端骨折を認めた．

前医での初期治療

洗浄・デブリドマン後，創外固定術が施行され，開放創は一次縫合された（**図 2**）．

経 過

受傷 2 日目に当院搬送され，直ちに再デブリドマンが施行された．その際に，開放創を抜糸すると，内部に土砂の残骸が認められた．遊離骨片は全て除去し，NPWT 管理とした（**図 3**）．骨折部の粉砕範囲は約 16 cm であった．

受傷 5 日目に髄内釘による骨接合術を施行した（**図 4**）．その後，開放創の洗浄処置を隔日で施行し，NPWT にて管理した．創洗浄処置の過程で開放創部を連続させたところ，皮膚軟部組織欠損は約 18 × 8 cm となった（**図 5**）．

受傷 12 日目に遊離血管柄付き腓骨皮弁移植術（FVFG）を施行した（**図 6**）．レシピエント動脈は後脛骨動脈に flow through，静脈は伴走静脈に端々吻合とした．

以後著変なく経過し，受傷後 6 ヵ月で骨癒合が得られた（**図 7**）．術後 1 年半で仕事復帰している．

質問 1 初期治療の評価は？

土砂が混入するような損傷であったのですが，デブリドマンは不十分で創閉鎖されたようです．受傷翌日に転送となり，再デブリドマンをされていますが，数日そのままで経過すると重篤な感染症を併発していたかもしれません．

再デブリドマンにおいて土壌汚染が残存していたため，粉砕骨は積極的に除去しましたが，初回の洗浄処置が徹底されていたならば，残存できたかもしれません．

➡ 参考 **TOPICS 02** デブリドマン update

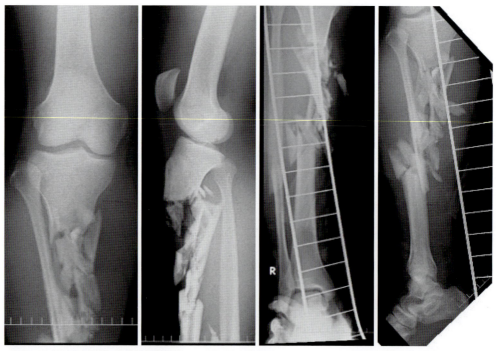

図1 受傷時所見，脛骨骨幹部の高度粉砕骨折

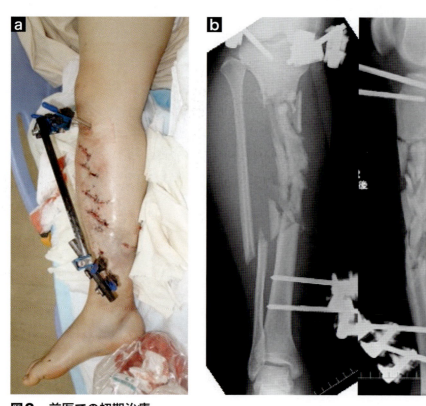

図2 前医での初期治療
a：開放創は一次縫合，b：創外固定後

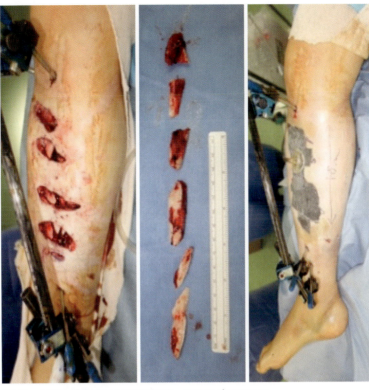

図3 受傷2日目に当院転院,再デブリドマン

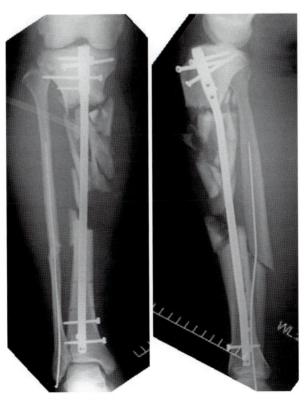

図4 受傷5日目,髄内釘による骨接合術

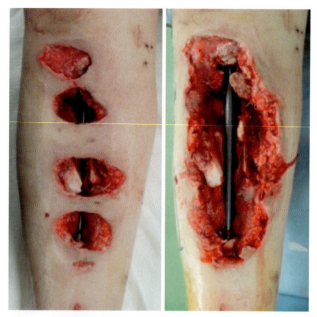

図 5 皮膚軟部組織欠損は約 18 × 8 cm

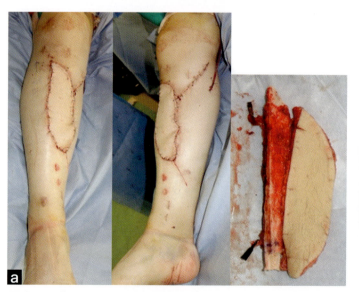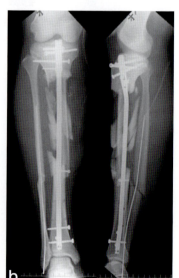

図 6 受傷 12 日目，FVFG 施行

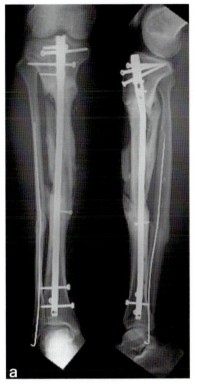
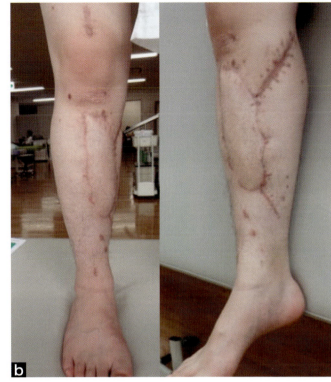

図7　受傷後6ヵ月
a：骨癒合獲得，b：独歩可能

質問2　骨軟部組織再建の方針は？

骨接合術は髄内釘が最も適していますが，問題は骨欠損治療にあります．

骨欠損再建は普通に考えればMasquelet法でよいように思いますが，残存骨に信頼性がなく，分節状に近いとみなしたこと，さらに土壌に汚染されていたことより，FVFGを選択しました．

FVFGは急性期外傷において選択することは極めてまれです．その理由はFVFGの適応とされる10 cm以上の骨欠損となることがほとんどないからです．10 cm以上の骨欠損は慢性感染例（骨髄炎例）における2次的デブリドマンによって人為的に生じるものです．

FVFGはドナー側に大きな障害を与えるために選択をためらいますが，その効果は強大であり，この事例も術後6ヵ月で完全骨癒合となっています．

➡参考 TOPICS 24　血管柄付き骨移植（VBG）の実際

下腿遠位

症例

18

下腿遠位骨幹部
開放骨折

症 例 50代，男性

受傷状況

　バイク運転中にトラックに挟まれ受傷し，前医へ搬入された．

初期治療時所見

　左下腿前方から内側に約2/3周の皮膚剥脱を認めた．受傷時単純X線画像では下腿骨幹部分節骨折を認めた（**図1-a**）．

初期治療

　受傷同日に洗浄，デブリドマン，TSF（Taylor Spatial Frame）による創外固定術が施行された．皮膚剥脱創は一期的に縫合された（**図1-bc**）．その際，SUMP tubeが挿入され高濃度局所抗菌薬灌流療法（iSAP）が施行された．前脛骨動脈，深腓骨神経の断裂が認められたが修復は行われなかった．

前医での経過

　受傷6日目に髄内釘固定を予定したが，発熱があり，感染を惹起していたため中止とし，TSFを抜去，デブリドマンが追加施行された．受傷8日目に再度デブリドマン，片側式創外固定が施行され，結果的に広範囲骨軟部組織欠損となったため（**図2**），受傷9日目に当院転院となった．

転院後経過

　受傷10日目に骨軟部組織再建術を施行した．血行のない第3骨片は切除，前外側プレートで架橋固定し，骨欠損部にセメントを留置した．軟部組織欠損部位は約22×6cmの遊離広背筋皮弁で被覆した．レシピエントは断裂した前脛骨動脈とその伴走静脈を用いてそれぞれ端々吻合とした（**図3**）．その際の創部培養で，*Bacillus cereus*が検出された．受傷27日目，分層植皮を施行した．

　受傷4ヵ月目にMasquelet法の第2段階として，骨欠損部位に腸骨移植を施行した．その際，内側の支持を得るために腸骨を皮質海綿骨として採取し設置した（**図4**）．

　受傷後1年で感染徴候を認めたが，抗菌薬投与のみで改善．起因菌はメチシリン感受性黄色ブドウ球菌（MSSA）であった．受傷後1年6ヵ月で再度感染あり，瘻孔形成を認めた．骨癒合が得られていたためプレート抜去し，洗浄処置を施行（**図5**）．

　その後の感染徴候なく受傷後5年経過し，独歩可能で復職している．Enncking scoreは21点，LEFSは50点である．

CASE 18

下腿遠位 下腿遠位骨幹部開放骨折

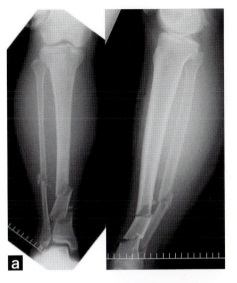
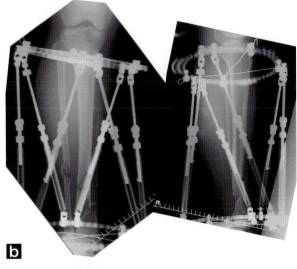
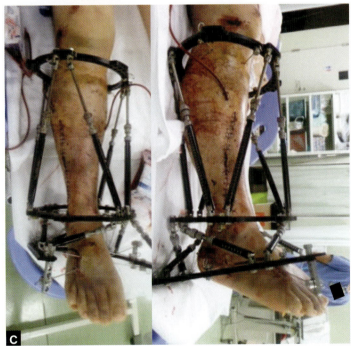

図1 受傷時と初期治療
a:受傷時,b:創外固定後,c:皮膚剥脱創は一期的に縫合されている

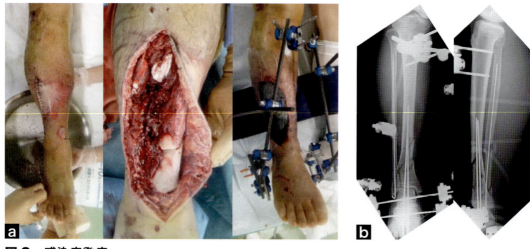

図2　感染症発症
a：デブリドマンを繰り返し広範囲骨軟部組織欠損，b：創外固定の変更

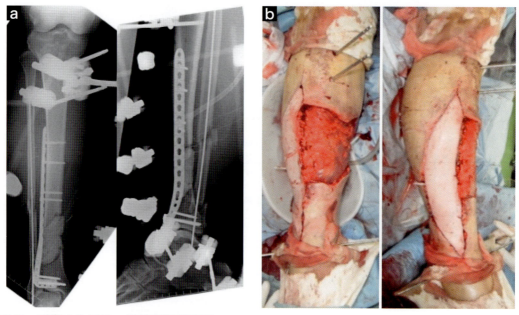

図3　受傷10日目，骨軟部組織再建
a：プレート固定，セメント留置，b：遊離広背筋皮弁で被覆

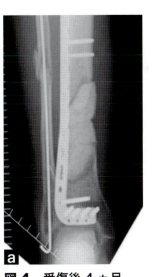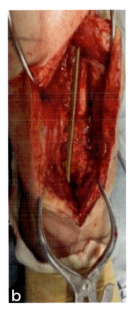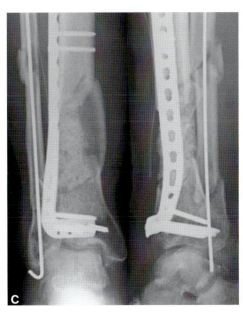

図4 受傷後4ヵ月
a：前回のセメントが留置されている，b：皮質海綿骨移植，c：移植後X線画像

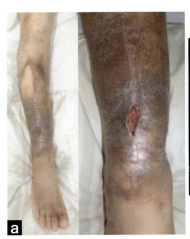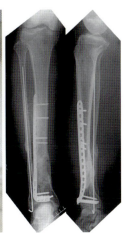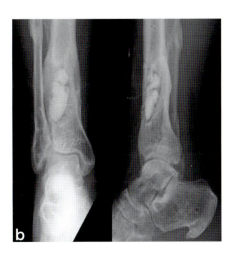

図5 再感染とその治癒
a：受傷後1.5年，再感染，骨癒合が得られインプラント抜去，b：受傷後3年，感染再燃なし

質問 1　初期治療の評価は？

　この事例は，軟部組織は皮下剥脱しているものの，一見したところ「欠損していない」ですね．初期固定としてリング式創外固定を用いていますが，軟部組織にこれ以上の侵襲を加えずに TSF で確定的固定としたいとの思いがあったかもしれません．

　また，「太い吸引ドレーン（SUMP tube）」を留置し，いわゆる iSAP を施行していますが，これは「血腫を吸引することで軟部組織を救済してくれる」と期待してのことだと推察します．しかし，iSAP は活性の低い（ない）軟部組織の救済をしてくれるわけではありません．過度な期待はせずに，標準的初期治療を施行していただければよかったと思います．

　つまりは，この事例においては 2，3 日以内の「確定的デブリドマン」が必要だということです．しかしそれがなされず，不幸なことに感染症を併発してしまいました．

　➡参考 **TOPICS 01**　急性期抗菌薬投与のあり方
　　　　　　　　　　　　（局所高濃度抗菌薬投与も含む）

　➡参考 **TOPICS 02**　デブリドマン update

質問 2　転院後の骨軟部組織再建の評価は？

　転院翌日に「分節骨片を含めたデブリドマン」「前外側プレートによる骨固定」「遊離広背筋皮弁による軟部組織再建」を施行していますが，いささか早急な再建の印象です．転院例なのですから，もう少し洗浄・デブリドマンで処置を繰り返してからの再建が望ましかったように思います．

　骨再建としての髄内釘を選択する医師もおられるでしょうが，残存遠位骨長を考えると難しいです．遊離皮弁を施行するのですから plating の方が確実であると考えます．

　また，Masquelet 法を選択したのはよいですが，海綿骨ではなく，今回は皮質海綿骨を用いており，やや標準的ではありません．移植骨自体に活性がないのは皮質海綿骨も海綿骨も同じですが，「骨形成メカニズム」と「再血行化獲得の過程」は異なります．今後の課題と考えます．

　➡参考 **TOPICS 22**　Masquelet 法（MQ 法）の実際

質問 3　感染症発症後の治療の評価は？

　この事例は何度も感染症を繰り返しています．急性期治療において細菌が残存していただろうこと，Masquelet 法に皮質海綿骨を使用していることが影響しているかもしれませんが，定かではありません．

　初期に「高濃度局所抗菌薬治療」を導入していれば，または感染症併発後に導入していれば，治療経過は変わったかもしれません．

　➡参考 **TOPICS 36**　術後感染治療

CASE 19

下腿遠位

症例 19

下腿遠位部開放骨折

症 例 50代，男性

受傷状況

バイク単独事故で受傷し，前医へ搬入．

初期治療時所見

右下腿遠位内側に約 10 cm の裂創を認め，受傷時単純 X 線画像では下腿遠位骨幹部の分節状骨折を認めた（**図 1**）．神経・血管損傷を疑う所見はなかった．

初期治療

前医でデブリドマン，粉砕骨片の除去，創外固定および腓骨の髄内 K-ワイヤー固定が行われた（**図 2**）．皮膚軟部組織欠損部位は NPWT 管理とされた．

経 過

受傷 4 日目に当院へ転送され，同日再デブリドマンを施行した．脛骨は 7 cm の分節状欠損となり，腓骨は同レベルでの骨折だった．長母趾屈筋（FHL），ヒラメ筋と腓腹筋は一部損傷しており，皮膚軟部組織欠損は約 16 × 12 cm となった．

受傷 6 日目に腓骨を骨接合し，受傷 8 日目に骨軟部組織欠損に対して第 10 肋骨付き遊離広背筋皮弁で再建した．レシピエント血管として前脛骨動脈，伴走静脈を用い，それぞれ端々吻合とした．骨欠損部は内側に肋骨を置き，外側には骨セメントを留置した（**図 3**）．受傷 17 日目に分層植皮を施行した．

受傷後 4 ヵ月で骨セメントを除去し，片側腸骨と同側大腿骨からの RIA 骨を採取し移植した．受傷後 2 年，良好な骨癒合を得ている（**図 4**）．

術後 4 年，現職復帰しており，Enneking score 28 点，JSSF スケール 97 点と良好な成績である．

質問 1 **骨再建の方針は？**

この事例は転送された開放骨折骨軟部欠損例です．脛骨遠位部がもう少し温存されていれば，髄内釘 monorail 法の良い適応かと思われました．遠位骨片が小さいため髄内釘ではなくプレート固定を選択し，骨欠損は Masquelet 法で再建しています．また，プレート固定でも骨移動術は可能ですから，今後オプションとして考慮したいところです．

➡参考 **TOPICS 17** 下肢骨骨接合
➡参考 **TOPICS 21** 骨欠損再建の原則

243

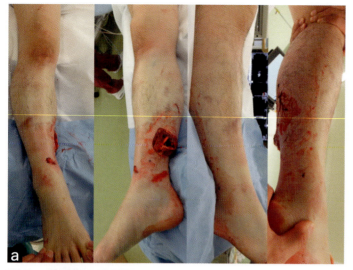
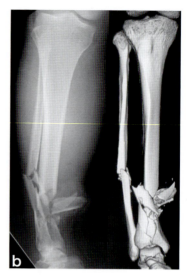

図1　前医搬入時所見
a：右下腿遠位内側に約 10 cm の裂創，b：右下腿遠位粉砕骨折

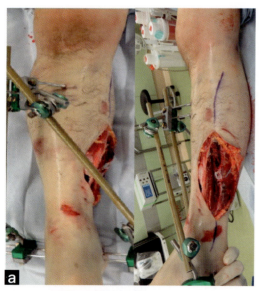
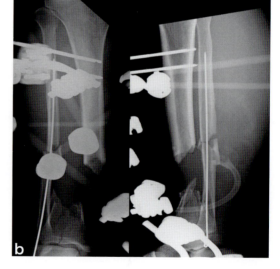

図2　前医での初期治療
a：デブリドマン後，b：遊離骨片除去，創外固定

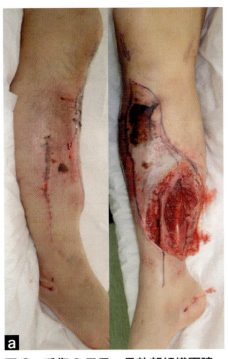
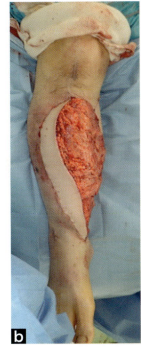

図3 受傷8日目,骨軟部組織再建
a:皮膚軟部組織欠損は約 16 x 12 cm, b:第10肋骨付き遊離広背筋皮弁で再建
c:プレートによる骨接合

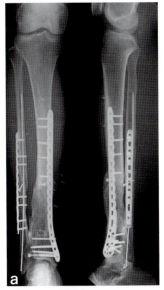
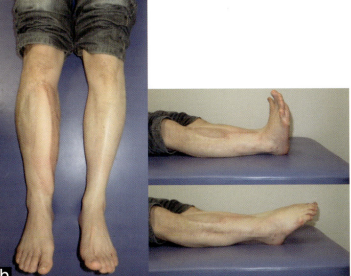

図4 受傷後2年
a:骨癒合良好, b:ランニング可能

質問2　肋骨付き広背筋皮弁の適応をいかに考えるか？

今回施行した「広背筋付属の肋骨」は成人の下腿骨再建においてほとんど効果がないように感じました．そもそも肋間動脈を血管茎にしない肋骨移植（つまり広背筋付属肋骨）は血行に乏しく，骨質はとても脆弱です．それでも小児では成人よりも有効なのでしょうが，小児では肋骨の採取そのものが不適当に思えます．

また，血管柄付き肩甲骨や筋体随伴肋骨などは，下腿再建においては全く不十分な印象です．逆にこれで解決するような骨欠損なら，Masquelet法施行であまり問題にならないのではないかと考えます．つまりは手間をかけて採取する利点に乏しいというのが筆者の今の印象です．

➡参考 **TOPICS 24** 血管柄付き骨移植術（VBG）の実際

質問3　骨短縮骨軟部組織再建の考え方は？

当初軟部組織欠損長が骨欠損長よりやや大きい程度と思われ，それゆえに骨短縮＋延長で軟部組織再建も可能ではないかという意見を持たれる医師もいるかと思います．しかし，結果的に軟部組織不良部位は骨欠損より広範囲になってしまっています．Tsuchida 2群という都合の良い損傷は稀なのです．また，遊離皮弁術を施行するのであれば，骨長を維持した内固定術は擬似治癒が得られますので，ADL上とても有利です．

➡参考 **TOPICS 29** 骨短縮による軟部組織再建

質問4　移植骨採取の方針は？

移植骨採取はできれば片側の前方腸骨に留め，人工骨を50％ほど付加して使用しますが，それでも移植骨として不十分な場合があります．そのような場合，大腿骨からRIA骨を採取し補足するのは良い方法だと考えます．

大腿骨狭部内径の2mm大の十分な直径のリーマーを用いると，質の良い移植骨が採取されますので，できるだけこの方法を施行したいと考えています．

➡参考 **TOPICS 22** Masquelet法（MQ法）の実際

質問5　レシピエント血管の問題点は？

前脛骨動静脈が健常であればレシピエント血管とすることに何の問題もありません．しかし，いつもうまくいくとは限らないのが現実です．血管吻合部への配慮において，前脛骨動脈は後脛骨動脈より慎重であるべきです．また，血管配置については，「遊離皮弁」を施行する場合，吻合部が蛇行しないように常に気をつけなければなりません．

➡参考 **TOPICS 31** レシピエント血管について

CASE 20

下腿遠位

症例

20

下腿骨幹部骨折，
足関節部圧挫創

症 例 40代，男性

受傷状況

バイクで転倒し受傷．

初期治療時所見

足関節前面から足背にかけて開放性の皮膚圧挫・剥脱創あり．受傷時単純 X 線画像で下腿遠位骨幹部骨折を認めた（**図1**）．神経・血管損傷を疑う所見はなかった．

前医での初期治療

シーネ固定のみで経過観察された．

経 過

足部軟部組織の状態が不良となり，受傷7日目に当院転送となった（**図2**）．同日デブリドマン，創外固定術を施行した（**図3-a**）．手術時の直視下所見と造影 CT で後脛骨動脈の血栓閉塞を認めた（**図3-b**）．

受傷9日目（転院2日後）に，下腿骨骨折に対して髄内釘固定を施行した．皮膚軟部組織欠損範囲は約 20 × 10 cm となり，髄内釘固定の遠位横止めスクリューおよび伸筋腱が露出した（**図4**）．

受傷12日目（転院5日後）に遊離前外側大腿皮弁術を施行した．レシピエント血管として，動脈は盲端となっていた後脛骨動脈と下行枝を端々吻合し，静脈は後脛骨静脈・大伏在静脈と下行枝伴走静脈をそれぞれ端々吻合した（**図5**）．

受傷24日目に全層植皮術を追加施行し，創部治癒後に退院，受傷後3ヵ月で完全独歩可能となった（**図6**）．

受傷1年経過し，骨癒合は得られ American Orthopedic Foot and Ankle Score（AOFAS）90/100（Pain 30/40，Function 50/50，Alignment 10/10）で，足部足関節評価質問票（SAFE-Q）は Pain 80.6，Physical 81.8，Social 95.8，Shoe 75，General 90 と良好であった．

質問 1 **前医での治療，転送のタイミングの評価は？**

この事例は単純な閉鎖性脛骨骨幹部骨折と，その遠位部の皮膚圧挫 / 剥脱創です．開放骨折ではないのですが，骨再建インプラントが軟部組織損傷部に及んでしまうこと，さらに足関節周囲，足背部の軟部組織損傷破綻により深部組織が露出したことが問題です．比較的珍しい損傷パターンといえます．

損傷の印象が軽度であるため，シーネ固定のみで骨折部を管理し，軟部組織も創閉鎖処置をしたまま，その後は様子を見られました．しかし，損傷軟部組織が壊死したら一体どうなるのかを想定できればよかったのですが，日本の病院では経過観察されることがよくあります．

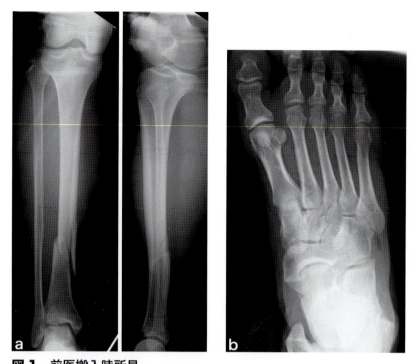

図1 前医搬入時所見
a：右下腿遠位骨幹部骨折，b：足部骨傷なし

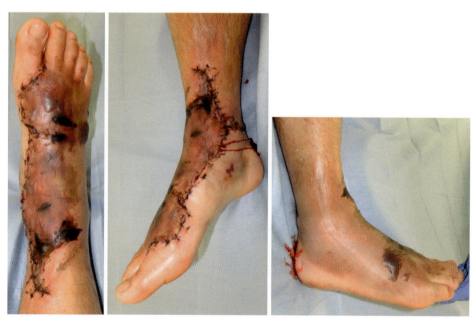

図2 受傷7日目，足部軟部組織状態不良

CASE 20

下腿遠位　下腿骨幹部骨折，足関節部圧挫創

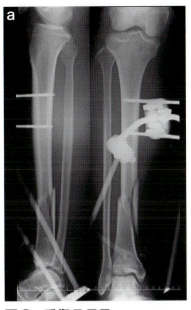
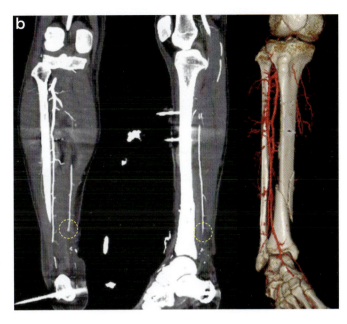

図3　受傷7日目
a：デブリドマン，創外固定，b：造影 CT にて後脛骨動脈の血栓閉塞

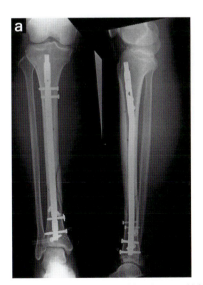
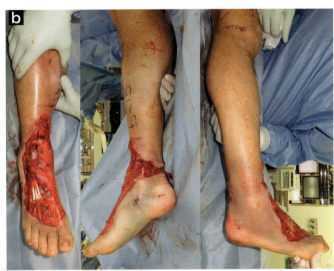

図4　受傷9日目（転院2日後）
a：髄内釘固定施行，b：皮膚軟部組織欠損範囲は約 20 × 10 cm

249

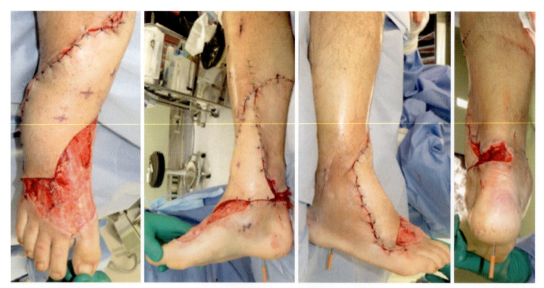

図5 受傷12日目（転院5日後），遊離前外側大腿皮弁術施行

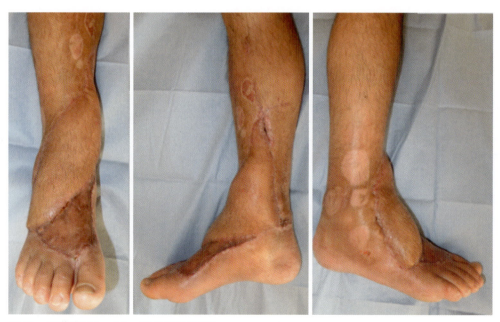

図6 受傷後3ヵ月，完全独歩可能

理想的な初期治療としては，骨折部の安定性確保と創管理のために創外固定術を施行するか，足底からの軸ピン固定刺入が望ましく，圧挫皮膚の深部損傷程度も確認しておく必要があったでしょう．そうすれば，後脛骨動脈損傷も修復できたかもしれません．加えて，皮膚の活性状況を 2，3 日以内に判断し，不良組織を切除するべきでした．

いずれにしても，7 日間を経過してからではなく，2，3 日以内の転送が望ましかったと思います．

➡参考 **TOPICS 09** 下肢皮膚剥脱創の取り扱い
➡参考 **TOPICS 37** コラボレーション治療と転送について

質問2　骨軟部組織再建の方針は？

骨折形態からは髄内釘固定が理想的です．髄内釘を施行した際に遠位横止めスクリューおよび足背の伸筋腱が露出してしまいました．Ender 釘を施行すればインプラントの露出はなくなるでしょうが，足背部伸筋腱露出の問題は解決しません．

結局，何らかの皮弁術による再建が必要なわけですが，逆行性腓腹動脈皮弁は足背部の被覆に不十分であると思われましたので，今回は遊離皮弁術を選択しています．

遊離皮弁術としては，足関節周囲ですから皮膚弁で再建するのが妥当です．問題はレシピエント血管です．損傷されている後脛骨動静脈が使用できるか否かは造影 CT に加えてエコー所見が決め手になります．十分な血流が確認されたならば，レシピエント血管として選択することが可能ですが，このように盲端血管を用いると，筆者の経験では術中の血管吻合や移植のやり直しが少なからずあります．もちろん，そのほとんどはリカバーできているのですが，術者の経験に頼っている部分が多いことは否めません．

結局は，「造影 CT で十分に造影されている分岐部の近傍（当然分枝より近位側も）は，通常は血流は維持されている」と考えてよいのですが，さらにエコーでの血流評価と周囲浮腫，線維化の評価を行い，さらに術中の所見で最終決定する，ということになります．

今回の皮膚弁は前外側大腿皮弁（ALT）を選択しましたが，もう一つの選択候補は鼠径皮弁あるいは浅腸骨回旋動脈穿通枝皮弁（SCIP）です．血管茎を長く取る必要性を考慮して前者を選択したわけですが，レシピエント血管の信頼性が高ければ SCIP の方が皮弁の薄さに利点があったと考えます．

➡参考 **TOPICS 27** 下肢に対する有茎皮弁
➡参考 **TOPICS 28** 下肢に対する遊離皮弁
➡参考 **TOPICS 31** レシピエント血管について

pilon 骨折

症例 21

右下腿開放性 pilon 骨折

症 例 50代，男性

受傷状況

バイクで転倒し受傷.

初期治療時所見

前医に搬入され初期治療を受けた. 右下腿遠位前面に約十数 cm の開放創を認め，単純X線画像で pilon 骨折のほか，同側の踵骨骨折，第5中足骨骨折も合併していた（**図1**）. 神経・血管損傷を疑う所見はなかった.

前医での初期治療

洗浄，デブリドマン後に創外固定術が施行された（**図2**）. 筋は短指伸筋のみ挫滅していたがその他は健常であった.

経 過

受傷2日目に当院に転送され，受傷3日目に再デブリドマンを施行した（**図3**）. また，造影CTを施行したところ下腿3分枝の描出は良好であった.

受傷5日目に骨接合術を施行した. 骨接合は腓骨に対して外側プレート，脛骨は前外側プレートと内側プレートで固定した（**図4**）. さらに受傷7日目に遊離広背筋皮弁を用いて軟部組織再建を施行した. 皮膚弁は 7 × 30 cm，筋弁は 15 × 30 cm 大であった. レシピエント動脈は後脛骨動脈を用いて flow-through として吻合し，静脈は伴走静脈と端々吻合とした（**図5**）.

その後は皮弁の血行トラブルなく経過し，受傷32日目で全層植皮，踵骨の骨接合術を施行した.

受傷後3ヵ月で patella tendon weight bearing（PTB）装具にて自宅退院となった（**図6**）.

下腿遠位皮弁部膨隆が問題となり，術後8ヵ月以降複数回に分けて除脂肪術を施行した.

術後36ヵ月時点で，足関節の ROM は 0 〜 45°，独歩も可能で，長距離で疼痛が出現する状態ではあるが日常生活は自立されている. Enneking score は 20 点，LEFS は 46 点である（**図7**）.

質問1 軟部組織状態が不良な場合，骨再建はどう選択しますか？

この事例は，骨折も複雑ですが軟部組織欠損もありますので，皮弁が施行される前提で骨再建を考えるべき事例です.

骨接合として，腓骨は解剖学的に整復しプレート固定，脛骨再建は近位骨幹端部の整復固定から始め，その次に関節面の整復固定を行い，前外側にメインプレート，内側にサブプレートを使用し固定しています. いわば，通常の骨接合手順なのですが，この事例の特

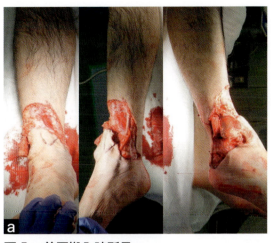
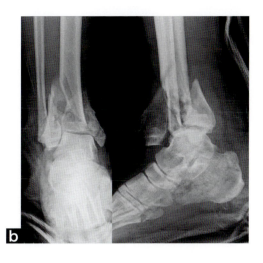

図1　前医搬入時所見
a：下腿遠位前面に約十数 cm の開放創，b：pilon 骨折（AO 分類 43-C3）

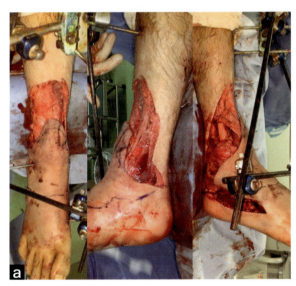
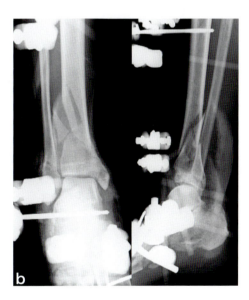

図2　前医初期治療
a：デブリドマン施行，b：創外固定

徴は「軟部組織が破綻しているためにアプローチを考慮する必要がない」ことです．つまりは，軟部組織が悪いほど骨再建が自由に施行でき，骨再建が容易になるというパラドックスです．

➡参考 **TOPICS 19** pilon 骨折における骨軟部組織再建

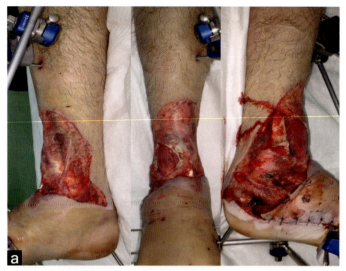
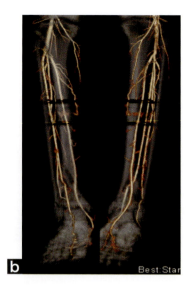

図 3　当院転院後再デブリドマン
a：デブリドマン施行後，10 × 20 cm 大の皮膚欠損，b：造影 CT，下腿 3 分枝の描出は良好

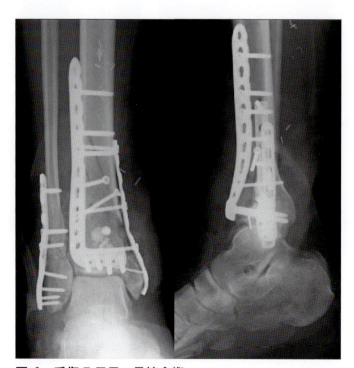

図 4　受傷 5 日目，骨接合術

CASE 21

pilon 骨折　右下腿開放性 pilon 骨折

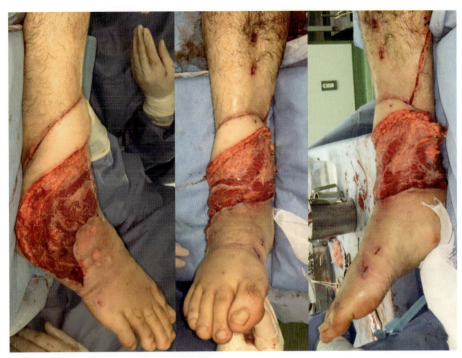

図5　受傷7日目，遊離広背筋皮弁

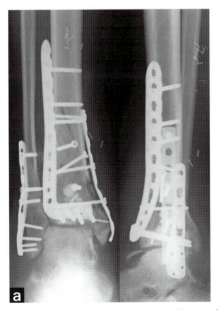
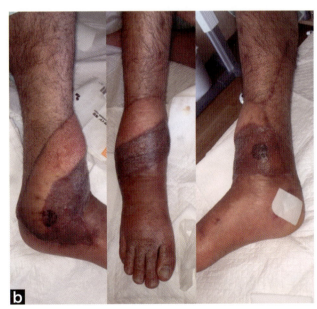

図6　受傷後3ヵ月，PTB 装具で自宅退院
a：骨折部の再転位なし，b：軟部組織破綻，感染なし

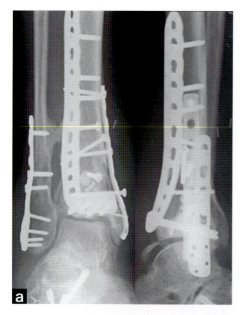
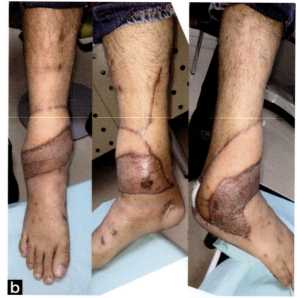
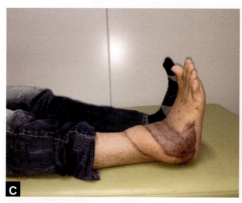
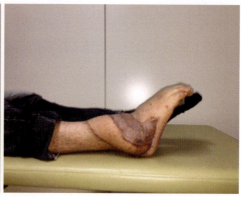

図7 受傷後3年，独歩可能
a：骨癒合完成，軽度 OA 変化あり，b：数度の除脂肪術施行，c：足関節軽度背屈制限

> **質問2** 皮弁の種類など軟部組織再建法はどう選択しますか？

　初期損傷自体，そして骨接合手術によって，かなりの軟部組織欠損が生じています．15〜25 cm以上の広範囲欠損を被覆するためには遊離広背筋による再建は妥当だと考えます．巨大な皮膚弁（前外側大腿皮弁）で被覆するには，ドナー側障害が大き過ぎます．

　ただ，足関節周囲や足部において「膨隆」は最大の欠点です．靴装着に多大なる支障をきたすからです．今なら皮膚弁なし（モニタリングのみ）として亜急性期の筋体部分切除（筋体部分を薄くすることであり，これを tangential excision と呼びます）を施行しているでしょう．

　今後，遊離広背筋皮弁を関節近傍に選択した場合には，亜急性期 tangential excision を施行するのが方針です．

➡参考 **TOPICS 19** pilon 骨折における骨軟部組織再建

症例 22
開放性 pilon 骨折

pilon 骨折

症 例 60代，男性

受傷状況

　山の斜面から転落し受傷，前医へ搬送された．

初期治療時所見

　下腿遠位内側に約7cmの開放創があり，受傷時単純X線画像で脛骨遠位部の関節内骨折（pilon骨折）が認められた（**図1**）．

初期治療

　同日，前医にて洗浄・デブリドマンと創外固定術が施行され，開放創は一次縫縮された（**図2**）．

経 過

　軟部組織状態不良のために，受傷3日目に当院転送され，同日創部を展開した．再デブリドマンと損傷評価の結果，脛骨骨幹端部にRABGで2.5cmの欠損が，遠位内側に10×8cmの皮膚欠損が生じた（**図3**）．神経・血管損傷は認めなかった．骨折部のアライメントを調整し，前医からの創外固定を継続し，NPWTで被覆した．

　受傷7日目，脛腓骨の内固定および骨欠損部に抗菌薬入り骨セメントを充填した（**図4**）．

　受傷10日目に遊離前外側大腿皮弁を施行した．レシピエント血管として，後脛骨動脈の分枝に下行枝を端々吻合，後脛骨動脈の伴走静脈2本に下行枝の伴走静脈と端々吻合した（**図5**）．

　遊離皮弁術施行から10週間後に自家骨移植を施行した．

　受傷後6ヵ月で骨癒合し，受傷から3.5年で関節症性変化を認め，可動域制限はあるものの痛み自制内で生活されている（**図6**）．直近のAOFASは72/100（Pain 30/40, Function 37/50, Alignment 5/10），SAFE-QはPain 50, Physical 77.3, Social 100, Shoe 75, General 95であった．

質問1 **骨接合の方法は？**

　軟部組織が皮弁にて再建されるという条件下でのプレート固定は妥当な選択だと思います．この事例はすでにプレート固定を施行する前の段階でGustilo分類type ⅢBの状態ですので皮弁術が必須ですが，type ⅢA あるいはⅢA/B境界だとしたならば，髄内釘あるいは創外固定器（MATILDA法）による固定法は選択肢に挙がるでしょう．しかし関節面整復の質は低下することになります．

　さて，まずは腓骨の解剖学的整復とプレート固定から始めます．脛骨は骨幹端部が粉砕されているのでtype B戦法の選択はなくtype A戦法になりますが，前外側部と後外側部の整復の質がポイントとなるだろうと考えます．整復モニターをイメージではなく直視下に行うには「内果本翻法」が一つの選択肢かと思われます．

➡参考 **TOPICS 19** pilon骨折における骨軟部組織再建

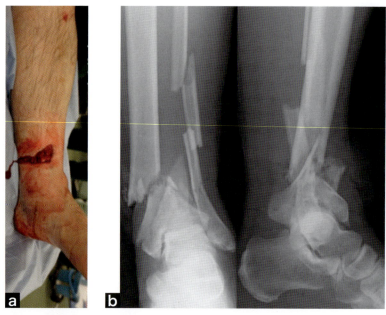

図1 前医搬入時所見
a:下腿遠位内側に数 cm の開放創,b:pilon 骨折(AO 分類 43-C3)

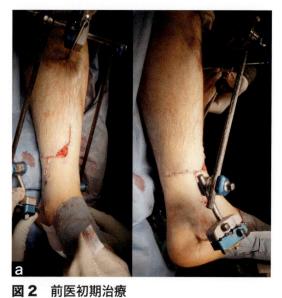
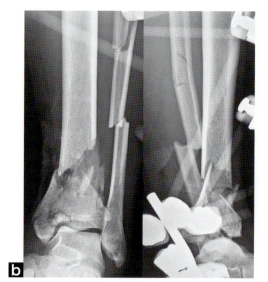

図2 前医初期治療
a:洗浄,創閉鎖,b:創外固定

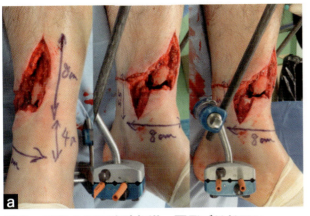
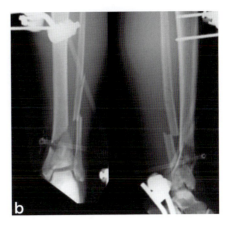

図3 受傷3日目当院転送,再デブリドマン
a:10×8cmの皮膚欠損,b:RABG 2.5cmの骨欠損

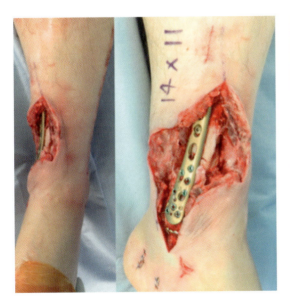
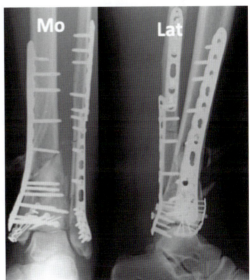

図4 受傷7日目,脛腓骨内固定,抗菌薬入り骨セメント充填

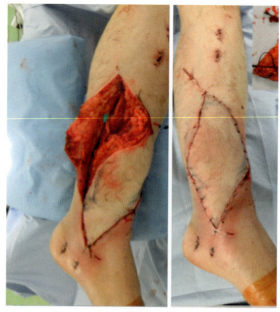

図5 受傷10日目，遊離前外側大腿皮弁術施行

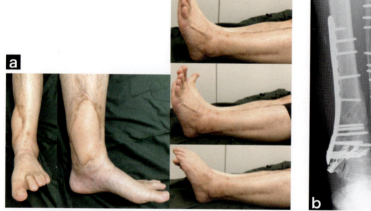
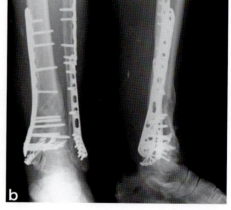

図6 受傷3.5年後
a：疼痛なく独歩可能，b：軽度関節症性変化あり

質問2　軟部組織の再建方法は？

　骨再建によって軟部組織はさらにダメージを受けますので，骨再建が終了してから改めて軟部組織被覆範囲を評価して再建する，いわゆるFix followed by Flap戦略が適当です．

　皮弁の選択は足関節近傍ですから皮膚弁が適しており，遊離前外側大腿皮弁（ALT）は第1選択です．浅腸骨回旋動脈穿通枝皮弁（SCIP）はALTの代替皮弁です．SCIPは血管茎が短く細いことが欠点ですが，この事例では下腿の主要血管が3本とも温存されていましたので，十分に施行可能だと考えます．

➡参考 **TOPICS 19** pilon骨折における骨軟部組織再建

症 例

23

足関節

右足関節開放性
脱臼骨折

症 例 50代, 男性

受傷状況

　バイク走行中トラックと接触し受傷, 前医へ搬送された.

初期治療時所見

　右足関節は脱臼しており, 足関節内側に約 7×5 cm の開放創が認められた (**図1-a**). 受診時の単純X線画像では右足関節脱臼骨折のみで脛骨関節面の損傷は認めなかった (**図1-b**). 神経・血管損傷はなかった.

前医での初期治療

　受傷同日に洗浄・デブリドマン後に整復, 創外固定術を施行, 創部は一次閉創された (**図2**).

経 過

　軟部組織状態不良のために受傷5日目に当院搬送, 再デブリドマンを施行した. 内果は一部欠損, 軟部組織欠損範囲は 2×6 cm, 開放創は NPWT 管理とした (**図3**).

　受傷8日目に腓骨に対して外側プレート, 内果は cannulated cancellous screw (CCS) で骨接合術を施行した. 内側の皮膚軟部組織欠損は約 6×3 cm となった (**図4**).

　受傷12日目に内果骨欠損部にセメント留置, 軟部組織欠損に対して後脛骨動脈穿通枝を利用したプロペラ皮弁を施行した (**図5**). しかし, 術翌日に皮弁両端の色調不良あり, 皮弁を元の位置に戻して, 皮弁血行の安定化を図ることとした (**図6**).

　受傷19日目に壊死部位をデブリドマンした後に, 残存した皮弁を90°ほど回転させて再度移動したが, 目的とする部位には全く到達しなかった. そこで, 穿通枝の近位で後脛骨動静脈を切離し, それぞれ静脈移植によって4cm延長した. この操作によって皮弁を末梢に移動させることができた (**図7**). 皮膚欠損部には分層植皮を行った. その後, 皮弁はトラブルなく生着し, 創部は治癒した.

　受傷後3ヵ月経過時, 内果骨欠損部位に骨移植を施行した.

　受傷後8ヵ月に独歩で復職した. 足関節背屈5°(健側5°), 底屈5°(健側35°)と軽度の可動域制限は残存した (**図8**).

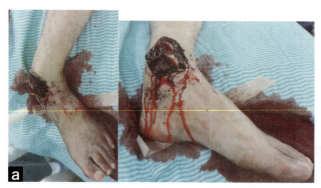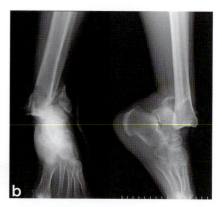

図1　前医搬入時所見
a：右足関節開放性脱臼，足関節内側に約 7 × 5 cm の開放創，b：右足関節脱臼骨折のみ

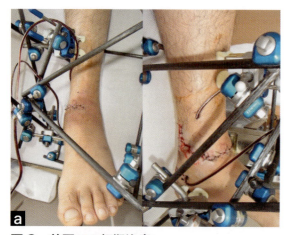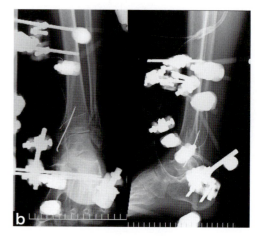

図2　前医での初期治療
a：洗浄，創閉鎖，b：創外固定

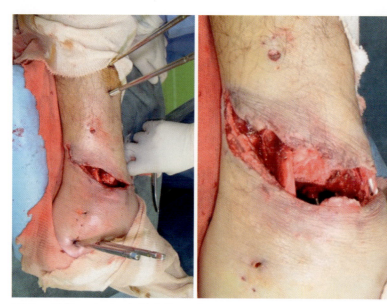

図3　受傷 5 日目，転院後再デブリドマン，軟部組織欠損範囲は 2 × 6 cm

CASE 23

足関節　右足関節開放性脱臼骨折

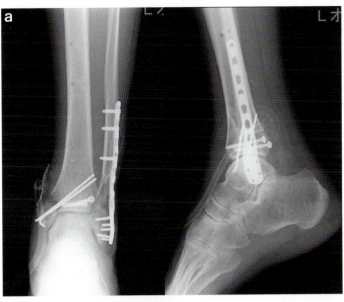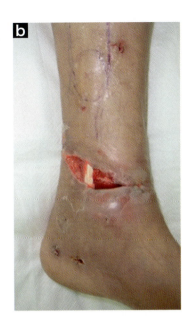

図4　受傷8日目に骨接合施行
a：腓骨は外側プレート，内果はCCSで固定，b：内側軟部組織欠損は約6×3cm

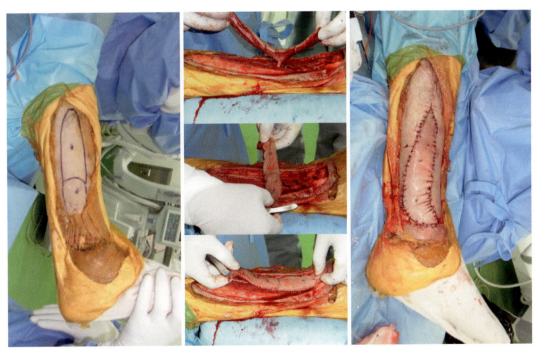

図5　受傷12日目，後脛骨動脈穿通枝皮弁施行

263

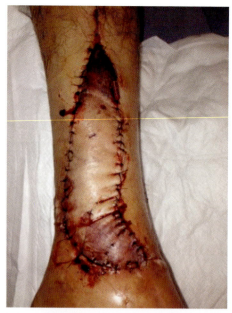

図6 皮弁術施行翌日に皮弁両端の色調不良

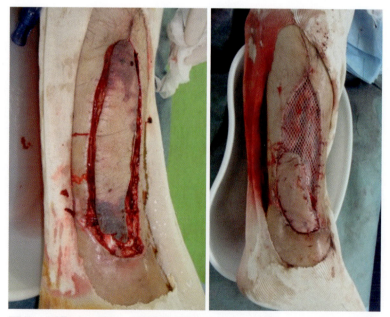

図7 受傷19日目，脛骨動静脈の4 cm延長により皮弁を遠位部へ移動

CASE 23

足関節 右足関節開放性脱臼骨折

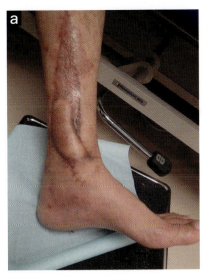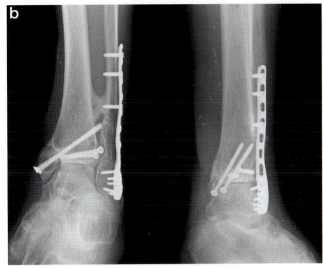

図8 受傷後8ヵ月
a：独歩で復職，b：骨癒合完成，関節症性変化なし

質問1　皮弁の選択法は？

　この事例はtype Bの足関節開放性脱臼骨折です．骨接合としては腓骨外果のプレート固定，後果スクリュー固定後に内果を再建しました．内果部に骨欠損があり，同部位の軟部組織が欠損していますので「皮弁による軟部組織再建」は必須です．

　皮弁選択の種類としては，最も標準的な方法は逆行性腓腹動脈皮弁（reverse sural artery flap：RSAF）ですが，この事例には順行性皮弁である後脛骨動脈の穿通枝プロペラ皮弁を選択したわけです．

　鬱血（ときどき疎血）で成績の安定しないRSAFよりも，順行性の穿通枝プロペラ皮弁を用いようとの考えがあったと思います．しかし，そうは思い通りにはいきませんでした．

　「穿通枝を複数本含ませるようにして，プロペラ皮弁ではなくVY皮弁にする」方が安全であり，この事例はそれで対応できましたが，当時はそれを選択しませんでした．

　結果的に，皮弁の部分壊死が生じ，被覆すべきところに全く届かないという最悪の結果となったわけですが，外傷におけるプロペラ皮弁の危険性を再認識しました．

➡参考 **TOPICS 27** 下肢に対する有茎皮弁

質問2　皮弁トラブル時のリカバリー方法は？

　穿通枝プロペラ皮弁に問題が生じたために，本幹である後脛骨動静脈に静脈移植を施行して延長するという，アクロバテイックな解決法を選択してしまいました．

　外傷例においては穿通枝プロペラ皮弁はトラブルが多いと推察します．

　「穿通枝領域に損傷の影響があまり及んでいない場合に選択する」という解決にならない解決策しか思い浮かびません．

足関節

症 例

24

足関節開放性脱臼骨折

症 例 70代，男性

受傷状況

　仕事中にフォークリフトに足部を挟まれて受傷し前医へ搬送．

初期治療時所見

　足関節内側に大きな開放創を認め，足関節外側，踵部内側にも圧挫創を認めた．受傷時単純X線画像ではtype Cの足関節骨折を認めた（**図1**）．神経・血管損傷を疑う所見はなかった．

前医での初期治療

　洗浄，デブリドマン後，創外固定術が施行された．開放創はNPWT管理とされた（**図2**）．

経 過

　受傷2日目に当院へ転院となり，同日創傷処理を施行した．皮膚欠損は足関節部が10×6 cm，踵部内側が4×2.5 cmとなった．その際に腓骨動脈穿通枝の損傷がないこと，小伏在静脈と下腿後面が健常であることを確認した（**図3**）．

　受傷3日目に骨接合術を施行した．腓骨は外側プレート固定，内果はスクリュー固定とした（**図4**）．

　受傷5日目に創処置を施行した際，踵部の圧挫創部位の増悪を認めた（**図5**）．

　受傷9日目に逆行性腓腹動脈皮弁を挙上したが，遅延待機法（delay procedure）としてそのままの位置で数日待機させることとした（**図6-a**）．小伏在静脈近位で切離せず温存させた．腓腹動脈の存在は不明瞭であった．

　受傷12日目に皮弁を移動させたが，このとき小伏在静脈の還流はほとんど認めず，rowに鬱血はなかった（**図6-b**）．皮弁は踵部までは被覆できなかったため，踵部は後日植皮の方針とした．

　踵部は肉芽挙上まで長期間を要し，受傷39日目に人工真皮を貼付し，受傷80日目に全層植皮が施行できた（**図7**）．

　受傷後3ヵ月より全荷重許可．

　受傷後10ヵ月で骨癒合獲得，市販靴で杖歩行可能．Enneking scoreは19点，LEFSは28点（**図8**）．

CASE 24

足関節　足関節開放性脱臼骨折

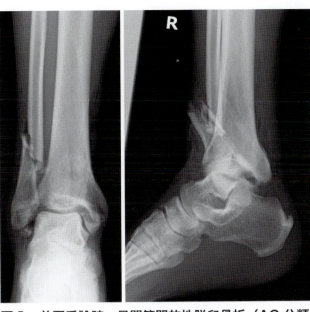
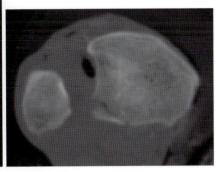

図1 前医受診時，足関節開放性脱臼骨折（AO分類 44-C2）

質問1　骨接合のあり方は？

　type C の足関節骨折であり，腓骨および内果の解剖学的整復固定が求められます．腓骨は骨折部に粉砕が認められますので，腓骨外側の解剖学的プレートを使用し，それを腓骨遠位部に設置し，牽引器（distractor）を使用して腓骨長や回旋も調整，足関節 mortise の形状が健側と同様になるようにしました．その後に内果を整復固定したところ脛腓間は安定していたため，脛腓間の追加固定などは施行しませんでした．

　振り返ると，骨折形状が単純な内果から固定した方がよかったかもしれませんし，外果から固定するにしても，距腿関節を整復した状態で足底から K-ワイヤーで仮固定しておくとより確実に骨接合術が施行できたように思います．

➡参考 **TOPICS 17**　下肢骨骨接合

質問2　足関節内側軟部組織再建の方針は？

　足関節骨折における「小〜中範囲（数 cm × 10 cm 四方まで）」の軟部組織欠損は逆行性腓腹動脈皮弁（RSAF）で再建するのが一般的です．この事例では 70 代と比較的高齢であったため遅延待機法（delay procedure）を採用しました．過去，遅延を置かずに直ちに皮弁を移動させていましたが，20〜30％ 程度の症例に部分壊死が生じていました．今はこの遅延待機法を年齢に限らずルーチンに施行するようにしており，ほとんど部分壊死を認めていません．

➡参考 **TOPICS 27**　下肢に対する有茎皮弁

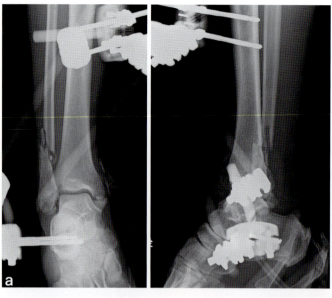
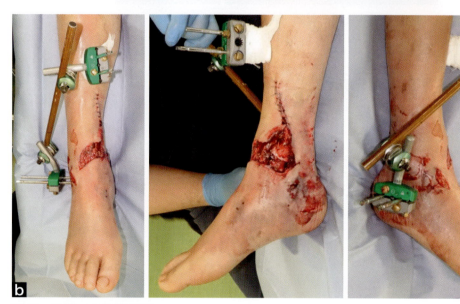

図2 前医での初期治療
a：創外固定後，b：洗浄・デブリドマン施行

> **質問3　踵部軟部組織損傷はどう扱いますか？**

　踵部軟部組織損傷は，肉眼所見で判断するのが第1ですが，そこにICG蛍光染色評価を加えると信頼度が増します．今回は軟部組織欠損範囲の想定が不十分なために，採取皮弁のサイズが足りずに，踵部軟部組織欠損を皮弁で被覆できませんでした．そのために，肉芽挙上法で治療することとなり，多大な時間を要してしまいました．
　状況によっては再皮弁なども必要になったかもしれません．確実な軟部組織欠損範囲の想定と確実な皮弁での被覆が外傷治療では必要であることを再認識させられました．

CASE 24

足関節　足関節開放性脱臼骨折

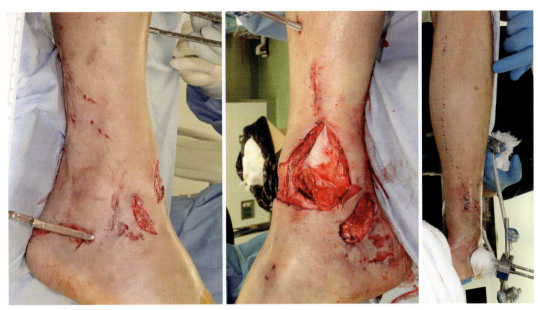

図3　受傷2日目，当院転院，再デブリドマン施行

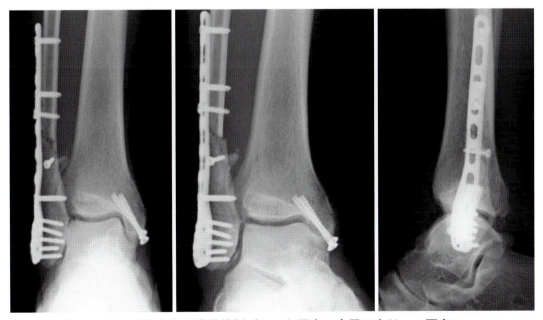

図4　受傷3日目，骨接合術，腓骨外側プレート固定，内果スクリュー固定

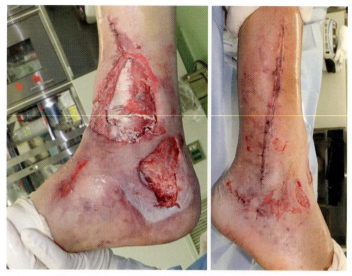

図5 受傷5日目,足関節内側と踵部内側の皮膚欠損

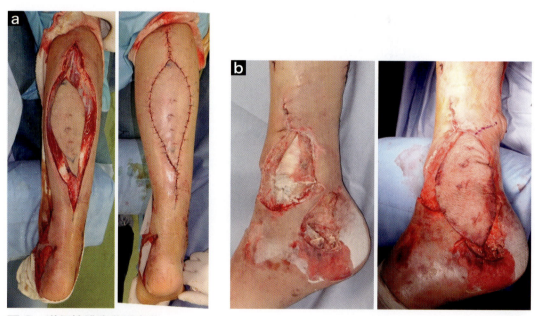

図6 逆行性腓腹動脈皮弁
a:受傷9日目,皮弁挙上, b:受傷12日目,皮弁移動

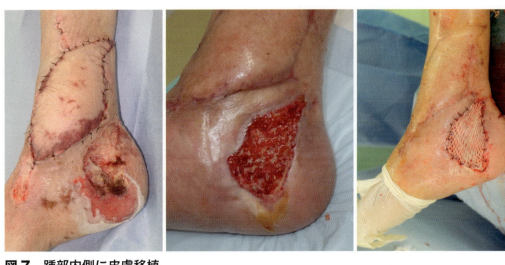

図7　踵部内側に皮膚移植

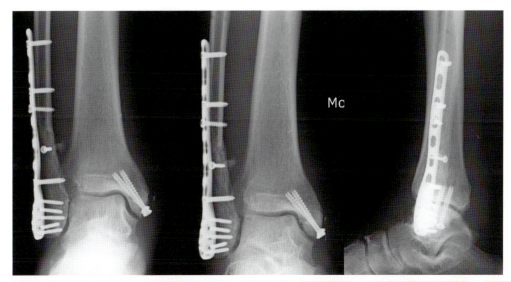

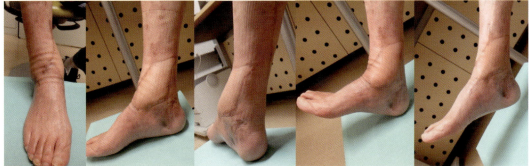

図8　受傷後10ヵ月，骨癒合獲得，市販靴で杖歩行可能

足関節

症例

25

Lisfranc 関節開放性
脱臼骨折

症 例 50代，男性

受傷状況

800 kg の鉄板に足部を挟まれて受傷し，直接搬送となった．

初期治療時所見

右足背に約 12 cm の裂創あり，受傷時単純 X 線および CT 画像で Lisfranc 関節脱臼骨折を認めた（**図1**）．明らかな神経・血管損傷を疑う所見はなかった．

初期治療

受傷同日，皮膚辺縁のデブリドマンと Lisfranc 関節の脱臼整復および鋼線固定を施行した（**図2**）．皮膚欠損は約 13 × 8 cm となった．

経 過

受傷 3 日目に骨軟部組織再建を施行した．骨接合として，第 1 〜 3 Lisfranc 関節をプレートおよびスクリューにて固定し，第 4 Lisfranc 関節は K- ワイヤーにて固定した．軟部組織再建は左大腿から前外側大腿皮弁を採取し，レシピエント動脈は前脛骨動脈に，静脈は前脛骨動脈の伴走静脈 2 本へそれぞれ端々吻合した（**図3**）．足関節は皮弁部の安静のために足底から K- ワイヤーを刺入し，一時的に固定した．

受傷 10 日目に全層植皮術を施行した（**図4**）．

術後 2 週で K- ワイヤーを除去し，踵歩行を開始した．術後 8 週で第 4 Lisfranc 関節の K- ワイヤーを抜去し，足底板を用いて全荷重歩行を開始した．術後 12 週で足底板歩行を終了した．

受傷後 8 ヵ月で除脂肪術を施行し，受傷後 10 ヵ月の最終評価時点で，足関節背屈 15°，底屈 35°，臨床成績は SAFE-Q で Pain 97.2 点，Physical 88.6 点，Social 100 点，Shoe 100 点，General 90 点，AOFAS で 100 点であった（**図5**）．

質問 1 **骨再建の方法は？**

stable joint である Lisfranc 関節の medial column に対しては，プレートとスクリューによる強固な固定が妥当です．この事例は皮弁術が必須なのですが，皮弁術を回避することを意図して，本来施行するべき骨固定法を施行せずに K- ワイヤーなどで固定するのは，筆者の最も忌み嫌うものです．患者は健常な青壮年です．「必要な骨再建を施行し，軟部組織再建はその後に考慮する」のが，標準的な再建 philosophy です．

➡参考 **TOPICS 30** 重度足部損傷

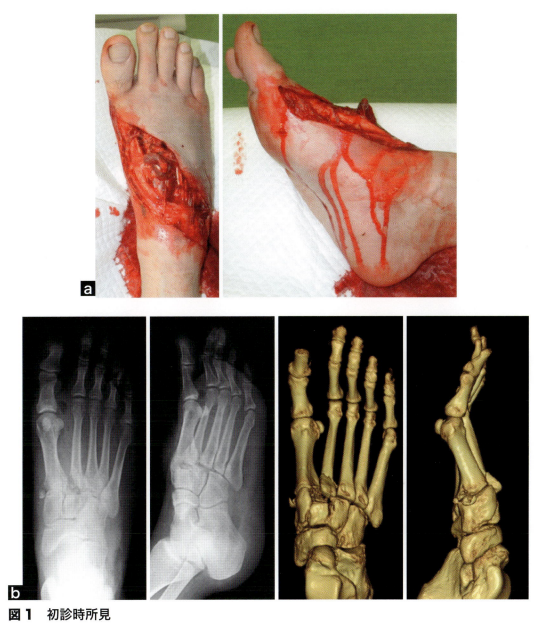

図 1 初診時所見
a：右足背に 12 cm の開放創，b：第 1 〜 3 Lisfranc 関節脱臼骨折

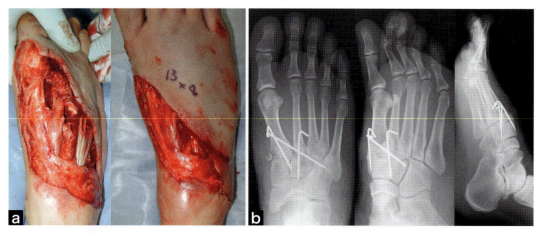

図2　初回緊急手術
a：デブリドマン後，皮膚欠損は約 13 × 8 cm，**b**：第 1 ～ 3 Lisfranc 関節脱臼整復，鋼線固定

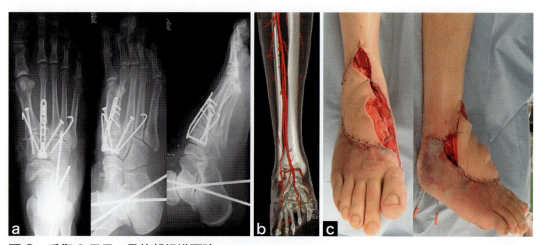

図3　受傷 3 日目，骨軟部組織再建
a：Lisfranc 関節部整復固定，**b**：術前血管造影では主要 3 分枝は健常，**c**：前外側大腿皮弁で軟部組織再建

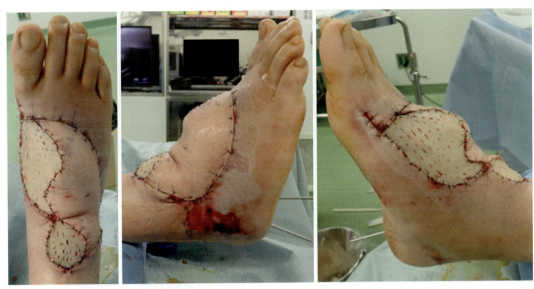

図4 受傷10日目，全層植皮術

質問2　軟部組織の再建方法は？

　足背部の皮膚欠損に対しては皮膚弁が求められ，しかも薄さが望まれます．選択肢としては前外側大腿皮弁（ALT）か鼠径皮弁が挙げられますが，整形外科再建医の多くは挙上に慣れているALTを選択するでしょう．ALTを採取する場合には，一次縫合できる幅（大腿周径の15%程度）に留めています．しかし，ALTは足背部にはやや厚く，後に除脂肪術が必要です．

　➡参考 **TOPICS 30**　重度足部損傷

質問3　レシピエント血管の選択は？

　足背部の皮弁ですから，前脛骨動静脈が最もレシピエント血管に適しています．また，下腿開放骨折と異なり，前脛骨動静脈は健常に残存していることが多いので好都合です．

　吻合に際してポイントがあるとすれば，足関節で伸筋支帯の近位で吻合するとかなり安全です．その場合，皮弁を少し長く採取して，血管吻合部に皮弁が挟まるように工夫するとよいでしょう．

　➡参考 **TOPICS 30**　重度足部損傷

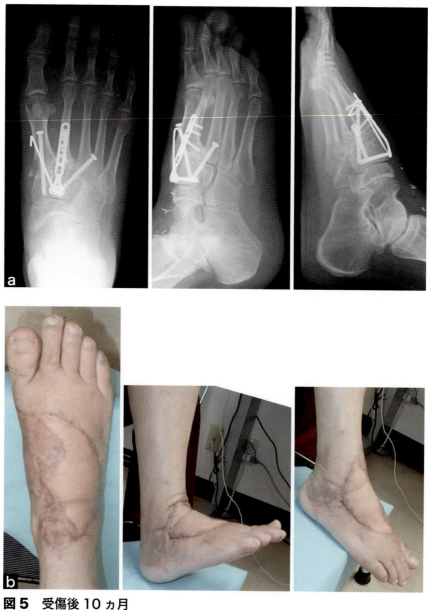

図5 受傷後 10 ヵ月
a：Lisfranc 関節破綻なし，b：足関節可動性良好，ランニング可能

CASE 26

足 部

症 例

26

重度足部外傷

症 例 80代，女性

受傷状況

　歩行中に自動車に轢かれ受傷，前医へ搬送されたが，直ちに転院となった．

初期治療時所見

　足関節前面に開放創と皮膚挫滅を認め，受傷時単純X線画像で足関節骨折，Lisfranc関節脱臼骨折（Myerson type A）を認めた（**図1**）．神経・血管損傷を疑う所見はなかった．

初期治療

　即日，デブリドマンおよび足関節内外果のスクリュー固定，Lisfranc関節脱臼の可及的整復K-ワイヤー固定を行った．足部の安定化のために，足関節の一時的K-ワイヤー固定も追加し，皮膚は一時的に縫合した（**図2**）．

経 過

　縫合した皮膚は初期の想定通り徐々に壊死を起こし，軟部組織再建は必須だと判断された（**図3**）．

　受傷4日目に骨接合術を施行した（**図4**）．

　受傷8日目に皮膚の壊死範囲のdemarcationがついたため軟部組織再建術を施行した．壊死した足背部の皮膚を切除し，同側の遊離前外側大腿皮弁（約12×5cm）で再建した．上伸筋支帯近位レベルで前脛骨動脈と伴走静脈をレシピエント血管として用いて，それぞれ端々吻合した（**図5**）．

　受傷後1年，2回に分けて除脂肪術を行った．

　受傷後2年，受傷前のスポーツジム通いに復帰できている．少し大きめの市販靴を履いている（**図6**）．

質問1　初期治療の評価は？

　この事例は，前医に搬送されましたが，特に処置することなく，直ちに転送されています．何らかの処置をして転送に時間がかかるよりは，何もしないで早く転送する方がずっと良いと考えます．何もしないということがbest choiceということはよくあります．

　「何かしなければ」を通り越して「何かをしてあげたい」と考え，色々手を尽くして結局うまくいかずに，悪化してから転院となることは少なくありません．

　➡参考**TOPICS 37** コラボレーション治療と転送について

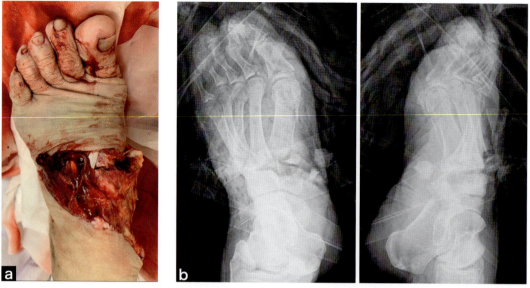

図1 初診時所見
a：足関節前面に十数 cm の開放創と皮膚挫滅，b：Myerson type A の Lisfranc 関節脱臼骨折

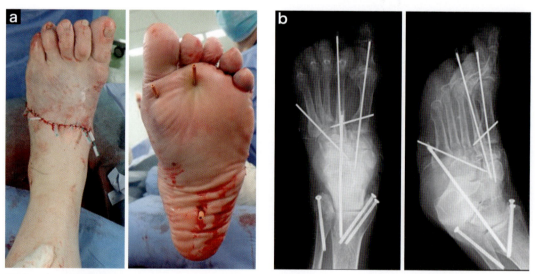

図2 初回緊急手術
a：洗浄デブリドマン後に創部閉鎖
b：足関節内外果スクリュー固定，Lisfranc 関節脱臼の可及的整復鋼線固定

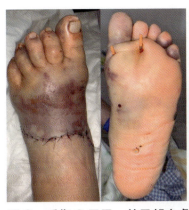
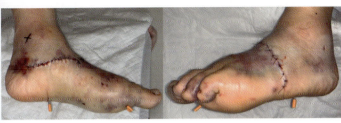

図3 受傷3日目，前足部皮膚壊死進行

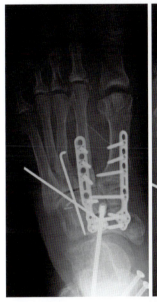
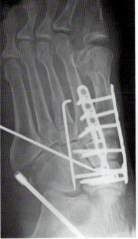
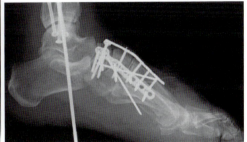

図4 受傷4日目，骨接合術施行

質問2　骨接合の方針は？

　必ず遊離皮弁術が必要になるのか，Lisfranc関節を髄内スクリュー固定にしたならば遊離皮弁術を回避できるのか？　それが骨接合判断の分かれ道です．特に高齢者ですと骨接合術をダウングレードするかどうか悩むところです．

　さて，必ず遊離皮弁術が必要になるのであれば，固定性が確実なプレート固定を用いるのがよいでしょう．この事例はそのように判断し，第1と第2 Lisfranc関節にプレート固定を施行しています．この判断は良いと考えます．

　また，対象患者の活動性と血管的基礎疾患（つまり血管吻合術が安全かどうか）によっても，骨再建術選択が左右されます．

➡参考 **TOPICS 30** 重度足部損傷

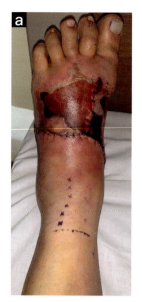 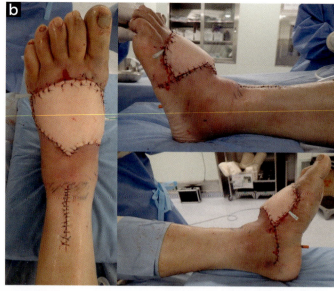

図5　受傷8日目，軟部組織再建
a：足背皮膚壊死進行，b：遊離前外側大腿皮弁（約 12 × 5 cm）で再建

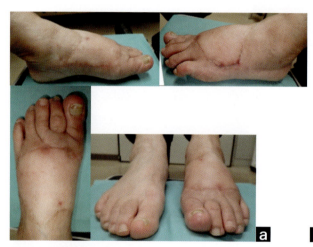 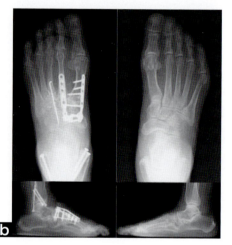

図6　受傷後2年
a：2回の除脂肪術施行後，ランニング可能，b：足部アライメント保持

> **質問3**　軟部組織再建の方針は？

　足背部には前外側大腿皮弁（ALT）あるいは鼠径皮弁・浅腸骨回旋動脈穿通枝皮弁（groin・SCIP）が標準的選択です．血管吻合部を足関節近位部に求めるならば，血管茎の長い ALT の方が都合がよいです．
　皮弁を施行する際に血管茎の部分に長く皮膚が存在することは，安全上重要なポイントです．

　　➡参考 **TOPICS 30**　重度足部損傷

足 部

症 例

27

足部皮膚剥脱創

症 例 50代，女性

受傷状況

歩行中に交通事故で受傷，前医へ搬送された．

初期治療時所見

中足部以遠の皮膚が全周性に剥脱し，血行は認めなかった．受傷時単純X線画像で脛骨遠位端骨折，Lisfranc関節脱臼骨折を認めた（**図1**）．踵部の皮膚および知覚は保たれていた．

前医初期治療

受傷同日，前医で創外固定を施行され，剥脱した皮膚は戻して，そのまま縫合された（**図2**）．

経 過

受傷翌日に転院となり，皮膚のデブリドマンおよび足部の鋼線固定術を施行した（**図3**）．足背部は比較的皮下組織が残存しており，腱の露出は少なかった．

受傷9日目に骨軟部組織再建を施行した．脛骨遠位に対しては経皮的スクリュー固定，第1Lisfranc関節は髄内スクリュー固定を施行した（**図4-a**）．軟部組織再建は足底部を皮弁で，足背部を植皮で被覆する計画とし，右大腿から前外側大腿皮弁を採取した．動脈は後脛骨動脈へflow through，静脈は後脛骨動脈伴走静脈1本に端々吻合とした（**図4-b**）．採取部は後日縫縮した．

受傷4週目に全層植皮術を施行した（**図5**）．

受傷7週目に，脛骨遠位端骨折に対して後方から小切開でプレート固定を施行した（**図6**）．

受傷後2年までの間に除脂肪術を4回施行した．

受傷後2年で骨癒合を認めており，足底にときおり胼胝形成を認めるものの，大きなトラブルには至っていない．ADLは独歩であるが，靴は介護靴を使用している．SAFE-QはPain 62.8，Physical 36.4，Social 20.8，Shoe 55，General 20であり，AOFAS midfootは56点である（**図7**）．

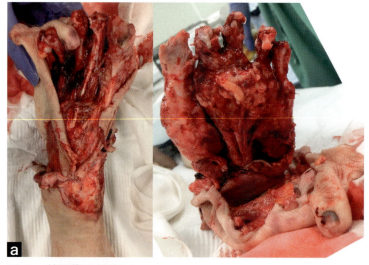
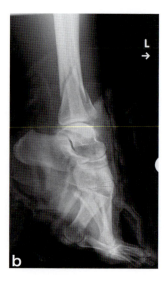

図1 前医搬入時所見
a：中足部以遠の皮膚が全周性に剥脱し血流なし
b：脛骨遠位端骨折（AO分類43-A1），Lisfranc関節脱臼骨折（Myerson type A）

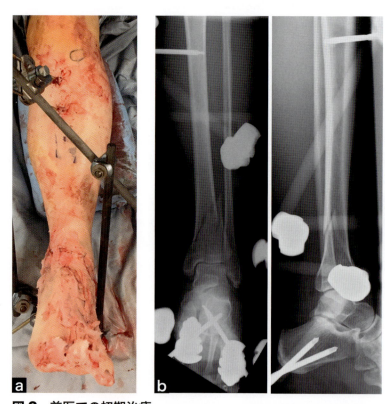

図2 前医での初期治療
a：創部一次縫合，b：創外固定

CASE 27

足部 足部皮膚剥脱創

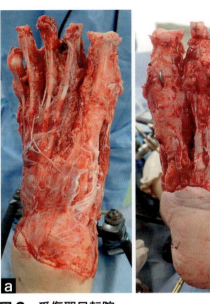
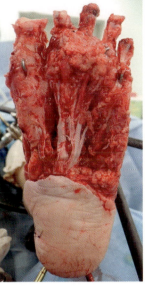
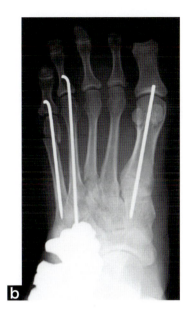

図3 受傷翌日転院
a：剥脱皮膚デブリドマン，b：足部の鋼線固定術

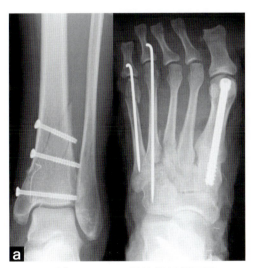
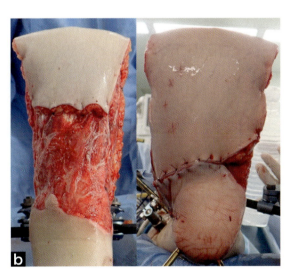

図4 受傷9日目，骨軟部組織再建
a：脛骨スクリュー固定，第1 Lisfranc 関節スクリュー固定，b：遊離前外側大腿皮弁で足底から前足部を被覆

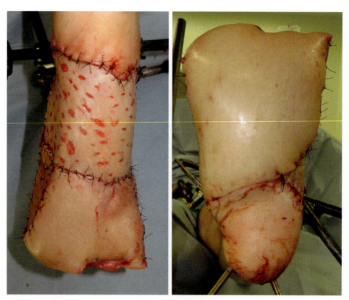

図 5 受傷 4 週目，全層植皮術施行

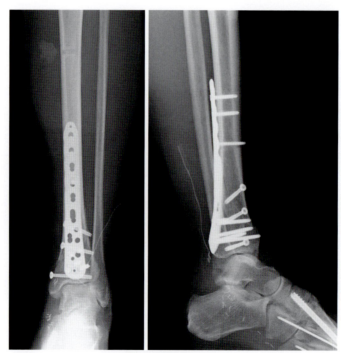

図 6 受傷 7 週目，脛骨遠位端骨折に対して後方から最小侵襲プレート固定施行

CASE 27

足部　足部皮膚剥脱創

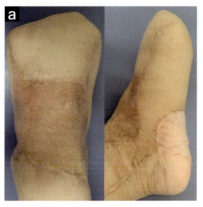
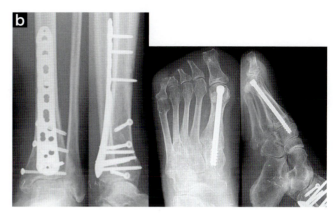

図7　受傷後2年
a：独歩可能，足底部の皮膚トラブルなし，b：骨癒合

質問1　初期治療の評価は？

　定型的洗浄・デブリドマンに加えて骨安定化のための創外固定がなされています．受傷翌日に転院となっているので，剥脱皮膚を戻して縫合しても特に問題にはなっていません．転院が遅れると感染症発生などの問題が生じるでしょう．

　「これは送るべき事例なのか？」「何が必要最小限の初期治療なのか？」そして「どこに送るべきなのか？」を認識するためには，自らの力量と転送先の力量を知ることがポイントです．そのために最も重要なことは Peer Review Meeting（PRM）などで相互理解することです．

➡参考 **TOPICS 37**　コラボレーション治療と転送について

質問2　骨接合の方針は？

　受傷2日目（転院日）の鋼線固定は妥当です．また，受傷9日目の脛骨スクリュー固定と Lisfranc 関節スクリュー固定は方法としては妥当ですが，時期としてはやや遅いようです．軟部組織状態は健常ではないので，より早い対応が求められます．

➡参考 **TOPICS 30**　重度足部損傷

質問3　軟部組織再建の方針は？

　足底を重視して「大きめの前外側大腿皮弁（ALT）」で再建していますが，これも妥当です．足背の一部が植皮で対応可能であったことが幸運です．

　皮弁採取部を創閉鎖できたことは幸運でした．このように大きな前外側大腿皮弁を採取した場合は，通常は閉鎖できないでしょう．

　過去に，足底部には荷重に耐えられるように真皮の厚い肩甲皮弁などが用いられていましたが，前外側大腿皮弁でも十分なようです．この事例も足底にときおり胼胝形成を認めるのみで特に問題は生じていません．

➡参考 **TOPICS 30**　重度足部損傷

285

小児

症例 28

小児重度下腿開放骨折

症　例　10代半ば，女性

受傷状況

　　自動車に轢かれて受傷．

前医での初期治療時所見

　　下腿中央にほぼ全周性に縦約20cmの皮膚軟部組織欠損を認め，単純X線画像で脛骨骨幹部高度粉砕骨折を認めた（**図1**）．

前医での初期治療

　　洗浄，デブリドマン後，創外固定術が施行され，開放創はNPWTにて管理された．

当院での初期治療

　　受傷9日目に再建手術目的で当院に搬送された．当院における最初のデブリドマンにより，脛骨に18cmの分節状骨欠損と28×18cmの軟部組織欠損が生じた（**図2**）．筋肉は腓腹筋のみが残存し，神経血管束は後脛骨動静脈と脛骨神経のみが温存された．

経　過

　　確定的手術（Fix and Flap）を施行するまでに3回にわたってデブリドマンを施行し，さらに15cmの骨短縮を施行した（**図3**）．その間，右下肢の血流障害や足底の知覚障害は認めなかった．

　　受傷19日目，さらに3cmの骨短縮を追加して骨折部をドッキングしロッキングプレートで内固定した．そして遊離広背筋皮弁により軟部組織再建を施行した（**図4**）．レシピエント血管は後脛骨動静脈とし，動脈は後脛骨動脈にflow throughで吻合し，静脈は伴走静脈に端々吻合した．

　　その後，NPWT管理を約1ヵ月間継続し，良好な肉芽組織の形成が認められたため，全層植皮術を施行した．植皮が生着し創部が完全に治癒した後，患者はいったん退院した（**図5-a**）．

　　受傷108日目にIlizarov創外固定器を装着し，脛骨と腓骨の遠位端で骨切り術を施行した（**図5-b**）．受傷115日目より1日1mmを4回に分けて（1回0.25mm）骨延長を開始した．受傷316日目の時点で脚長が回復したが，延長期間は201日間であった（**図6**）．受傷479日目（延長開始から約5ヵ月）にIlizarov創外固定器のフットリングを除去し，受傷554日目（延長開始から約7ヵ月半）にIlizarov創外固定器を除去した（**図7**）．

　　その後，患者は筋力トレーニングや膝関節の可動域運動，全荷重による歩行訓練を継続した．足関節は当初から前脛骨筋が欠損していたため背屈運動は不可能であり，Ilizarov創外固定器の長期装着により足関節は機能的肢位で強直した．受傷から2年の時点で患者は杖なしで歩けるようになり，スポーツジムのランニングマシーンで小走り程度はできるようになった．

　　術後4年，自動車運転免許を取得し，バイトも可能．AOFAS 67点，LEFS 54点である．

CASE **28**

小児 小児重度下腿開放骨折

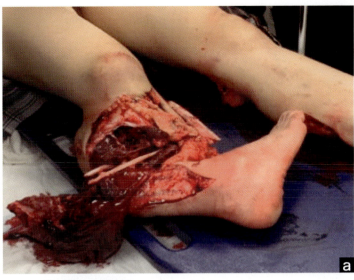
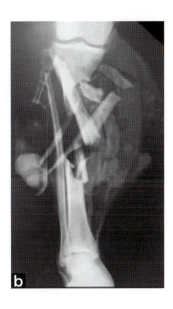

図1　前医搬入時所見
a：右下腿の軟部組織損傷が著しい，b：脛骨骨幹部中央粉砕骨折（AO分類 42-C3）

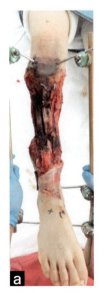
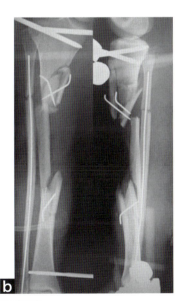
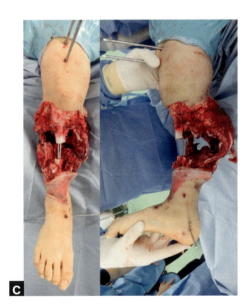

図2　受傷9日目に転院
a：右下腿はほぼ全周性に皮膚軟部組織壊死，b：脛骨骨幹部中央に広範囲骨欠損
c：デブリドマン後に脛骨に18 cmの分節状骨欠損，28×18 cmの軟部組織欠損が生じた

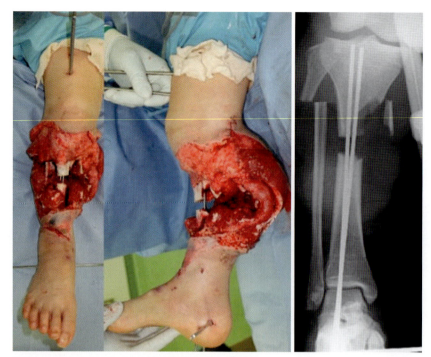

図3 デブリドマンと骨短縮を繰り返し施行

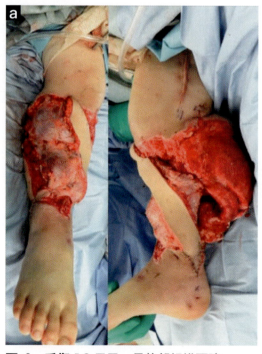
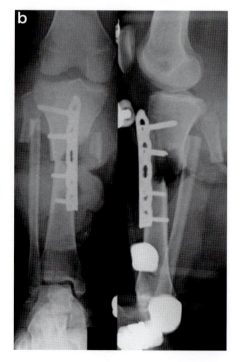

図4 受傷19日目，骨軟部組織再建
a：遊離広背筋にて軟部組織再建，b：18 cm 短縮しプレート固定

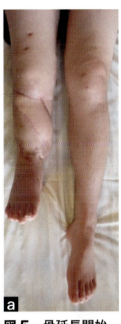
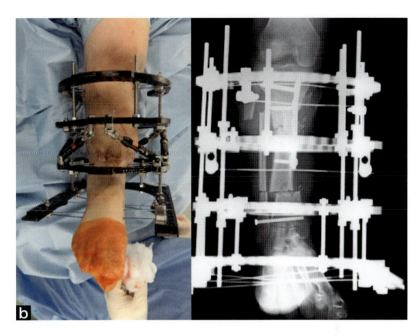

図5　骨延長開始
a：受傷後約6週で創治癒となりいったん退院
b：Ilizarov創外固定器を装着し，骨切り仮骨延長を開始する

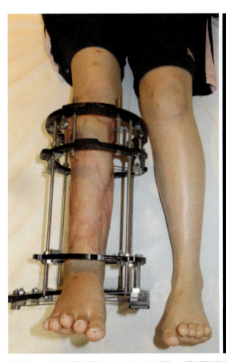
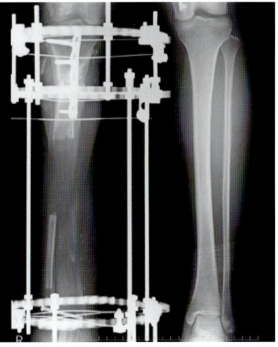

図6　延長期間は201日間で脚長回復

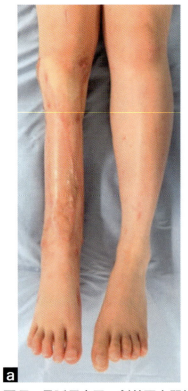 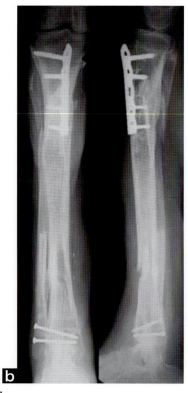

図7 骨延長完了，創外固定器抜去
a：独歩可能，足関節は固定，b：延長仮骨の成熟

質問1　患肢温存の正当性（理由）は？

　この事例は非常に重篤な損傷であり，患肢を温存するか否かの判断はとても難しい問題です．「損傷の状態」はもちろんですが，「術者の力量」「患者の年齢，職業，耐用度」さらに「家族のサポート」を加味した総合的要因で判断されます．

　この事例において，損傷遠位の足関節・足部が健常に保たれ，足底部の知覚が残存していたことは患肢温存のための好条件でした．つまり，下腿骨幹部中央の損傷や欠損は再建が十分に可能ですが，関節近傍や関節部・足部に及ぶと再建がとても困難になります．

　この事例が成人例だとしたならば，切断術が考慮されたことでしょう．

　➡参考 **TOPICS 34** 小児重度開放骨折

質問 2　骨再建の方針は？

「骨短縮骨接合と骨延長」以外には再建の方法はありません．下腿骨の一期短縮が5 cmまでというのは，エキスパートの経験に基づいています．軟部組織がある程度残存していると，それが短縮を阻害して一期的にはできませんし，無理をすると血管に負担がかかり血行障害が生じます．今回は創外固定によって徐々に短縮した結果，血行障害は生じませんでした．

Ilizarov 創外固定器による骨延長は非常に時間のかかる方法です．この事例も8ヵ月と長い期間，装着していました．髄内釘やプレートに入れ替えて期間を短縮する方法もありますが，この事例においては適応しませんでした．

➡参考 **TOPICS 21**　骨欠損再建の原則
➡参考 **TOPICS 29**　骨短縮による軟部組織再建

質問 3　軟部組織再建の方針は？

この事例では，一つの広背筋皮弁では被覆できないほど軟部組織欠損範囲は広大です．成人であれば2つの皮弁を組み合わせる chain flap などの選択肢もあることでしょうが，小児においては，皮弁採取は一つの箇所に留めたいところです．

「小児」というのは治療法決定の大きな要因でした．骨延長に対するコンプライアンスが良く，ドナー側障害を最小限に留めるため，脚短縮によって一つの広背筋だけで軟部組織再建を完遂したのです．

➡参考 **TOPICS 29**　骨短縮による軟部組織再建

小 児

症 例

29

小児重度前腕外傷

症 例 6歳，女児

受傷状況

　トラックに轢かれ受傷し，前医へ搬送された．

初期治療時所見

　左肘関節周囲に約 15 × 11 cm の皮膚軟部組織欠損を認め，伸筋群近位部と橈骨神経は欠損していた．また，受診時単純 X 線画像で上腕骨外顆欠損，橈骨頭欠損，尺骨近位部骨折を認めた（**図1**）．

前医での初期治療

　受傷同日に洗浄，デブリドマン後，鋼線刺入され，創部は閉鎖せず wet dressing とされた．

経 過

　受傷2日目に当院転院となり，受傷3日目に再デブリドマンを施行した．尺骨近位骨折部は再度整復し，経皮鋼線固定を追加した．屈筋群［浅指屈筋（FDS），深指屈筋（FDP），円回内筋（PT）］が断裂しており，伸筋群は付着部で全て損傷または欠損していた（**図2**）．

　受傷6日目に骨軟部組織再建術を施行した．尺骨はプレートを用いて骨接合し，肘関節外側靱帯は遊離腱で再建した（**図3**）．そして軟部組織欠損に対しては遊離広背筋皮弁で再建した．レシピエントは断裂部位より近位の橈骨動脈と伴走静脈を用いた．翌日より ROM 訓練を開始し，受傷21日目に全層植皮術を施行した．

　受傷後2ヵ月の左肘 ROM は伸展−20°，屈曲90°であった（**図4**）．

　受傷後11ヵ月の左肘 ROM は伸展−20°，屈曲100°と改善したが，手指・手関節の自動伸展は不可であり（**図5**），受傷14ヵ月目に腱移行術［尺側手根屈筋（FCU）を総指伸筋（EDC）と長母指伸筋（EPL）に移行］を施行した（**図6**）．

　受傷後17ヵ月の左肘 ROM は伸展−10°，屈曲120°，手関節背屈20°，Hand 20 は53点であった（**図7**）．

　受傷後3年での左肘 ROM は伸展5°，屈曲125°，手関節背屈50°，ADL は自立しており，Hand 20 は35.5点である．

CASE 29

小児　小児重度前腕外傷

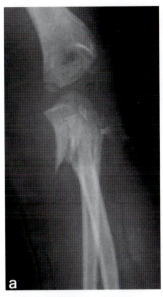
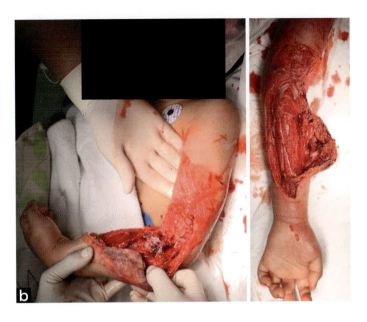

図1　前医搬入時所見
a：上腕骨外顆欠損，橈骨頭欠損，尺骨近位部骨折，b：左肘関節周囲に広範囲軟部組織欠損

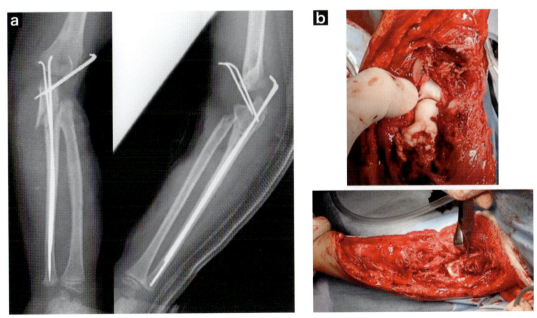

図2　受傷2日目，当院転院
a：尺骨近位整復，鋼線固定，b：屈筋群は FDS，FDP，PT の断裂，伸筋群は付着部で全て損傷欠損

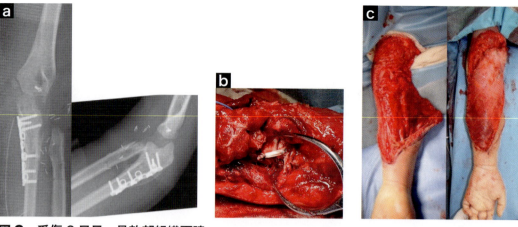

図3　受傷6日目，骨軟部組織再建
a：尺骨プレート固定，b：肘関節外側靱帯を遊離腱で再建，c：遊離広背筋皮弁で軟部組織再建

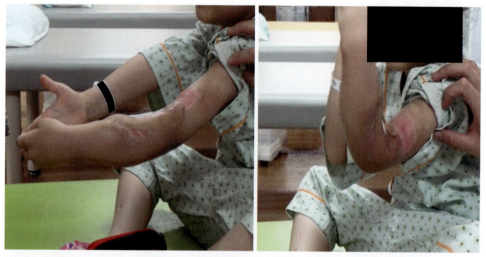

図4　受傷後2ヵ月，左肘ROM伸展−20°，屈曲90°

質問1　初期骨の再建計画は？

　成人の肘関節では不安定性が大きい事例は可動式創外固定が適応になるでしょうが，小児では関節の一時的固定で対応可能なことが多いように思います．ただし，この事例では外側の安定化機構が全て破綻していましたので，遊離腱で外側靱帯機構を再建しています．小児の肘関節としてはこれで十分であったと考えます．

　また，橈骨近位部が欠損しているため，手関節レベルにおいて遠位橈尺関節（DRUJ）を中間位で固定しておくべきでした．この事例では結果的に尺骨突き上げは生じませんでしたが，予防策は講じておくのが順当な考えです．

➡参考 **TOPICS 16**　上肢骨再建

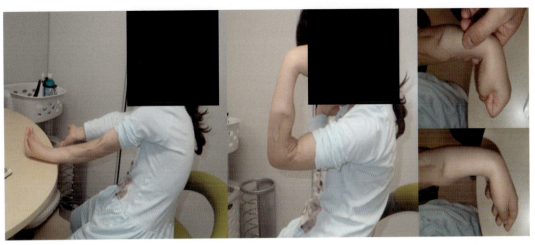

図5 受傷後11ヵ月
左肘ROM伸展−20°，屈曲100°．手指・手関節の自動伸展は不可．

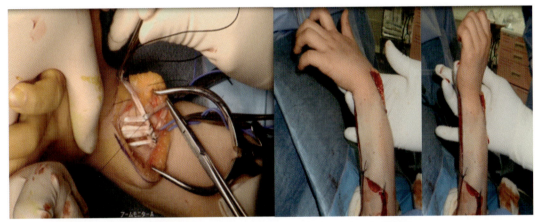

図6 受傷後14ヵ月，腱移行術（FCUをEIP，EDC，EPLに移行）

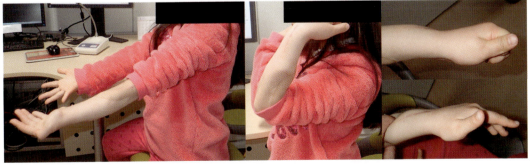

図7 受傷後17ヵ月，左肘ROM −10°，屈曲120°，手関節背屈20°

質問2　初期の軟部組織再建の計画は？

　小児例においても，解剖学的修復とそれを被覆する十分な軟部組織は必要です．ただし，ドナーサイトには最大限配慮したいところです（すなわち最小限の皮弁採取に留める）．本事例では遊離広背筋皮弁で肘，前腕を被覆しましたが，必要十分であったと考えています．「小児事例では皮弁による軟部組織修復の適応は少ない」との見解をときおりセミナーなどで聞きますが，真に受ける受講生がいるのではないかと危惧します．

➡参考 **TOPICS 34**　小児重度開放骨折

質問3　初期のリハビリテーション計画は？

　小児で四肢損傷が重篤になりますと，痛みも伴ってリハビリテーションはなかなか進みません．しかし，創部が治癒し疼痛が緩解するまで固定処置をしていたとしても，結果的にROMが回復することが多い印象です．それが小児の特性なのだと思います．それゆえに，良肢位固定はやむをえないものとして，創部ができるだけ早く瘢痕なく治癒するように，皮弁術の適応を考慮すべきだと筆者は考えます．

質問4　手関節背屈と手指伸展の再建計画は？

　伸筋群近位部の損傷のために手関節背屈および手指伸展が不可であり，再建術を施行しなければならないのですが，腱移行のドナーとして何を使用するかが問題です．この事例ではRiordanにおけるドナー力源であるPT，FCR，PLが全て損傷されています．

　次善の策としてFDSをドナーとして考えるのですが，受傷1年経過時には分離運動ができず，FDSとFDP，FPLが一緒に可動していました．

　やむなく手関節屈曲筋であるFCUを使用しました．患者さんは施行前よりは手指の使いやすさは向上したと言っていましたが，何が正解なのかまだわかりません．

索 引

欧 文

A

angiosome　8
AV loop 法　121

B

bayonet 法　111
bending 法　111
BOAST ガイドライン　12
Bone Transport 法（BT 法）　78，86
Boyd 切断　54

C

chain 皮弁　108
Chopart 切断　54
cross limb shunt（CLS）　22

E

Emergency Fix and Flap　75

F

Fix and Flap　58
Fix followed by Flap　58，59
Flap followed by Fix　58，59
FVFG（血管柄付き遊離腓骨移植術）　90，233

I

ICG（インドシアニン・グリーン）蛍光染色　35
intravascular shunt（IVS）　22

L

Lisfranc 関節開放性脱臼骨折　272

M

Masquelet 法（MQ 法）　78，82
monorail 法　86，226

N

NPWT（局所陰圧閉鎖療法）　14

O

one artery limb　18

P

patency test　19
pilon 骨折　71，252，257
Pirogoff 切断　54

R

radiographic apparent bone gap（RABG）　78
reamer irrigator aspirator（RIA）骨　82

S

skin perfusion pressure（SPP）検査　134
Syme 切断　54

T

temporary vascular shunt　22
tibial plateau 骨折　65
tissue banking　40

Z

zone of injury（ZOI）　31
zone of vascular injury　119

和　文

あ行

移植骨　82
一次創閉鎖　14

か行

外傷再建外科専門施設　26
外傷再建センター　142
外傷整形外科教育　143
外傷整形外科の働き方　144
外傷治療システム　142
海水汚染　5
仮骨延長法　89
下肢
　——骨接合術　64
　——切断　51
　——に対する有茎皮弁　101
　——に対する遊離皮弁　106
　——皮膚剥脱創　35
下腿
　——Gustilo 分類 type IIIB/C　68
　——遠位部開放骨折　238, 243
　——近位部開放骨折　199
　——脛骨分節状骨折　65
　——骨幹部開放骨折　210, 216, 226, 233, 238,
　　　247
　——骨欠損　66
　——重度開放骨折　221
　——切断　195, 210
患肢温存　114
関節部骨欠損再建　80
感染　2, 48, 136
　術後——例　199, 210, 216, 226, 238
機能的遊離筋肉移植術　129
逆行性橈側前腕皮弁　95
逆行性腓腹動脈皮弁（RSAF）　72, 103
仰臥位・内側アプローチ　26, 28
局所陰圧閉鎖療法（NPWT）　14
緊急再建　75
筋腱再建　48, 125
血管柄付き肩甲骨　91
血管柄付き骨移植術（VBG）　78, 90
血管柄付き遊離腓骨移植術（FVFG）　90, 233
血管損傷　17
血管病変　134
血行障害　123
腱移行術　128
抗凝固薬使用　123

抗菌薬投与　2, 3
　高濃度局所——　3, 138
後足部切断　54
広背筋付属肋骨　91
高齢者　133, 148
　——重度開放骨折　133
骨安定化　31
骨欠損再建　78
骨髄炎　138
骨接合術のダウングレード　134
骨折センター　142
骨短縮　48, 62
　——適応　80
　——による血管吻合　68
　——による神経吻合　68
　——による軟部組織再建　69, 111
コラボレーション治療　140

さ行

再灌流障害　47
細菌培養　2
再血行化許容時間　18
再建スケジュール　75
再接術（患肢温存）　47
　——後の血行トラブル　48
指間分離　41
膝窩動脈損傷　22, 25, 182, 187, 194
膝関節周囲重度開放骨折　204
術後モニタリング　123
手部
　——再建　61, 95
　——切断　172, 177
　——皮膚剥脱創　39
順行性後骨間動脈皮弁　94
順行性橈側前腕皮弁　93
上肢
　——骨再建　61
　——骨接合術　61
　——に対する有茎皮弁　93
　——に対する遊離皮弁　97
小児
　——重度開放骨折　130, 286, 292
　——皮膚剥脱創　37
踵部損傷　268
静脈移植　19
静脈皮弁（皮膚付き静脈）　20
上腕
　——開放骨折　148
　——骨短縮　62
　——再建　93

索　引

――切断　126
――切断断端形成　53
深下腹壁動脈穿通枝皮弁　98
人工骨　82
人工真皮　15
髄内鋼線固定　33
髄内釘固定　33
スパスム　119
前外側大腿皮弁　97, 107, 116
前足部切断　56
浅腸骨回旋動脈穿通枝皮弁（SCIP）　99, 116
穿通枝皮弁　98, 104, 107, 116
前腕
　　――骨短縮　62
　　――再建　94
　　――重度開放骨折　158, 167
　　――切断　163
　　――切断断端形成　53
創外固定　31
　　初期――　64
側臥位・後方アプローチ　29
足関節
　　――圧挫創　247
　　――開放性脱臼骨折　261, 266
足部
　　――再建　114
　　――重度損傷　114, 277
　　――切断　54, 56
　　――皮膚剥脱創　37, 281
鼠径皮弁　99, 116
阻血　25
損傷病態分析　11

た行

第3骨片　8
大腿筋膜張筋穿通枝皮弁　107
断端形成　53
肘関節
　　――開放性脱臼骨折　153
　　――拘縮　157

――再建　93
低エネルギー損傷　148
デブリドマン　5
転送　141
橈側前腕皮弁　93, 95, 96
糖尿病合併　134
動脈移植　121
動脈硬化症合併　134
土壌汚染　5

な行

内科合併症患者の重度開放骨折　133
二次縫合　14
熱圧挫損傷　44

は行

引き込み腱縫合　128
皮膚剥脱創　35, 39, 281
ピンプリックテスト　35
腹臥位・後方アプローチ　26, 27
片側腸骨　82
補助切開　7

ま行

慢性腎不全合併　134

や行

有茎広背筋皮弁　93
有茎腓骨　91
有茎皮弁　93, 101
遊離広背筋皮弁　97, 106
遊離前外側大腿皮弁　106
遊離皮弁　97, 106
予定洗浄　136

ら行

レシピエント血管　118
レシピエント静脈　120
連合皮弁　108

299

著者紹介

土田 芳彦(つちだ よしひこ)
湘南鎌倉総合病院 外傷センター長
札幌東徳洲会病院 整形外科外傷センター長

私の「整形外科外傷史」

昭和63年に医師となり，その1年後の平成元年に札幌医科大学整形外科に入局．

そこでマイクロサージャリー（顕微鏡視下手術）と出会ったことが，その後の医師人生を方向づけた．

平成9年から札幌医科大学救急部に所属し，多発外傷治療やマイクロサージャリーを用いた重度四肢外傷治療を手掛けるようになった．

救急部勤務が10年を経過し，治療体制に対する疑問を抱いた著者は，平成19年より徳洲会グループにて整形外科外傷センターの構築を開始した．

札幌徳洲会病院，湘南鎌倉総合病院，札幌東徳洲会病院の3つの病院において，整形外科外傷センターを設立し，数多くの重度四肢外傷治療を手掛けるようになった．

そして，新型コロナウイルス感染症が蔓延した2020年からは，Webを使用して数百回以上の外傷セミナーやカンファレンスを開催し，治療技術の普及に努めてきた．

今，その経験をもとに，複数のテキスト執筆に取り組んでいる．

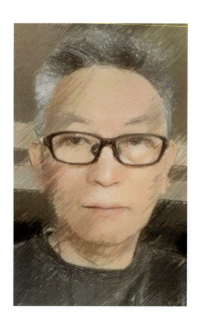

座右の銘

出る杭は打たれるが，出過ぎた杭は打たれない！
名刺（肩書き）で仕事をするな！脱藩しろ！

ライフワーク

人類が到達した「叡智」を享受すること！

執筆協力

村岡 辰彦(むらおか たつひこ)　　米盛病院 外傷再建センター

重度四肢外傷治療の奥義

2025 年 2 月 20 日　発行	著　者　土田芳彦
	発行者　小立健太
	発行所　株式会社 南 江 堂
	〒113-8410　東京都文京区本郷三丁目 42 番 6 号
	☎(出版) 03-3811-7198 (営業) 03-3811-7239
	ホームページ https://www.nankodo.co.jp/
	印刷・製本 壮光舎印刷
	装丁 L&K メディカルアートクリエイターズ

The Secrets of Severe Open Fracture Treatment
ⒸNankodo Co., Ltd., 2025

定価はカバーに表示してあります.　　　　　　　　　　Printed and Bound in Japan
落丁・乱丁の場合はお取り替えいたします.　　　　　ISBN978-4-524-21187-6
ご意見・お問い合わせはホームページまでお寄せください.

本書の無断複製を禁じます.

JCOPY 〈出版者著作権管理機構 委託出版物〉

本書の無断複製は，著作権法上での例外を除き禁じられています．複製される場合は，そのつど事前に，
出版者著作権管理機構 (TEL 03-5244-5088，FAX 03-5244-5089，e-mail: info@jcopy.or.jp) の許諾を
得てください.

本書の複製 (複写，スキャン，デジタルデータ化等) を無許諾で行う行為は，著作権法上での限られた例
外 (「私的使用のための複製」等) を除き禁じられています．大学，病院，企業等の内部において，業務上
使用する目的で上記の行為を行うことは私的使用には該当せず違法です．また私的使用であっても，代行
業者等の第三者に依頼して上記の行為を行うことは違法です.

非専門家・専門家双方にとって必読の
"日本における重度四肢外傷の標準的治療戦略"を解説。

重度四肢外傷の標準的治療

Standard Treatment for Severe Open Fracture

Japan Strategy

編集 土田 芳彦

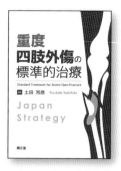

■B5判・284頁　2017.5. ISBN978-4-524-25909-0　定価 11,000円（本体 10,000円＋税 10%）

運動器（上肢・下肢）の重度外傷においては，確実に救命したうえで後遺障害を防ぎ，クォリティの高い治療を達成するためには「外傷再建外科医」による技術と治療戦略が求められる．本書は重度四肢外傷の初期治療に直面する可能性のある一般整形外科医・救急医ら"非専門家"を対象とした「非専門家編」と，エキスパートの判断を掘り下げた「専門家編」の構成に分け，非専門家・専門家双方にとって必読の"日本における重度四肢外傷の標準的治療戦略"を解説している．

Basic Point

Case Learning

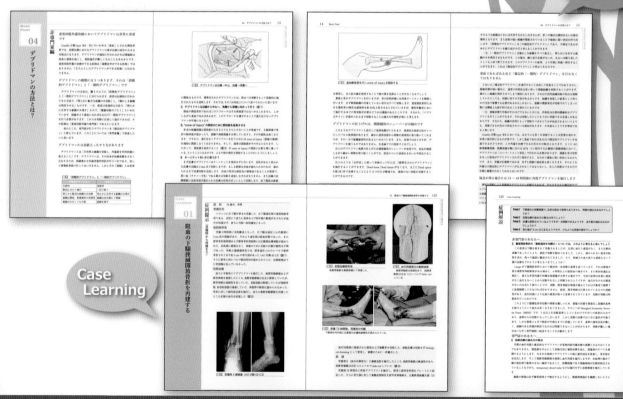

南江堂　〒113-8410　東京都文京区本郷3丁目42-6　営業 Tel. 03-3811-7239　Fax. 03-3811-7230　www.nankodo.co.